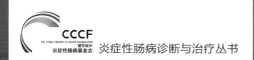

CCCF
THE CHINA CROHN'S & COLITIS FOUNDATION
爱在肠长
炎症性肠病基金会　炎症性肠病诊断与治疗丛书

炎症性肠病
病理鉴别诊断

主　编·肖书渊　姜支农　刘秀丽

Inflammatory Bowel Disease
Pathology and Differential Diagnosis

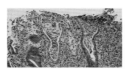
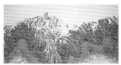
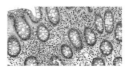

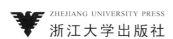

ZHEJIANG UNIVERSITY PRESS
浙江大学出版社

图书在版编目（CIP）数据

炎症性肠病病理鉴别诊断 / 肖书渊，姜支农，刘秀丽主编 . — 杭州：浙江大学出版社，2018.3（2023.6重印）

ISBN 978-7-308-17461-9

Ⅰ . ①炎… Ⅱ . ①肖… ②姜… ③刘… Ⅲ . ①肠炎－病理学－鉴别诊断 Ⅳ . ① R516.102

中国版本图书馆 CIP 数据核字（2017）第 240002 号

炎症性肠病病理鉴别诊断

肖书渊　姜支农　刘秀丽　主编

责任编辑	张　鸽（zgzup@zju.edu.cn）　董晓燕
责任校对	季　峥
封面设计	黄晓意
出版发行	浙江大学出版社
	（杭州市天目山路 148 号　邮政编码 310007）
	（网址：http://www.zjupress.com）
排　　版	杭州兴邦电子印务有限公司
印　　刷	浙江新华数码印务有限公司
开　　本	889mm×1194mm　1/16
印　　张	17
字　　数	400 千
版 印 次	2018 年 3 月第 1 版　2023 年 6 月第 2 次印刷
书　　号	ISBN 978-7-308-17461-9
定　　价	298.00 元

主编简介

肖书渊教授，美国芝加哥大学（University of Chicago）医学院病理系教授，武汉大学讲座教授，武汉大学病理中心主任，专攻消化病理。主持或参加美国国立卫生研究院资助研究项目7项，在国际期刊发表SCI收录论文140余篇，参编教材7本，主编《肝脏病理学》及《胃肠道病理学》两本英文专著。获美国国立卫生研究院福格蒂国际学者奖、美国国家科学院国立研究基金会学者奖、美国最佳医师、湖北省百人专家等荣誉。担任多种国际专业期刊顾问、编委或特约审稿专家，担任湖北省医学会病理学分会主任委员、世界华人检验与病理医师协会副会长、爱在延长炎症性肠病基金会（CCCF）理事、北京医学奖励基金会炎症性肠病专业委员会顾问、中山大学附属第六医院及上海交通大学医学院客座教授。

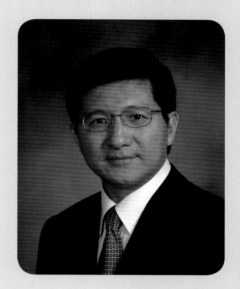

姜支农教授，浙江大学医学院附属邵逸夫医院病理科副主任，副主任医师。中国炎症性肠病病理共识专家组成员，浙江省医学会消化病学分会炎症性肠病学组成员，中华炎性肠病杂志编委，吴阶平医学基金会中国炎症性肠病联盟病理学专业委员会主任委员。曾获浙江省科技进步三等奖一项。发表SCI收录论文十余篇。主持国家级课题一项，省部级课题两项。

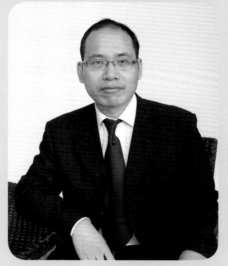

刘秀丽教授，消化病理学专家，美国佛罗里达大学（University of Florida）医学院病理、免疫及检验医学系教授，美国加拿大病理协会、美国病理协会、美国临床病理协会、美国消化病理协会、美国肝脏病理协会成员，Gastroenterology Research主编。主要致力于炎症性肠病、炎症性肠病相关肿瘤、结直肠癌和肝脏疾病的研究，在国际期刊发表相关学术论文近140篇。

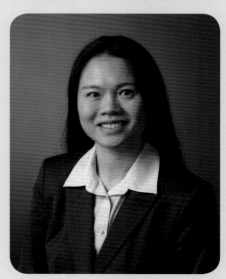

"炎症性肠病诊断与治疗丛书"
丛书编委会

（按姓氏拼音排序）

主　　编：陈　焰　沈　博

编　　委：蔡　静　曹　磊　曹海龙　曹晓沧　陈　栋　陈　洪　陈　敏
陈　焰　陈　烨　陈白莉　陈春晓　陈红锦　陈旻湖　陈向荣
成翠娥　程　妍　崔德军　邓德昌　丁　召　杜　鹏　段建华
范　嵘　范一宏　冯　瑞　冯百岁　冯晓莹　葛文松　龚剑峰
谷云飞　顾于蓓　郭　红　郭　勤　郭　振　何　瑶　胡　静
胡乃中　胡益群　黄　艳　黄梅芳　黄玉红　贾　燕　江学良
蒋　琦　金　丹　居海红　李　军　李　君　李　攀　李　雅
李　毅　李　玥　李俊霞　李清海　厉书岩　练　磊　梁　洁
廖忠莉　林连捷　林晓清　刘　刚　刘　欣　刘凯军　刘望中
刘文佳　刘小伟　刘秀丽　陆春霞　罗　玲　吕　文　毛　仁
孟立娜　缪应雷　牛小平　欧阳春晖　邱　云　曲　波　冉志华
沈　博　沈　洪　沈海燕　沈卫东　施华秀　施嫣红　石春俊
石雪迎　宋永茂　孙　菁　孙平良　孙晓梅　谭　蓓　谭　华
谭妍妍　汤　浩　唐　文　田　丰　田　力　田素芳　王　超
王　芬　王　威　王　燕　王宏刚　王金海　王巧民　王群英
王小英　王晓蕾　王晓艳　王新颖　王英德　王玉芳　魏　娟
文　科　吴　昊　吴坚炯　吴现瑞　吴小平　武　军　夏　璐
向开敏　肖书渊　解　丽　辛　伟　徐　栋　徐定婷　徐金中
徐民民　徐雪梅　徐晶虹　薛　玲　杨　叶　杨柏霖　杨长青
杨开颜　杨文君　杨小云　摇豪谧　于　欣　于成功　于晓峰
余　琴　俞　晶　曾志荣　张　虎　张　洁　张　琳　张　敏
张　燕　张红杰　张启芳　张盛洪　张苏闽　张晓岚　张晓琦
赵　洁　赵　晔　赵坚敏　赵菊辉　郑晶晶　郑丽华　郑长青
郅　敏　钟　捷　周　刚　周　伟　周　颖　周　媛　周桃梅
周炜洵　周旭春　周智洋　朱兰香　朱良如　朱维铭　朱辛君
朱雅碧　朱振华　竺　平

秘　　书：郑晶晶

III

《炎症性肠病病理鉴别诊断》
编　委　会
（按姓氏拼音排序）

主　编：肖书渊　姜支农　刘秀丽

编　委：

陈　敏	武汉大学中南医院消化内科	副教授
黄　艳	中山大学附属第六医院病理科	副主任医师
姜支农	浙江大学医学院附属邵逸夫医院病理科	副主任医师
兰　平	中山大学附属第六医院　结直肠外科	教授
李　君	浙江大学医学院附属第一医院病理科	主任医师
练　磊	中山大学附属第六医院结直肠外科	副教授
刘秀丽	美国佛罗里达大学医学院病理学系	教授
钱家鸣	中国医学科学院　北京协和医学院　北京协和医院消化内科	主任/教授
沈　博	美国克利夫兰医学中心内科	教授
	The Ed and Story 讲席教授	
石雪迎	北京大学第三医院病理科/北京大学医学部病理系	主任医师/副教授
田素芳	武汉大学中南医院病理科	副主任医师
王　超	中山大学附属第六医院病理科	主治医师
吴小平	中南大学湘雅二医院消化内科	教授
肖书渊	美国芝加哥大学病理学系/武汉大学病理中心	教授/主任
许晶虹	浙江大学医学院附属第二医院病理科	副主任医师
薛　玲	中山大学附属第一医院病理科	教授
杨　红	中国医学科学院　北京协和医学院　北京协和医院消化内科	副教授
杨开颜	温州医科大学附属第一医院病理科	主任医师
杨文君	杭州师范大学附属医院病理科	主任医师
周炜洵	中国医学科学院　北京协和医学院　北京协和医院病理科	副主任医师

David Hernandez Gonzalo　Department of Pathology, Immunology and Laboratory Medicine, College of Medicine, University of Florida, Associate Professor

Hwajeong Lee　Department of Pathology and Laboratory Medicine, Albany Medical College, Associate Professor

Katherine Sun　Department of Pathology, New York University (NYU) School of Medicine MD, PhD, Clinical Associate Professor

序 一

炎症性肠病(Inflammatory bowel disease, IBD)是由肠道免疫失衡引起的慢性非特异性黏膜炎症。近年来,随着经济发展与生活环境的改变,我国 IBD 发病率迅速上升。目前,IBD 已经成为消化系统常见病,但其病因和发病机制尚未阐明,且其病程迁延,病情复杂,并发症发生率高,严重影响患者的生存质量,给患者家庭和社会造成很大负担。而目前对 IBD 的诊断尚缺乏金标准,也没有特异的治疗手段。因此,IBD 的临床诊治需要多学科合作,为患者提供准确的诊断和合理的治疗。

在 IBD 的多学科诊治团队中,病理医生是必不可少的角色。虽然我们尚不能单独根据病理组织学表现就作出 IBD 的诊断,但有经验的病理医生可以根据 IBD 的组织学特征为诊断提供有力依据。病理检验对 IBD 患者并发的巨细胞病毒感染、癌变等有确诊价值,对易与克罗恩病混淆的肠结核、肠淋巴瘤等疾病的鉴别诊断也有重要的参考价值。

虽然病理学在 IBD 诊断中有如此重要的作用,但我国尚未有关于 IBD 的病理学专著。鉴于此,长期活跃在我国 IBD 诊疗领域,从事 IBD 病理诊断、研究与学术交流的著名病理学家——肖书渊、姜支农和刘秀丽教授,领衔编纂了《炎症性肠病病理鉴别诊断》一书。

该书内容丰富,以 IBD 病理学诊断和鉴别诊断为主,涵盖流行病学、临床诊断和治疗等。其简明扼要,图文并茂,实用性强,是病理科医生不可多得的参考书,同时也是从事 IBD 相关临床工作的医生、研究生和进修医生学习 IBD 病理不可多得的参考书。

应肖书渊教授邀请,本人有幸先睹了《炎症性肠病病理鉴别诊断》一书,受益匪浅,并乐于向广大读者推荐。

中山大学附属第一医院消化科教授
中华医学会消化病分会主任委员
2018 年 1 月

序 二

　　由肖书渊教授、姜支农教授和刘秀丽教授主编，由浙江大学出版社出版的《炎症性肠病病理鉴别诊断》一书，是一部应我国目前炎症性肠病发病率越来越高的实际情况而编写的高水平学术专著。本书内容包括炎症性肠病的流行病学、临床表现、病理特点、诊断方法、内科和外科治疗原则等，同时还对其他容易与之相混淆的各类肠炎、肠病进行了比较系统的对比和阐述。因此，该书是对炎症性肠病的诊断和鉴别诊断进行比较全面、系统论述的一部学术专著。书中倾注了作者多年来诊断和治疗炎症性肠病的丰富经验，也反映了作者对我国炎症性肠病诊断和治疗状况的长期关注。全书既有炎症性肠病的基础理论，也有实用的临床知识；既有炎症性肠病的病理形态，也有大量的需与之鉴别的其他肠炎、肠病的病理和临床特征；还有对炎症性肠病标本处理和病理检查的要求。

　　本书分三个部分，共 18 章，每章内容都编排得体、文字精炼、层次分明、图文并茂。相信此书定会成为从事消化道疾病诊治的病理医师、临床医师的案头工具书，也会成为医学生、研究生学习炎症性肠病的理想参考书。愿此书的出版能对我国炎症性肠病诊断和治疗水平的提高作出贡献。

中国医学科学院 北京协和医院 病理科　教授

《中华病理学杂志》主编

中华医学会病理学分会原主任委员

2018 年 1 月

序 三

近 10 年来，我国炎症性肠病（Inflammatory bowel disease，IBD）发病人数逐步增加，IBD 已成为消化系统的常见疾病，而 IBD 的诊断和鉴别诊断是其治疗的基础。

IBD 的诊断涉及多学科途径（Multidisciplinary approach），包括胃肠科、病理科和影像科等科室的协作。IBD 的诊断应建立在结合病史、临床评估和实验室检查，以及典型的内镜、病理组织学和影像学发现的基础上。内镜活检标本或手术切除标本的组织学检查是 IBD 诊断的关键步骤，但仅仅依靠黏膜组织学活检来诊断 IBD 是远远不够的。

随着内镜的广泛使用，IBD 的病理学诊断和鉴别诊断日益成为病理医师的日常工作。在我国，绝大部分胃肠疾病内镜活检病理诊断工作由未经过胃肠病理专科培训的病理医师完成。因此，大多数外科病理医师在对 IBD 的认识、病理诊断标准的把握、鉴别诊断的考虑，以及与临床医师的沟通等方面，有待进一步加强。在日常病理诊断工作中，我们时常可以见到，因为对 IBD 认识不足而导致的漏诊和误诊，使得很多患者长期得不到正确的诊断和治疗，甚至造成不可挽回的后果。因此，编写一本针对性强，适合目前我国病理医师水平的 IBD 病理鉴别诊断参考书是十分有必要的。

作为爱在延长炎症性肠病基金会（CCCF）丛书计划中，"炎症性肠病诊断与治疗丛书"之一，本书由肖书渊、姜支农和刘秀丽三位教授主编，由 20 余位国内外消化病理、消化内科和胃肠外科专家合作撰写的完成，是针对国内目前 IBD 病理诊断和鉴别诊断的实际需求而编写的一本深入浅出、图文并茂且实用性强的病理诊断参考书。

该书分为三个部分。第一部分是 IBD 的概述和病理诊断。第二部介绍 IBD 的病理鉴别诊断，包括感染性肠炎、缺血性肠炎与血管炎、药物性肠炎和淋巴瘤等。第三部分介绍 IBD 的病理检查，包括黏膜活检和手术标本的检查和取材等，以及 IBD 相关异型增生和癌变，还有储袋炎等国内病理医师较少见到的疾病。

该书的内容容易理解和掌握，病理诊断指标详细、具体，所选用的图片典型，是一本对于从事 IBD 病理诊断的病理医师十分有用且又"接地气"的参考书。尤其值得推荐的是，该书特别邀请到钱家鸣、吴小平、沈博、兰平等国内外知名的消化内科和胃肠外科专家编写 IBD 的流行病学、药物治疗和外科治疗等章节。这些知识对于从事 IBD 诊断的病理医师非常有价值。

　　肖书渊教授是美国芝加哥大学病理系教授，长期从事消化病理的研究和诊断，学术造诣极高。近几年，肖教授多次回国参加各种消化病理学术会议，尤其是与 IBD 有关的学术会议，并在会上进行学术报告。更为难得的是，肖教授常常亲历亲为，到各医院病理科观察病理切片，参加多学科讨论，他丰富的知识和风趣的谈吐给国内病理同行留下了深刻的印象。姜支农教授是浙江大学附属邵逸夫医院病理科副主任，是国内 IBD 病理诊断和研究的领先者。多年来，他收集和整理了大量的 IBD 病例，对于 IBD 诊断的把握有独到之处。刘秀丽教授是美国佛罗里达大学病理系教授，从事消化和肝脏的病理诊断和研究，对于 IBD 的病理诊断有丰富的经验。

　　在此感谢肖书渊、姜支农和刘秀丽三位主编及所有作者为中国 IBD 病理诊断事业所做的努力，也希望本书能够得到国内病理同行的关注，不辜负作者们的初心。愿我国的 IBD 病理诊断水平得到不断提高，并惠及更多的 IBD 患者及其家庭。

四川大学华西医院病理科教授

2018 年 1 月，于成都

前　言

　　自 1875 年西方国家首次报道溃疡性结肠炎，以及 1932 年首次报道克罗恩病以来，炎症性肠病(Inflammatory bowel disease, IBD)的发病率呈现逐渐增高的趋势，且这一趋势并不仅限于西方国家。20 世纪 80 年代以前，IBD 在亚洲较少被诊断，但随着近年来人们生活方式的改变和临床医生对该病认知的加深，IBD 在亚洲越来越受到重视，诊断也更为普遍。虽然亚洲 IBD 发病率相对西方国家较低，但由于亚洲人口基数大，所以实际患者人数已经接近西方国家。但由于 IBD 治疗方法和用药的多样性、复杂性，以及药物治疗所伴随的副作用和造成的经济负担，仅仅依赖临床表现、内镜检查和"诊断性治疗"而作出 IBD 的诊断，已经远远不能满足现代医疗的标准。IBD 的诊断必须结合准确、详细的临床病史，及内镜、病理、影像表现等各方面的信息。其中，病理表现对于 IBD 的诊断尤为重要。对临床有实际指导价值的活检病理报告，应该成为鉴别 IBD 与其他炎症性胃肠道疾病的关键。

　　近年来，随着国内继续医学教育的常规化，临床医生对 IBD 的认知也得到了深化和加强。此外，随着临床内镜诊断水平的提高以及药物治疗效果的改善，针对 IBD 的诊断性活检越来越普遍，活检标本量也逐渐增加。但是，由于许多医院对病理科的总体支持力度仍相对薄弱，病理从业人员短缺，以及对非肿瘤性疾病的重视程度不及对肿瘤病理的重视程度，因此多数病理科医生对胃肠道炎症性疾病的认识和鉴别诊断水平仍有待提高。在过去三四年里，我们参加了国内很多消化道疾病的学术会议，走访了许多医院的病理科，也参加过一些疑难病例的会诊，与临床及病理同行有很多接触和交流。我们发现，虽然许多病理医生对典型的 IBD 病理表现有较好的认识，但对于 IBD 病理表现的多样性和病理表现谱掌握得还不够充分。尤其是当有些 IBD 病例与其他非 IBD 疾病的病理表现有重叠时，就容易混淆。为提高病理医生对 IBD 的诊断准确率，病理医生对各种病因的肠道炎症性疾病都需要有足够的认识。在这方面的继续医学教育和学习资料编写上，有必要强调：除了 IBD 病理，还应该涵盖其他相关疾病以及容易与 IBD 相混淆的疾病的病理内容。

　　目前，虽然诊断病理学的丛书、教科书、参考书有很多，但专门针对 IBD 病理诊断的学术著作仍屈指可数。在与国内消化病理专家的交流中我们发现，有一批病理科骨干医生对这方面的造诣很深。考虑到国内目前对于 IBD 诊断病理参考书的需求，我们决定集大家的智慧，并结合国外先进经验和国内临床实践，编写这样一本专业性、针对性较强的学术著作。鉴于 IBD 的精确诊断离不开对其临床表现的认识，且其病理诊断对临床治疗也会产生影响，我们特邀几位对 IBD 病理非常感兴趣的临床医生一起参与编写，由他们阐述与 IBD 相关的临床知识、内镜表现以及药物和外科治疗方案等内容。病理医生在对这些方面充分了解后，可以在做诊断分析时做到有的放矢，针对临床医生较为关注的问题和关键的问题作出分析和判断。

在本书章节的编排方面，首先对 IBD 在中国的流行病学状况以及临床特征作了描述，之后对 IBD 基本的典型病理表现做了概述，接下来是 IBD 的临床表现、诊断和治疗，对溃疡性结肠炎和克罗恩病分别作详细的介绍和讨论，还对与 IBD 比较类似的其他病因肠炎作简单介绍。了解这些疾病，有助于排除或者鉴别诊断。我们希望这是一部能够对 IBD 活检诊断以及切除标本处理等都有综合性、全面性指导的参考书，所以本书还包括了专门针对 IBD 大体标本的处理和规范化评估的详细讨论。此外，对于 IBD 的长期并发症（比如异型增生和结直肠癌）的内镜监测也作了详细的描述。

通过普及 IBD 病理知识，讨论病理检查的局限性，本书还希望能够使临床医生对病理诊断在 IBD 诊断中的作用有更恰当的认识。我们观察到，有些消化科医生持有"病理无用"的观点，认为病理在炎症性疾病中的诊断意义有限，认为不需要病理阅片就可以直接诊断 IBD；或者认为平常遇到的病理诊断太笼统而不能提供有用指导；或者认为 IBD 组织学表现应该是特异性的，只要取活检送病理检查，病理医生就应该能够直接确定或者否定 IBD 的诊断。但事实上，IBD 的诊断必须具备一些必要条件，比如黏膜基底部淋巴浆细胞增多、腺体变形或幽门腺化生等慢性黏膜炎症。看到这些表现，病理上可以拟诊为慢性肠炎，但最后要作出 IBD 诊断，还必须结合临床，因为其他病因也可能导致慢性肠炎的黏膜表现。反之，如果缺乏这些慢性黏膜炎症的表现，则可以基本排除 IBD 的诊断。

实际上，从临床医生的角度，仅仅靠阅读病理报告，往往很难获得准确的对 IBD 诊断有帮助的信息。有时，病理医生因为工作条件限制，仅仅报告"慢性黏膜炎症"，对镜下所见没有进行具体描述，因而对临床医生确诊 IBD 并不能提供实际帮助。有时，病理医生对 IBD 本身认识不够，看到某些病理表现，不结合临床就直接报告"炎症性肠病"，甚至直接报告"溃疡性结肠炎"或"克罗恩病"，从而对临床诊断产生误导。有时，病理医生给出了具体描述，但如果临床医生对各种病理表现在 IBD 诊断中的相对价值缺乏正确的认识，还是不能很好地运用病理这个有力的工具。因此，IBD 的准确诊断有赖于临床医生对 IBD 病理表现的充分了解和正确认识，以及对病理医生的信任和支持，还有赖于病理医生对 IBD 特点的充分掌握，以及常规参加每周的临床－病理互动讨论会。临床医生如果对 IBD 的临床表现和内镜下表现有充分的了解，同时还能熟悉 IBD 的病理表现，甚至自己会看比较典型的病理切片，那么就能拥有诊断 IBD 的有力武器。需要指出的是，在美国消化医生亚专科培训过程中，要求有一定量的消化病理知识。这个目标通常是通过参加阅片以及每周的临床－病理互动讨论会而达到的。

在这本书的策划与编写工作中，我们尽量从临床实践出发，而非仅限于理论层面的讨论,希望对广大消化病理专科或非专科的病理医生都带来启发。另外,本书挑选的图片数量较多,对于同一病变不同程度的表现也尽量列举了范例,目的是让大家不仅能够认识疾病的典型病理表现,而且对于不典型的病理表现也有精准的认识。我们希望这本书的出版能够对提高我国IBD早期精确诊断起到一定的促进作用。

由于我们对疾病认识和临床研究的不断发展,本书难免存在不足或者局限,希望大家在阅读或参考过程中发现问题或者缺陷时及时给我们指出,以利于我们在今后的再版中加以改进。谢谢大家!

本书的编写除了病理医师的参与外,还有在IBD领域颇有造诣的临床专家们的加盟,尤其是中国炎症性肠病学组组长、北京协和医院钱家鸣教授,北京医学奖励基金会炎症性肠病专业委员会主任委员、中南大学湘雅二医院吴小平教授,美国克利夫兰医学中心炎症性肠病中心沈博教授,中山大学附属第六医院院长兰平教授等诸位学者的大力支持和把关,让本书的内容与临床的相关性更强。中华医学会消化病学分会主任委员、中山大学附属第一医院陈旻湖教授,《中华病理学杂志》主编、中华医学会病理学分会原主任委员、中国医学科学院北京协和医院病理科陈杰教授,四川大学华西医院李甘地教授为本书作序,我们深感荣幸,在此致以衷心的感谢!该书作为爱在延长炎症性肠病基金会(CCCF)丛书计划的一部分,得到了浙江大学出版社尤其是张鸽女士的大力支持,特此致谢!

肖书渊　姜支农　刘秀丽

2018年1月

目　录

第二部分　炎症性肠病病理鉴别诊断

第三部分　炎症性肠病的病理检查

第一部分

炎症性肠病概述及其病理诊断

第1章　炎症性肠病流行病学与临床表现

（杨　红　　吴小平　　钱家鸣）

炎症性肠病（Inflammatory bowel disease，IBD）是慢性特发性肠道疾病，包括克罗恩病（Crohn's disease，CD）和溃疡性结肠炎（Ulcerative colitis，UC）。我国较早的一篇关于IBD的文献是由北京协和医院文士域教授于1956年发表在《中华内科杂志》上的"溃疡性结肠炎23例之分析与探讨"[1]。随后，越来越多的基础研究和临床研究涌现，深化了我们对炎症性肠病的认识。

1.1　炎症性肠病流行病学

在欧美国家，IBD属于多发疾病。在欧洲和北美洲，UC的最高患病率分别为505/10万和249/10万，CD的最高患病率分别为322/10万和319/10万[2-3]。故有人将IBD称为"西方人疾病"。然而近几年来，亚洲IBD发病率呈上升趋势，而欧美国家IBD发病率则呈相对稳定的状态。在我国，由于IBD发病率低，并且缺乏相应的疾病管理系统，大多数IBD流行病学调查资料基于住院病例和临床分析的报道。其中，2002年，Jiang等[4]分析了1981—2000年国内文献报道的10218例UC病例，发现病例数在20年间上升了3.08倍。2007年，中国IBD协作组对1990—2003年IBD住院患者进行回顾性研究[5]，共收集了3100例UC病例和515例CD病例，结果亦显示我国IBD住院患者呈逐渐增加的趋势。

2012—2013年，我国分别在黑龙江省大庆市（北方城市）、广东省中山市（南方城市）、湖北省武汉市（中部城市）开展了以人群为基础的炎症性肠病流行病学调查。结果显示：黑龙江省大庆市IBD、UC、CD标化后发病率分别为1.77/10万（95% CI：1.16～2.59），1.64/10万（95%CI：1.06～2.43），0.13/10万（95%CI：0.02～0.47）；广东省中山市IBD、UC、CD标化后发病率分别为3.14/10万（95% CI：3.10～3.16），2.05/10万，1.09/10万；湖北省武汉市IBD、UC、CD标化后发病率分别为1.96/10万（95% CI：1.62～2.30），1.45/10万（95% CI：1.16～1.75），0.51/10万（95% CI：0.33～0.68）[6-8]。从这些资料可知，我国南方CD的发病率高于北方，而北方则以UC的发病居多。虽然这些资料也存在偏倚，但已是迄今为止对我国IBD发病率较为准确的调查。

对于IBD危险因素的调查，我国曾开展了一项样本量较大的病例对照研究，入组745例UC病例，并以745例无消化系统疾病但暴露在相似环境因素下的同事、邻居、朋友作为对照。研究结果显示，IBD家族史、感染性肠病为UC的危险因素，吸烟、饮茶、母乳喂养为UC的保护因素[9]。2014年，首次在亚太地区进行了大规模的IBD流行病学调查[10]，共纳入442例IBD病例（其中186例为CD病例，256例为UC

病例;且 374 例为亚洲人)和 940 例正常对照者,通过问卷调查分析环境因素对疾病的影响,结果显示:母乳喂养＞12 个月、抗生素使用、养宠物狗、饮茶及体育锻炼是降低 CD 发生风险的因素;母乳喂养时间≫12 个月、抗生素使用、饮茶、饮咖啡、热水浴及儿童时期使用冲水马桶为 UC 的保护因素,但戒烟为 UC 的危险因素。

由于我国 IBD 的流行病学研究刚刚起步,因此利国利民的疾病预防工作尚任重道远。

1.2　炎症性肠病临床表现

1.2.1　UC

据我国的研究资料显示,UC 发病的高峰年龄为 20～49 岁,性别差异不明显。临床表现为持续性或反复发作的腹泻、黏液脓血便,伴腹痛、里急后重。患者还可出现皮肤、黏膜、关节、眼、肝、胆、胰腺等的肠外表现。重度 UC 可出现发热、体重减轻等,并发中毒性巨结肠者可发生结肠穿孔。并发症包括中毒性巨结肠、肠穿孔、下消化道大出血、上皮内瘤变以及癌变。

1.2.2　CD

我国 CD 发病的高峰年龄为 18～35 岁,男性略多于女性。临床表现包括腹泻、腹痛、血便及全身表现(如疲劳、间歇性低热、盗汗、消瘦、贫血、脱发及发育滞后等)。并发症包括瘘管、腹腔脓肿、肠狭窄和肠梗阻、肛周病变(如肛周脓肿、肛周瘘管、皮赘、肛裂等)、消化道出血及急性穿孔等。

1.3　炎症性肠病辅助检查

1.3.1　血液检查

血常规可见贫血,急性期常有中性粒细胞增多,血小板数常明显增高。严重者白蛋白水平降低。活动期会出现血沉增快。C 反应蛋白(C-reactive protein, CRP)水平升高,在疾病缓解时显著下降。

1.3.2　粪便检查

粪便检查肉眼可见血、脓和黏液。涂片镜检可见红细胞、白细胞。对于 UC 患者,强调粪便常规检查和培养不少于 3 次。粪钙卫蛋白是近年来研究比较多的一项指标。它是中性粒细胞内的一种蛋白,当发生炎症时,中性粒细胞脱颗粒可导致钙卫蛋白被释放,粪便中钙卫蛋白水平提供了炎症位于肠道的直接信息。国内研究表明,IBD 患者粪钙卫蛋白水平远高于结肠肿瘤、肠易激综合征等患者[11]。国外一项关于 IBD 的 Meta 分析显示,据粪钙卫蛋白水平诊断 IBD 的敏感度和特异度分别为 93.0% 和 96.0%[12]。另一项关于儿童的分析显示,据粪钙卫蛋白水平诊断 IBD 的敏感度和特异度分别为 97.0%

和 70.0%[13]。故可见粪钙卫蛋白在 IBD 诊断中的价值。除此之外，粪钙卫蛋白在 IBD 活动度方面也有重要的价值。

1.3.3 免疫学检查

自身免疫性抗体，包括核周型抗中性粒细胞胞浆抗体（perinuclear Anti-neutrophil cytoplasmic antibody，pANCA）、抗酿酒酵母菌抗体（Anti-saccharomces cerevisiae antibody，ASCA）、抗小肠杯状细胞抗体（Goblet cell autoantibody，GAB）和抗胰腺腺泡抗体（Pancreatic autoantibody，PAB）等，有助于 IBD 的诊断，也有助于 UC 和 CD 的鉴别诊断。欧美国家大多数研究显示[14,15]，ANCA 在 UC 患者中的阳性率高达 60.0%～80.0%，特异性达 84.0%。ASCA 对 CD 诊断的敏感性为 55.0%～65.0%，特异性为 80.0%～95.0%。在国内入组例数较多的病例对照研究中[16,17]，ANCA 对 UC 诊断的敏感性为 37.9%～56.7%，ASCA 对 CD 诊断的敏感性为 45.2%～65.5%。总体来说，ANCA 和 ASCA 在中国患者人群中 UC 和 CD 诊断的敏感性较欧美患者人群低，分析认为这可能与种族遗传背景的差异有关。

1.3.4 影像学检查

1. 腹平片

中毒性巨结肠可表现为肠胀气，并发肠梗阻可见气液平面。

2. 钡剂灌肠和小肠钡剂造影

UC 钡剂灌肠可有如下表现：①黏膜粗乱和（或）颗粒样改变；②肠管边缘呈锯齿状或毛刺样改变，肠壁有多发性小充盈缺损；③肠管短缩，袋囊消失呈铅管样。

CD 钡剂灌肠和小肠钡剂造影多表现为：①多发性、跳跃性病变；②病变处可见裂隙状溃疡、鹅卵石样改变、假息肉；③肠腔狭窄、僵硬；④可见瘘管。

3. 计算机体层扫描或磁共振成像肠道显像

UC：计算机体层扫描（Computerized tomography，CT）或磁共振成像（Magnetic resonance imaging，MRI）结肠显像可显示结肠镜检查未及的部位，有助于对肠壁增厚、肠腔狭窄的判断。

CD：活动期 CD 典型 CT 或 MRI 肠道显像表现为肠壁明显增厚（增厚度大于 4mm），肠黏膜明显强化伴有肠壁分层改变，黏膜内环和浆膜外环明显强化（见图 1-1），呈"靶征"或"双晕征"；肠系膜血管增多、扩张、扭曲，呈"木梳征"（见图 1-1），相应系膜脂肪密度增高、模糊，肠系膜淋巴结肿大等。

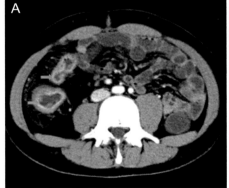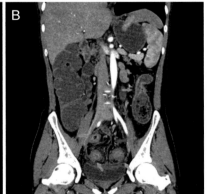

图 1-1 CD 患者小肠 CT 重建轴位和冠状位图像。A：小肠 CT 重建为轴位图像，红色箭头提示肠黏膜明显强化伴肠壁分层改变。B：小肠 CT 重建为冠状位图像，红色箭头提示肠黏膜明显强化伴肠壁分层改变，蓝色箭头提示肠系膜血管"木梳征"。

Wold 等研究[18]显示，CT 肠道显像（Computerized tomography enterography，CTE）对 CD 诊断的敏感度和特异度分别为 78.0% 和 83.0%。一项关于 33 例病例的前瞻性研究 Meta 分析[19]显示，磁共振肠道成像（Magnetic resonance imaging enterography，MRE）对 IBD 诊断的敏感度和特异度分别为 93.0% 和 92.8%，CTE 对 IBD 诊断的敏感度和特异度分别为 84.3% 和 95.1%，两者无统计学差异。

4. 腹部超声

腹部超声对瘘管、脓肿和炎性包块的发现具有一定价值，且简单易行。对于 IBD 的肠外病变，肠镜检查是一个盲区，腹部超声可以与肠镜检查起到互补作用。

1.3.5 内镜检查

结肠镜检查及活检是 UC 诊断的主要依据。UC 结肠镜下表现：①黏膜血管纹理模糊、紊乱或消失，充血，水肿，质脆，有自发性或接触性出血和脓性分泌物附着；②病变明显处可见弥漫性、多发性糜烂或溃疡；③结肠袋变浅、变钝或消失，以及出现假息肉、黏膜桥等（见图 1-2）。

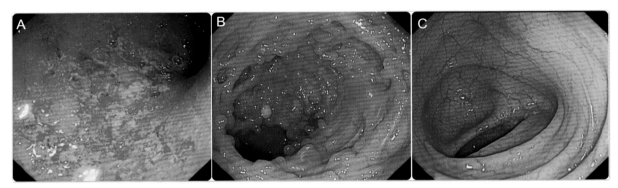

图 1-2　UC 与正常结肠黏膜内镜下表现。A：UC 活动期；B：UC 出现大量假息肉、黏膜桥；C：正常结肠黏膜。

根据 CD 的病变部位选择进行结肠镜、小肠镜或胶囊内镜检查。其中，结肠镜检查和活检是 CD 诊断的常规首选检查。CD 特征性内镜下表现：①非连续性病变；②纵行溃疡和鹅卵石样外观（见图 1-3）。

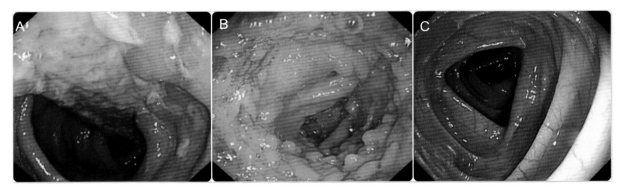

图 1-3　CD 与正常结肠黏膜内镜下表现。A：纵行溃疡；B：鹅卵石改变；C：正常结肠黏膜。

一项纳入了 60 例 IBD 病例的研究结果显示，消化内镜对 UC 的诊断正确率为 95%，而对 CD 的诊断正确率为 80%。

1.4　结　语

近年来，我国 IBD 发病率快速上升。同时，我国 IBD 的临床研究在流行病学、诊断、治疗等方面都有了长足的发展，但在深入研究的过程中也存在很多的困难和挑战，需要多学科共同努力，推动我国炎症性肠病研究的发展。

参考文献

［1］ 文士域，胡繁华，费立民，等 . 溃疡性结肠炎 23 例之分析与探讨［J］. 中华内科杂志，1956，5：333-345.

［2］ Molodecky NA, Soon IS, Rabi DM, et al. Increasing incidence and prevalence of the inflammatory bowel disease with time, based on systematic review［J］. Gastroenterology, 2012, 142（1）: 46-54.

［3］ Bernstein CN, Wajda A, Svenson LW, et al. The epidemilogy of inflammatory bowel disease in Canada: a population-based study［J］. Am J Gastroenterol, 20016, 101（7）: 1559-1568.

［4］ Jiang XL, Cui HF. Analysis of 10218 ulcerative colitis cases in China［J］. World J Gastroenterol, 2002, 8（1）: 158-161.

［5］ Wang Y, Ouyang Q. APDW 2004 Chinese IBD working group. Ulcerative colitis in China: retrospective analysis of 3100 hospitalized patients［J］. J Gastroenterol Hepatol, 2007, 22（9）: 1450-1455.

［6］ Hong Y, Yumei L, Wei W, et al. The incidence of inflammatory bowel disease in Northern China: a prospective population-based study［J］. Plos one, 9（7）: e101296.

［7］ Zeng Z, Zhu Z, Yang Y, et al. Incidence and clinical characteristics of inflammatory bowel disease in a developed region of Guangdong province, China: a prospective population-based study［J］. JGH, 2013, 28: 1148-1153.

［8］ Zhao J, Ng SC, Lei Y, et al. First prospective, population-based inflammatory bowel disease incidence study in mainland of China: the emergence of "western" disease［J］. Inflamm Bowel Dis, 2013, 19（9）: 1839-1845.

［9］ 中国溃疡性结肠炎协作组 . 溃疡性结肠炎危险因素的病例对照研究［J］. 中华消化杂志，2008，28（2）: 108-110.

［10］ Siew C Ng, Whitney T, Rupert WL, et al. Environmental risk factors in inflammatory bowel disease: a population-based case-control study in Asia-Pacific［J］. Gut, 2015, 64: 1063-1071.

［11］ 吕辉，郝世勇，严能斌，等 . 粪钙卫蛋白在炎症性肠病、肠易激综合征和大肠癌鉴别诊断中的意义［J］. 国际检验医学杂志，2012，33（21）: 2651-2652.

［12］ Rheenen V, Vijver P F, Fidler V. Faecal calprotectin for screening of patients with suspected inflammatory bowel disease: diagnostic meta-analysis［J］. BMJ, 2010, 341: pc3369.

［13］ Langhorst J, Elsenbruch S, Koelzer J, et al. Noninvasive markers in the assessment of intestinal inflammation in inflammatory bowel diseases: performance of fecal lactoferrin, calprotectin, and PMN-elastase, CRP, and clinical indices［J］. Am J Gastroenterol, 2008. 103（1）: 162-169.

［14］ Pump JA, Scholmerich J, Gross V, et al. A new type of perinuclear anti-neutrophil cytoplasmic antibody （p-ANCA）in active ulcerative coltitis but not in Crohn's disease［J］. Immunobiology, 1990, 181（4-5）: 406-413.

［15］ Koutroubakis IE, Petinaki E, Mouzas IA, et al. Anti-Saccharomyces cerevisiae mannan antibodies and antineutrophil cytoplasmic autoantibodies in Greek patients with inflammatory bowel disease［J］. Am J Gastroenterol, 2001, 96（2）: 449-454.

［16］ 李骥, 吕红, 钱家鸣, 等. 抗酿酒酵母抗体和抗中性粒细胞抗体对炎症性肠病的诊断价值［J］. 中华消化杂志, 2008, 28（10）: 666-668.

［17］ 张蜀澜, 李永哲, 李磊, 等. 联合监测炎症性肠病患者抗酿酒酵母细胞抗体和抗中性粒细胞抗体的临床意义［J］. 中华检验医学杂志, 2008, 31（10）: 1142-1146.

［18］ Wold PB, Fletcher JG, Johnson CD, et al. Assessment of small bowel Crohn disease:noninvasive peroral CT enterography compared with other imaging methods and endoscopy-feasibility study［J］. Radiology, 2003, 229（1）: 275-281.

［19］ Kim SH. Computed tomography enterography and magnetic resonance enterography in the diagnosis of Crohn's disease［J］. Intest Res, 2015. 13（1）: 27-38.

第2章　炎症性肠病病理概述

（肖书渊）

炎症性肠病（Inflammatory bowel disease，IBD）的病理学基础是肠道黏膜反复发作的慢性炎症。炎症细胞浸润所致黏膜交替损伤与修复，引起黏膜和肠壁正常构型或成分发生改变，而导致一系列相关临床症状与后果。IBD分为两个主要类型，即溃疡性结肠炎（Ulcerative colitis，UC）和克罗恩病（Crohn's disease，CD）。UC一般起病于直肠，进而向结肠近端延伸累及不同肠段，在不同患者中形成直肠炎、乙状结肠直肠炎、左半结肠炎或全结肠炎等，所受累肠段黏膜呈弥漫病变而无正常黏膜间隔。反之，CD可单灶或多灶累及消化道任何节段，即使在同一受累节段也存在正常黏膜，即形成所谓的"跳跃病变"。UC主要累及黏膜层，而CD多半累及肠壁。因为这两种疾病所累及的肠壁层次与分布不同，所以所造成的病理学改变及临床症状也常有明显区别。另外，UC和CD患者均有不同程度的肠外组织累及或肠外疾病[1]。出于篇幅考虑，本章讨论仅限于肠道病变。

有关UC与CD的大体病理与显微镜下病理表现将在第3、4章中详细描述。本章主要介绍和强调IBD共同的、基本的组织病理学表现。不言而喻，IBD是一类慢性肠炎，而慢性肠炎的组织学表现主要在于混合性炎症细胞浸润和黏膜构型的改变。明显的黏膜构型改变很容易分辨；但对于轻微的构型改变的识别，则需要对胃肠道黏膜的正常形态学有足够的认识，并有长期阅片经验。因此，本章内容包括胃肠道组织显微镜下正常形态、炎症性肠病的基本组织病理表现以及克罗恩病与溃疡性结肠炎的病理特征三个方面。

2.1　胃肠道组织显微镜下正常形态

熟悉正常消化道组织学形态对掌握炎症性肠病或者其他胃肠道炎症性疾病的病理表现很重要。轻微的炎症所引起的显微镜下改变往往不明显。在不同的标本处理或染色条件下，正常的活检组织有时会因人为因素造成的改变而有可能导致对活检标本的过度评估。

消化道从口腔到肛门，不同节段由不同的上皮细胞所覆盖，包括鳞状上皮细胞和柱状（腺）上皮细胞。食管的上、中、下三段由复层鳞状上皮细胞覆盖。其黏膜下层会有一些散在的黏液腺体（见图2-1）。正常食管的上皮下有时候会有散在的淋巴细胞，这些淋巴细胞在正常的情况下也偶尔会浸润到上皮层。食管黏膜下腺体的特殊形态对于活检组织来源的判别很重要。比如在有腺上皮化生的情况下，食管下端活检可能只显示胃小凹上皮，与正常胃贲门黏膜无法鉴别。但如果看到有黏膜下腺体，则可确定标本来自食管下端。食管和胃的交界处特征为正常的鳞状上皮以不规则的界线转换成为胃表面上皮。

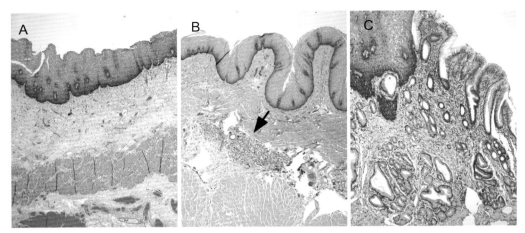

图 2-1　食管。A：管腔由复层鳞状上皮覆盖，管壁包括上皮层、黏膜固有层、黏膜肌层、黏膜下层、固有肌层及外结缔组织层（食管缺乏浆膜层）。B：食管下段黏膜下层多见黏液腺体（箭头）。C：胃和食管交界区黏膜。

　　胃黏膜分为贲门部、胃底和胃体部、幽门部或者胃窦部。整个胃黏膜的表层上皮是一致的，即小凹上皮（Foveolar epithelium）。贲门部表面的腺体主要由胃小凹上皮组成（见图 2-2A）。胃底和胃体部的黏膜由丰富、排列致密整齐的胃底腺组成（见图 2-2B 和 C）。其腺上皮主要包括两种细胞，即壁细胞和主细胞。胃体黏膜的特点是腺体致密、规则排列，间质很少。胃窦部的腺体以黏液腺体为主，而且呈不规则疏松排列（见图 2-2D）。

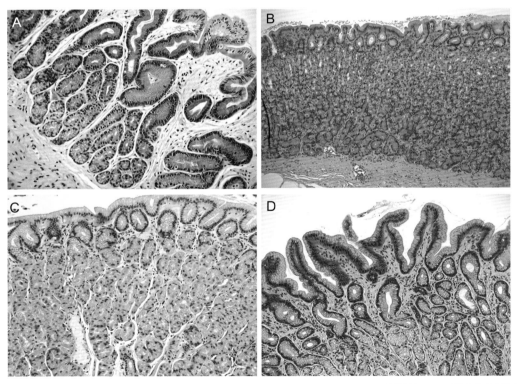

图 2-2　胃黏膜。A：胃贲门黏膜：疏松、不规则排列的黏液腺体。腔面由小凹上皮覆盖。B：胃底与胃体部黏膜镜下观相同，有致密排列的管状腺体组织。表面有小凹上皮覆盖。C：胃体黏膜高倍镜观：壁细胞主要分布在靠表浅部位的胃体腺。D：胃窦部黏膜：表面由小凹上皮覆盖，腺体为疏松排列的黏液腺。黏膜固有层含少数炎症细胞（如淋巴浆细胞等）。

　　十二指肠、空肠以及回肠黏膜表面呈长短不一的绒毛结构。十二指肠的主要特征是含有很丰富的黏液状腺体,这种腺体被称为布鲁氏腺(Brunner's gland),主要分布在黏膜下层(见图 2-3)。空肠的绒毛一般比较长而纤细。回肠黏膜含有比较多的淋巴滤泡(见图 2-4)。正常小肠黏膜固有层有数目不等的炎症细胞,包括淋巴浆细胞和巨噬细胞。靠近回肠末端处淋巴组织丰富。需要注意的是,正常情况下,覆盖淋巴滤泡的黏膜局部表面绒毛会变钝或扁平,不应被过度解释为慢性肠炎的黏膜构型异常(见图 2-4)。另外,正常小肠黏膜和黏膜下组织以固定间隔形成规律分布的小肠皱襞(见图 2-5)。

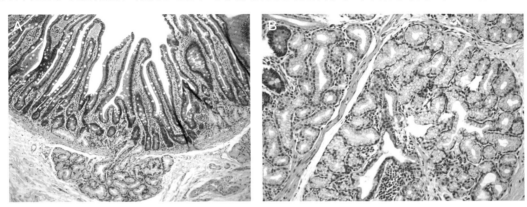

图 2-3　十二指肠。A:主要特征为布鲁氏腺,这是一种小叶状黏液腺体,主要分布在黏膜下层,也常常延伸到黏膜层。B:布鲁氏腺高倍镜下观。

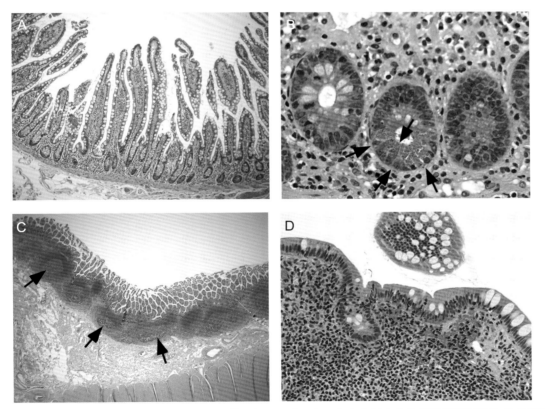

图 2-4　小肠黏膜。A:纤细的绒毛由上皮层和黏膜固有层组成。小肠上皮主要由空泡样的杯状细胞和带有微绒毛的吸收细胞组成。小肠隐窝较短,基底部有含红色粗大颗粒的潘氏(Paneth)细胞。B:隐窝基底部潘氏细胞高倍镜下观(箭头)。C:靠近回肠末端有大量淋巴滤泡分布,许多含生发中心(箭头)。D:覆盖淋巴滤泡部位常有绒毛缺失或变平,并伴有上皮内淋巴细胞浸润。

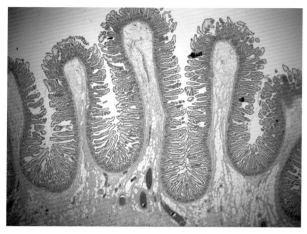

图 2-5　正常小肠黏膜与黏膜下层进一步折叠成小肠皱襞。

　　结肠黏膜的主要特征是表面扁平,腺体也被称为隐窝(Crypt),呈规则的试管架样排列或者栅栏样排列,腺体底部直接坐落在黏膜肌层。而且隐窝占据黏膜大部分,其固有层间质存在少量单核炎症细胞,包括淋巴浆细胞和巨噬细胞。散在的淋巴滤泡也是结肠黏膜的组成部分(见图 2-6)。

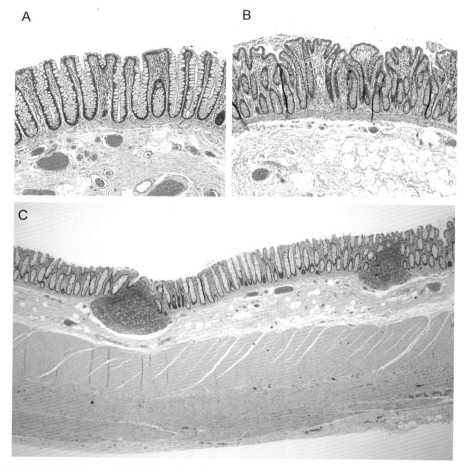

图 2-6　结肠黏膜及黏膜下层。A:结肠腺体呈简单管状,与黏膜表面垂直如试管样排列。B:直肠部分腺体会稍有不规则,表面呈轻度波纹状。C:结肠黏膜下可见散在淋巴滤泡。

在直肠与肛管之间会有一小段转化上皮。正常肛管是由复层鳞状上皮细胞所形成的（见图 2-7）。肛门部分由角化的复层鳞状上皮细胞组成，其组织学结构与正常皮肤相同（见图 2-7C）。

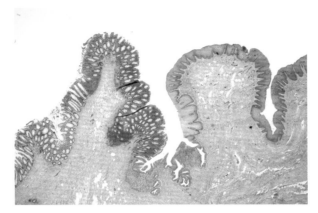

图 2-7　直肠肛管交界区。A：正常直肠黏膜（左边）渐变成肛管的复层鳞状上皮（右半）。B：高倍镜：两种上皮渐变区为"转换上皮"。C：肛管黏膜由复层鳞状上皮覆盖，正常时没有角化层。

2.2 炎症性肠病的基本组织病理表现

概而言之，IBD 的基本组织学病变主要包括两大方面：炎症性浸润及黏膜结构破坏[2-6]。前者包括黏膜固有层多种炎症细胞浸润、隐窝炎、隐窝脓肿、黏膜糜烂和溃疡；后者包括隐窝扭曲分支、加长、萎缩或缺失，以及幽门腺化生、潘氏细胞化生、炎性息肉等。部分 CD 病例可见上皮样和（或）多核巨细胞肉芽肿。这些变化可以在不同区域同时存在，但基于疾病的活动性或严重程度而表现不一。在疾病缓解期或受累较轻的部位只有较轻度的改变。因此，对同一患者多处区域进行活检显示这些病变特征的机会会更大。

由于 IBD 存在活动性和非活动性阶段，炎症性浸润可以依据黏膜固有层和上皮的累及情况分别考虑。为方便记忆，IBD 病理的主要组织学表现按三大方面列于表 2-1，并描述如下。

表 2-1　IBD 病理改变的三项组织学成分

组织学表现	组织学成分	
黏膜固有层混合炎症细胞浸润	淋巴浆细胞、巨噬细胞、中性粒细胞、嗜酸性粒细胞	
慢性变	隐窝结构改变和（或）缺失：扭曲、分支、缩短、加长、扩张；分布不均	
	化生：正常细胞出现在异常部位	潘氏细胞（Paneth cells）化生
		幽门腺（Pyloric gland）化生
	炎性息肉或假息肉	
活动性	隐窝炎：中性粒细胞侵犯隐窝上皮	
	隐窝脓肿：中性粒细胞聚集在受损隐窝腔	
	糜烂：局部上皮坏死脱落	
	溃疡：局部上皮和黏膜坏死缺损深及黏膜肌层或以下	

2.2.1 炎症细胞浸润

慢性肠炎的黏膜固有层炎症细胞浸润一般是混合性的,包括淋巴浆细胞、巨噬细胞和不同程度的嗜酸性粒细胞(见图 2-8)。IBD 活动期的黏膜炎都会伴有中性粒细胞浸润上皮层。如上所述,这些所谓的炎症细胞是小肠和结肠黏膜的正常成分。在慢性肠黏膜炎症情况下,这些细胞数目增多、密度加大。但具体判断没有很好的定量标准,有时依赖于医生经验,故主观性比较大。一般当这些炎症细胞量变多、造成隐窝间距加大时,可以作出诊断。但是最客观的表现是炎症细胞浸润造成隐窝底部与黏膜肌层隔离,因为这个"间隙带"在正常情况下并不存在。因此,一种观点认为"基底部浆细胞增多"(Basal plasmacytosis)是 IBD 显微镜下的诊断指标之一。更确切地说,这应该是判断"黏膜慢性炎"的一个客观指标。

"黏膜慢性炎"这个术语在我们日常病理报告中出现得较多,但作为诊断病名尚有欠妥之处。其原因有两个:一是由于"黏膜慢性炎"定义不明而被滥用于多种情况,包括正常、感染性肠炎的淋巴浆细胞浸润和 IBD 或其他病因慢性肠炎等,这种泛用对临床诊断缺乏应有的指导意义;二是病理报告应尽量以确切的病名作为诊断,比如"急性肠炎""慢性肠炎"等,而"黏膜慢性炎"只是描述性用词。若因活检标本和临床信息的限制,实在无法作出具体疾病分类诊断时,则作出"黏膜慢性炎"诊断的最基本标准应该包括基底部浆细胞增多。

2.2.2 活动性炎症

慢性肠炎的活动期或急性肠炎都会有不同程度的中性粒细胞侵犯隐窝或表面上皮,导致上皮受损,依严重程度而表现为隐窝炎(Cryptitis)(见图 2-8 和图 2-9)、隐窝脓肿(Crypt abscess)(见图 2-10)、糜烂(Erosion)或溃疡(Ulceration)。偶尔,嗜酸性粒细胞也会扩散至上皮内(见图 2-8),但只有中性粒细胞病变才可称为隐窝炎。

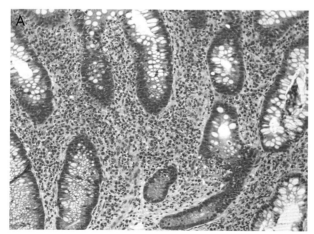
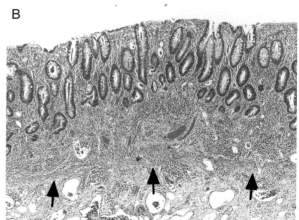

图 2-8 黏膜固有层多样炎症细胞浸润。A:可见隐窝间大量淋巴浆细胞、嗜酸性粒细胞等,部分隐窝伴有隐窝炎。B:基底浆细胞增多,导致隐窝底部与黏膜肌层(箭头)之间增宽、形成隔离带。

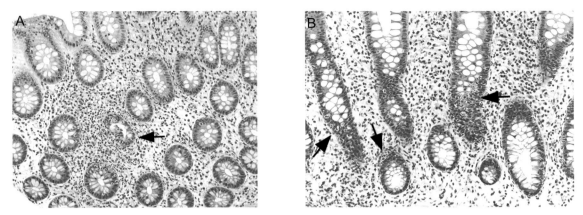

图 2-9　隐窝炎。A：隐窝横切面，显示中性粒细胞浸润隐窝上皮（箭头所示）。B：隐窝炎纵切面，局部中性粒细胞浸润隐窝上皮（箭头所示）。

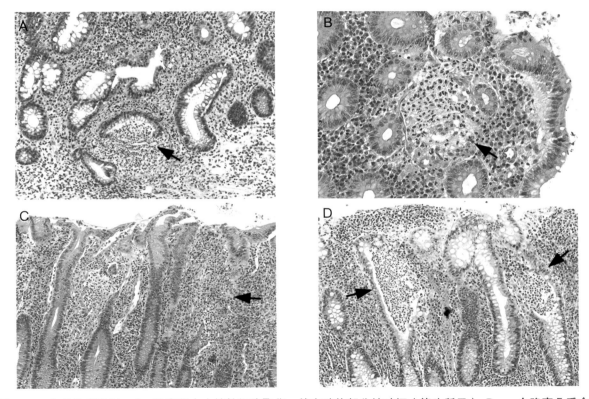

图 2-10　各种隐窝脓肿。A：隐窝腔内中性粒细胞聚集，伴有腺体部分被破坏（箭头所示）。B：一个隐窝几乎全部被破坏（箭头所示）。C：脓肿破坏隐窝中段（箭头所示）。D：两个隐窝纵切面伴脓肿（箭头所示）。

2.2.3　慢性改变

黏膜慢性改变主要表现在隐窝构型的异常，包括扭曲、分支或变短（见图 2-11A）。偶尔由于过度修复也会出现隐窝加长。长期严重的受损可以导致局部或弥漫隐窝萎缩或缺失，内镜下表现为黏膜萎缩。在组织学上，黏膜呈现隐窝数目减少、分布稀疏、残留的腺体排列不整齐和再生分支等现象（见图 2-11B）。其他改变包括幽门腺化生（Pyloric gland metaplasia）和潘氏细胞化生（Paneth cells metaplasia）[6]（见图 2-12）。化生改变是指正常结构被破坏后由另一种细胞修复所取代。如上所述,潘氏细胞正常情况下见于小肠黏膜,少数分布在盲肠和升结肠,横结肠也可有很稀少分布。但慢性肠炎可导致潘氏细胞在正常分布部位的细胞数目增加,或出现在正常情况下无潘氏细胞的肠段。如果在脾曲或更远端结肠活检中发现潘氏细胞,则一般可确定为化生,从而作为慢性肠黏膜受损的客观诊断证据(见图 2-12A)。正常小肠与结肠均无幽门腺样黏液腺体。在慢性炎症细胞浸润的背景下出现幽门腺则符合幽门腺化生的诊断(见图 2-12B),也称之为假幽门腺化生。化生的幽门腺体常单个或灶状聚集在紧邻溃疡边缘的黏膜中,也可见于不连续溃疡周围远离病变的水肿肠段中。

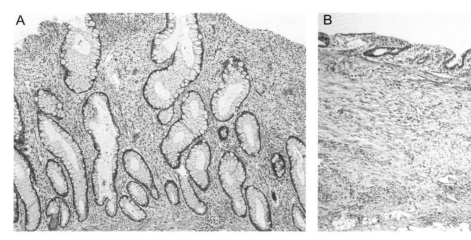

图 2-11　隐窝构型改变。A:隐窝扭曲分支。B:隐窝萎缩或缺失。

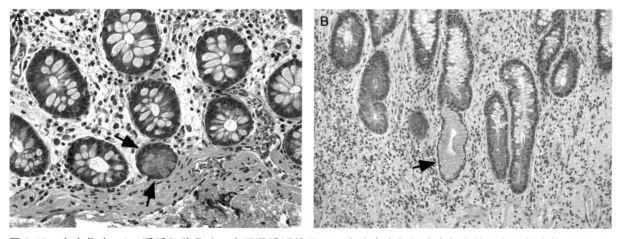

图 2-12　上皮化生。A:潘氏细胞化生:直肠黏膜活检显示一个隐窝底部细胞含粗大的红色颗粒(箭头所示)。
　　　　B:幽门腺化生:可见单个隐窝底部腺上皮呈浅染黏液样上皮(箭头所示),与周边肠道上皮明显不同。

　　小肠黏膜结构异常表现为绒毛失去正常结构而变扁平(见图 2-13)。反之,大肠黏膜表面也可由正常的扁平状转化成绒毛状(Villiform change or transformation)(见图 2-14)。

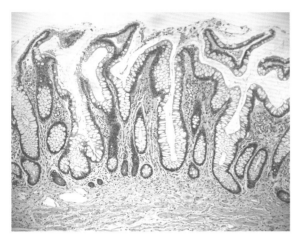

图 2-13　CD 累及的小肠黏膜绒毛变短，隐窝增长伴分支。

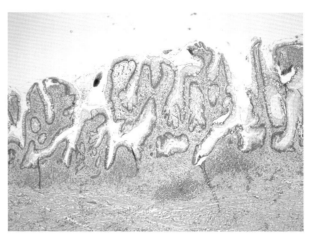

图 2-14　UC 累及的结肠段出现绒毛化（ Villiform transform-ation ）。正常情况下，结肠黏膜表面扁平，无绒毛结构。

　　在弥漫炎症和溃疡损伤黏膜后，残余或受累相对较轻的黏膜岛会有继发性增生，形成所谓炎性假息肉（见图 2-15）。更多见的是，在 UC 或 CD 静止期，完整修复的黏膜背景上也会有少数或多个息肉（见图 2-16），其组织学上缺乏常规增生性息肉或腺瘤的表现，而称之为炎性息肉（ Inflammatory polyp）或炎症后息肉。临床和病理有时对炎性假息肉或炎性息肉不作严格区分，而统称为炎性息肉。

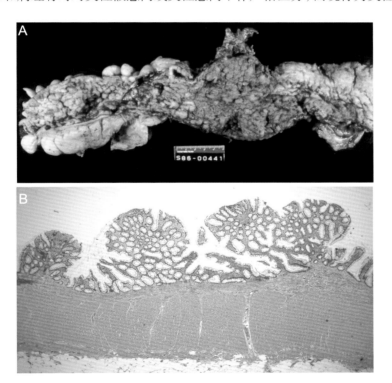

图 2-15　炎性假息肉。A：UC 结肠弥漫溃疡的背景上有多个息肉。B：组织学上，息肉本身并无明显黏膜构型改变，而背景黏膜呈溃疡或萎缩改变。

　　UC 和 CD 均可出现上述组织病理学改变，但伴随慢性炎症的其他病变，比如非干酪样肉芽肿[2,7]（见图 2-17 和图 2-18）以及黏膜下淋巴小管增生扩张（见图 2-19）则主要见于 CD。

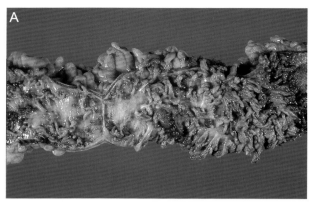
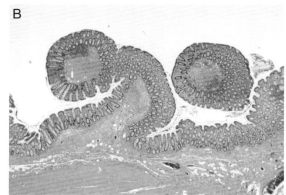

图 2-16 炎性息肉。A：黏膜完整愈合后相对萎缩，呈现多个带蒂小息肉。B：显微镜下观息肉包括大致正常的黏膜及黏膜下层组织。注意背景黏膜结构轻微变化。

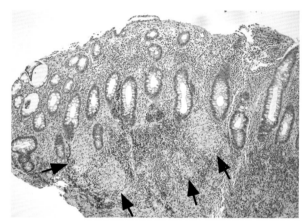
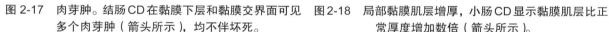
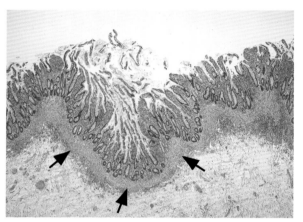

图 2-17 肉芽肿。结肠 CD 在黏膜下层和黏膜交界面可见多个肉芽肿（箭头所示），均不伴坏死。

图 2-18 局部黏膜肌层增厚，小肠 CD 显示黏膜肌层比正常厚度增加数倍（箭头所示）。

　　一般情况下，病理描述以静态观察为主，但疾病的发生和进展是一个动态的过程。因此，以动态思维看问题往往更有助于理解患者的临床和病理表现。病理改变比较典型的多数患者通常在经历了比较长期的、由轻到重的慢性消化道症状，即反复多次的炎症反应之后才就诊。部分患者在做肠镜之前可能就已经接受过不明的药物治疗。所以即使是初次的活检标本，除了明显的各种炎症细胞浸润以外，也会有不同程度的慢性黏膜构型的改变。如果活检仍然在 IBD 病变初期，则受累黏膜显示多灶性活动性炎症：固有层淋巴浆细胞等混合性炎性浸润，黏膜表面或隐窝上皮的嗜中性粒细胞浸润（隐窝炎）（见图 2-8 和图 2-9）。严重的隐窝炎会发展至中性粒细胞聚集成簇，导致隐窝脓肿（见图 2-10），偶尔缺乏明显的黏膜结构改变。活动性病变常伴有"慢性化"或慢性黏膜结构改变。后者是由于反复的黏膜损伤和无效的修复所致的。多数急性结肠炎或小肠炎患者即使有隐窝的损伤或破坏，也会因为隐窝干细胞的存在并依托原有的间质框架而使这些损伤的隐窝或绒毛得以再生，形成基本正常的"新的"黏膜。后者往往与原来正常黏膜毫无区别。然而，如果修复的过程被多种腺体损伤或反复的腺体损伤所中断，则新生的隐窝或绒毛会出现不规则形状（"流产型"再生），并伴有隐窝的扩张、分支或加长，以及在 CD 病变中小肠绒毛变短或完全消失（见图 2-11）。由于残余干细胞受损，所以有些隐窝永久性失修复而在固有层内留下大的空隙（隐窝缺失）。

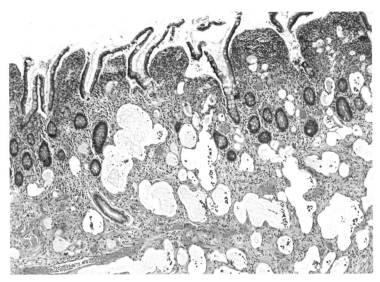

图 2-19　黏膜淋巴小管扩张。CD 病变伴大量淋巴小管明显扩张。由于该部位是溃疡后黏膜修复，故缺乏黏膜与黏膜下层的正常分界。

2.3　克罗恩病与溃疡性结肠炎病理特征

前面主要描述了 CD 和 UC 受累黏膜在显微镜下的共性表现。两者的活动性炎症均表现为隐窝炎和隐窝脓肿。其他非特异性表现包括上皮细胞变性脱失，常伴表面黏膜糜烂或溃疡形成，也可出现隐窝杯状细胞黏液缺失等。

与 UC 相比，CD 的活动性炎症常呈斑片状、节段性分布，隐窝脓肿的数量常少于 UC。黏膜结构慢性改变是 CD 与 UC 病变的基本表现。但是，在多数情况下，这种隐窝扭曲变形的程度在 CD 表现得相对轻微，呈不同程度的局部分布，以至于有时不易被识别；而在 UC，这些隐窝的异常分布弥漫且突出。在手术切除的大体小肠或结肠标本中，用以区分 CD 与 UC 的许多改变比较直观、明显（见表 2-2）。由于 CD 的许多特征性改变在肠壁，所以黏膜活检材料中可以区别两者的病变有限。然而，根据 UC 与 CD 在病变分布上的不同，结合详细内镜描述和准确的活检部位的定位，病理在日常工作中还是会提供有助于鉴别 UC 与 CD 的客观信息。

表 2-2　UC 和 CD 病理表现对比

病理表现	CD	UC
受累节段	回肠与结肠 （消化道任何节段）	结肠 （倒灌性回肠炎）
分布	跳跃性病灶	连续性病灶
直肠累及	50%（局部）	100%（弥漫）
炎症浸润	全层	黏膜及黏膜下
裂隙溃疡	多见	一般无

续表

病理表现	CD	UC
肉芽肿	约30%病例	可偶见黏液肉芽肿
炎性假息肉或息肉	可见	常见
线样（纵行）溃疡	多见	无
狭窄	常见	罕见（病程长患者）
肠壁增厚	常见	无
瘘管	33%的病例	无
窦道	67%的病例	无
神经纤维增生	常见	罕见
浆膜炎	可见	无
蔓生脂肪	常见	无

如上所述，UC 与 CD 在病理上的主要差别是慢性炎症所累及的肠道的部位。通过大体病理与内镜观察，均可以识别 CD 间断分布的"跳跃性"病变，即病变区与正常黏膜交替出现。这种"跳跃性病变"在诊断上非常有价值，因为在 CD 的黏膜活检中也常常会存在显微镜下"跳跃性病变"，即在同一显微视野或同一块活检组织可以看到明显扭曲和完全正常的隐窝。该现象被称为"显微镜下跳跃性病变"（见图 2-20）。CD 的上消化道累及也是很重要的鉴别特征之一[8]。因此，黏膜活检是鉴别 CD 和 UC 最重要的途径，在疑诊 CD 时，同时行胃镜和包括末端回肠在内的系统间隔结肠镜活检，保证对疾病分布进行准确评估。有关诊断与鉴别诊断的内容将在后面章节进行详细讨论。

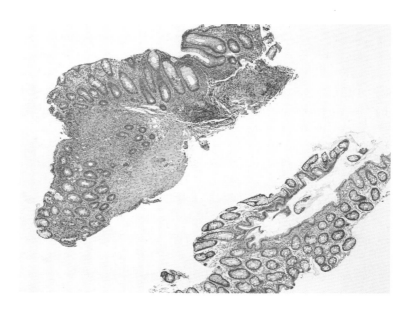

图 2-20　结肠黏膜活检中 CD 的跳跃性病变。视野中两块组织来源于同一部位。右下方组织形态基本正常，缺乏炎症细胞浸润。左上方组织表现明显的固有层炎症细胞浸润，局部隐窝被炎性浸润替代。邻近隐窝不规则、扭曲。

需注意的是，在有些 UC 病例会出现以下几种特殊表现，后者可使得 UC 和 CD 在诊断上易混淆。①经过治疗后的 UC 可呈节段性分布，但如仔细观察大体上相对正常区域的黏膜，仍然会发现隐窝缩小、缩短等黏膜萎缩的证据，也很难找到对应于 CD "跳跃性病变" 中间隔的完全正常的黏膜。因此，内镜活检也要包括貌似正常的部位。②累及左半结肠的 UC 有时可在远隔的阑尾口或盲肠出现局灶性黏膜病变，这并非代表跳跃性分布的炎症。③全结肠受累的 UC 患者末端回肠可出现 "倒灌性回肠炎"，不可将其理解为小肠、结肠均受累而诊断为 CD。通常倒灌性回肠炎仅累及末端回肠 10cm 以内，而且显微镜下除了急性炎症浸润以外，一般不会出现明显的绒毛萎缩或其他慢性变的特征（见图 2-21）。④ UC 隐窝受损破裂可以导致巨噬细胞聚集而形成所谓的黏液肉芽肿，这些肉芽肿都会出现在破坏的隐窝旁（见图 2-22），而且均位于黏膜内，所以应该与 CD 的肉芽肿相区别。后者出现在周围隐窝无明显破坏的固有层或黏膜下层（见图 2-17）。当然，黏液肉芽肿也可见于 CD 黏膜破坏的隐窝旁，所以也不能因此就否定 CD 诊断。

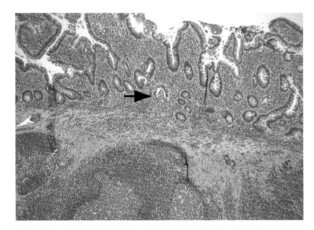

图 2-21　倒灌性回肠炎。绒毛轻度萎缩，但隐窝增长不明显。局部可见隐窝炎伴有部分破损（见箭头）。注意黏膜下淋巴滤泡。

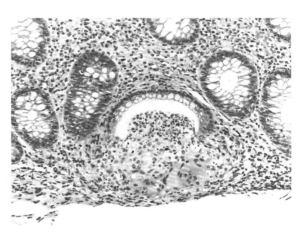

图 2-22　黏液肉芽肿。视野中央一个扩张的隐窝含隐窝脓肿并部分破损，释放的黏液刺激多核巨细胞聚集。

需要强调的一个重点是，病理学上 IBD 代表的是一种慢性肠炎，而慢性肠炎还可能由其他多种原因引起[9]。我们可将 IBD 视为一种特定的显微镜下模式，也是一种慢性小肠炎或结肠炎模式。同样，"急性肠炎" 模式显示固有层混合炎症细胞浸润增加和不同程度的隐窝炎甚至隐窝脓肿。在日常工作中，尤其在小活检标本的评估中，首要的是区分急性肠炎和慢性肠炎。急性肠炎不会有隐窝的扭曲，其最常见的原因为细菌感染。大多慢性肠炎可显示急性肠炎的特征和隐窝结构的改变。然而，也有例外，如第 11 章中所描述的 "显微镜下肠炎" 是临床因素导致的一种慢性肠炎，其就缺乏隐窝结构扭曲[10,11]。这是慢性肠炎中唯一不符合 "慢性" 规律的例外。临床表现上，显微镜下肠炎患者常有慢性腹泻；而其病理学特征则是固有层有致密的淋巴浆细胞浸润，并伴有隐窝和表面上皮的淋巴细胞增多，隐窝的形态和数量仍然正常，因而内镜下结肠黏膜也显示为正常。

当活检显示慢性肠炎的特征时，应当考虑的病因包括感染[12]、缺血、药物和 IBD。还有一些其他少见的慢性肠炎类型[13]，比如嗜酸性粒细胞性肠炎、自身免疫性肠炎等。这些疾病将在后面的章节中讨论。

引起慢性肠炎模式的感染因素更多见于霉菌、寄生虫或者其他少见的细菌感染。在临床上或病理上，与 CD 较难区别的是结核分枝杆菌引起的肠结核。很多急性缺血呈现"毒性 - 缺血性损伤"模式[6]（见图 2-23），通常有上皮和隐窝的消失或萎缩，而不伴明显的炎症细胞浸润，但在固有层可见纤维蛋白样物质沉积[14,15]。其常见隐窝凋亡增加和散在的伴上皮变平的隐窝扩张，也称之为"隐窝凋零"（"Withered crypts"）（见图 2-23）。相反，慢性部分缺血会引起与 IBD 相似的黏膜改变。一般来说，许多药物性肠炎也显示"毒性 - 缺血性损伤"模式（见图 2-23），但同时固有层可出现显著的炎性浸润，从而呈现"混合性模式"。缺血性肠炎和药物性肠炎将分别于第 8 章和第 9 章详细阐述。

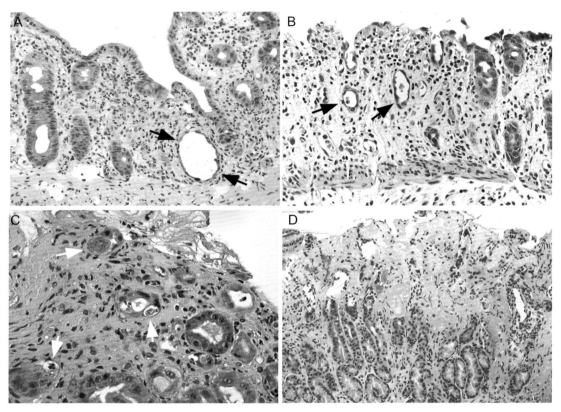

图 2-23　毒性 - 缺血性损伤模式。A：缺血性肠炎，表面上皮萎缩，隐窝上皮轻度萎缩，局部隐窝扩张、上皮扁平（见箭头）。B：艰难梭菌（C.diff）感染肠炎局部呈大量隐窝扩张、黏膜表面上皮脱落、固有层细胞稀少。C：非甾体类抗炎药（NSAIDs）所致肠炎，隐窝萎缩伴细胞凋亡增多（见短箭头），偶见异常核分裂像（见长箭头）。D：胃窦部缺血性胃炎，示黏膜表面糜烂，表面上皮及腺体消失，固有层纤维素样沉积。

作为病理医生，仅仅能够辨认 IBD 的镜下特征是不够的，我们还需要知道其他肠道炎症性疾病，熟悉它们的镜下特征，从而能认识这些疾病。其中，有些疾病可能有与 IBD 相似或重叠的镜下改变，只有结合临床、影像和内镜检查才能明确区分。因此，尽管这是一本关于 IBD 的书籍，但为了有助于正确地进行鉴别诊断，讨论所有的非 IBD 肠炎也是很重要和有必要的。

最后，在部分 IBD 患者中出现的最重要的远期并发症是非典型增生和癌症[16-19]。为降低恶变相关的致死率，除了控制疾病病情之外，最有效的措施是进行规范的内镜监测随访[20]。IBD 相关的异型增生的病理特征和诊断[21]将在第 17 章中讨论。

<h1 style="text-align:center">参考文献</h1>

［1］ Loftus EV Jr, Harewood GC, Loftus CG, et al. PSC-IBD: a unique form of inflammatory bowel disease associated with primary sclerosing cholangitis［J］. Gut, 2005, 54: 91-96.

［2］ Price AB, Morson BC. Inflammatory bowel disease: the surgical pathology of Crohn's disease and ulcerative colitis［J］. Human Pathology, 1975, 6: 7-29.

［3］ Kleer CG, Appelman HD. Surgical pathology of Crohn's disease［J］. Surgical Clinics of North America, 2001, 81: 13-30, vii.

［4］ Diefenbach KA, Breuer CK. Pediatric inflammatory bowel disease［J］. World Journal of Gastroenterology, 2006, 12: 3204-3212.

［5］ Gramlich T, Petras RE. Pathology of inflammatory bowel disease［J］. Seminars in Pediatric Surgery, 2007, 16: 154-163.

［6］ Xiao SY. Color Atlas and Synopsis: Gastrointestinal Pathology［M］. New York: McGraw-Hill, 2015.

［7］ De Matos V, Russo PA, Cohen AB, et al. Frequency and clinical correlations of granulomas in children with Crohn's disease［J］. Journal of Pediatric Gastroenterology & Nutrition, 2008, 46: 392-398.

［8］ Roka K, Roma E, Stefanaki K, et al. The value of focally enhanced gastritis in the diagnosis of pediatric inflammatory bowel diseases［J］. J Crohns Colitis, 2013, 7: 797-802.

［9］ Shepherd NA. Pathological mimics of chronic inflammatory bowel disease［J］. J Clin Pathol, 1991, 44: 726-733.

［10］ Liu X, Xiao SY, Plesec TP, et al. Collagenous colitis in children and adolescents: study of 7 cases and literature review［J］. Modern Pathology, 2013, 26: 881-887.

［11］ Mahajan D, Goldblum JR, Xiao SY, et al. Lymphocytic colitis and collagenous colitis: a review of clinicopathologic features and immunologic abnormalities［J］. Advances in Anatomic Pathology, 2012, 19: 28-38.

［12］ Ng SC, Chan FK. Infections and inflammatory bowel disease: challenges in Asia［J］. J Dig Dis, 2013, 14: 567-573.

［13］ Kasahara Y, Tanaka S, Nishino M, et al. Intestinal involvement in Behcet's disease: review of 136 surgical cases in the Japanese literature［J］. Diseases of the colon and rectum, 1981, 24: 103-106.

［14］ Xiao SY, Zhao L, Hart J, et al. Doxycycline-induced gastric and esophageal mucosal injuries with vascular degeneration［J］. Am J Surg Pathol, 2013, 37: 1115-1116.

［15］ Xiao SY, Zhao L, Hart J, et al. Gastric mucosal necrosis with vascular degeneration induced by doxycycline［J］. Am J Surg Path, 2013, 37: 259-263.

［16］ Greenstein AJ, Sachar DB, Smith H, et al. A comparison of cancer risk in Crohn's disease and ulcerative colitis［J］. Cancer, 1981, 48: 2742-2745.

［17］ Bernstein CN, Blanchard JF, Kliewer E, et al. Cancer risk in patients with inflammatory bowel disease: a population-based study [J]. Cancer, 2001, 91: 854-862.

[18] Lutgens MW, Vleggaar FP, Schipper ME, et al. High frequency of early colorectal cancer in inflammatory bowel disease [J]. Gut, 2008, 57: 1246-1251.

[19] Whitcomb E, Liu X, Xiao SY. Crohn enteritis-associated small bowel adenocarcinomas exhibit gastric differentiation [J]. Hum Pathol, 2014, 45: 359-367.

[20] Jess T, Loftus EV Jr, Velayos FS, et al. Incidence and prognosis of colorectal dysplasia in inflammatory bowel disease: a population-based study from Olmsted County, Minnesota [J]. Inflammatory Bowel Diseases, 2006, 12: 669-676.

[21] Riddell RH, Goldman H, Ransohoff DF, et al. Dysplasia in inflammatory bowel disease: standardized classification with provisional clinical applications [J]. Human Pathology, 1983, 14: 931-968.

第3章　溃疡性结肠炎的病理改变

（姜支农　刘秀丽）

溃疡性结肠炎（Ulcerative colitis，UC）大体上表现为病变起于直肠的连续性病变，且以远端肠管表现明显。组织学上的特征性改变为黏膜全层以浆细胞为主的慢性炎症细胞浸润伴隐窝结构异常，病变呈弥漫性连续性分布，缺乏肉芽肿。

3.1　溃疡性结肠炎的大体病理表现

UC 一般累及远端大肠，并向近端蔓延。部分病例仅累及直肠（溃疡性直肠炎），其余病例不同程度累及结肠，可累及全结肠。活动期 UC 大肠黏膜表现为红斑、出血或颗粒状外观（见图 3-1A），可附有黏液脓性渗出物。炎症和增生的黏膜可向肠腔面隆起，表现为"鹅卵石样"外观。溃疡多较浅表，少数也可深达肌层，部分病例溃疡广泛，相互融合，溃疡间残存黏膜可形成黏膜岛（假息肉）（见图 3-1B）。病变黏膜与正常黏膜分界清楚（见图 3-1C）。消退期，UC 黏膜充血、出血不明显或消失；静止期，UC 由于黏膜萎缩导致黏膜皱襞消失而变得光滑。肠管浆膜面一般正常。

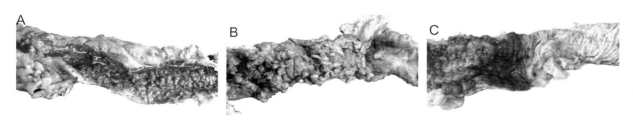

图 3-1　UC 切除标本。A：黏膜面出血明显。B：该病例溃疡广泛，相互融合，溃疡间残存黏膜可形成黏膜岛（假息肉）。C：病变黏膜与正常黏膜分界清楚。

3.2　溃疡性结肠炎的组织学表现

UC 表现为结肠黏膜炎症细胞的浸润和隐窝改变。按炎症细胞的浸润可分为活动性炎症和慢性炎症，两者常同时存在。活动性炎症的特点是隐窝炎和隐窝脓肿；UC 慢性炎症的表现之一是黏膜全层以浆细胞为主的慢性炎症细胞的浸润。客观的慢性黏膜损伤表现为隐窝结构改变，包括隐窝扭曲、分支、加长及隐窝上皮化生等。长期病变常可导致隐窝萎缩、缺失。

隐窝炎的中性粒细胞出现在隐窝上皮内；隐窝脓肿的中性粒细胞出现在隐窝腔内（见图3-2）。隐窝炎和隐窝脓肿在UC的早期即出现，是活动性UC的标志。感染性肠炎也可出现隐窝炎和隐窝脓肿，但广泛隐窝炎和隐窝脓肿更支持UC的诊断（见图3-3）。隐窝炎、隐窝脓肿和隐窝腔内的黏液积聚可导致隐窝破裂，黏液外溢，组织细胞和多核巨细胞聚集，形成黏液肉芽肿（见图3-4）。黏液肉芽肿与克罗恩病（CD）的肉芽肿容易引起混淆，当鉴别诊断有困难时，可观察连续切片，弄清楚肉芽肿与隐窝的关系。如肉芽肿发生在破裂的隐窝旁，则提示可能是黏液肉芽肿。肉芽肿中出现中性粒细胞或嗜酸性粒细胞也提示可能是黏液肉芽肿。黏液肉芽肿的存在不能确立也不能排除CD的诊断。

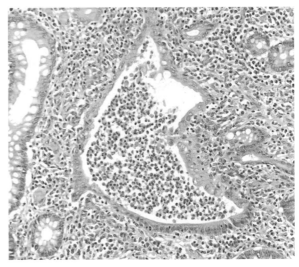

图3-2　隐窝脓肿。

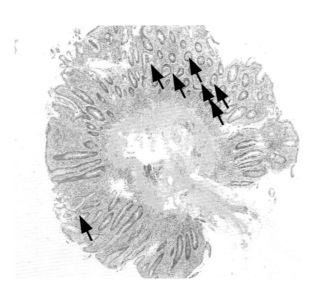

图3-3　活检组织内出现广泛隐窝脓肿，支持UC的诊断。

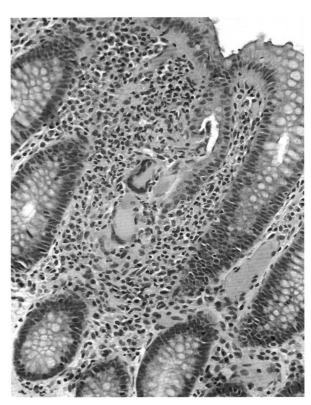

图3-4　一例UC肠黏膜隐窝旁出现肉芽肿（黏液肉芽肿）。

UC常出现黏膜基底部浆细胞增多（Basal plasmacytosis），即黏膜基底部出现较多浆细胞，正常浆细胞的梯度消失，常位于隐窝下方分隔隐窝与黏膜基层。浆细胞也可位于隐窝旁，伴或不伴有黏膜肌层下方浸润（见图 3-5）。基底部浆细胞增多在 UC 早期即可出现[1]，可出现在其他隐窝结构改变之前（见图 3-6），这对 UC 的诊断具有高度的预测价值。除非暴发性 UC，一般浆细胞增多仅出现在黏膜及黏膜肌层稍下方。CD 也可出现黏膜基底部浆细胞增多，但通常是局灶性的。

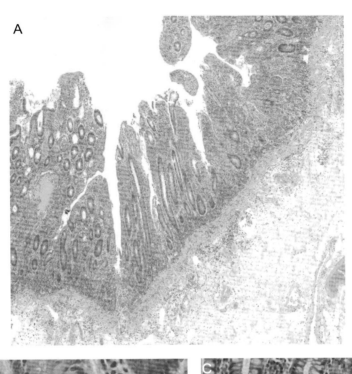

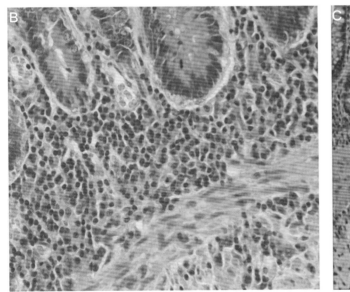
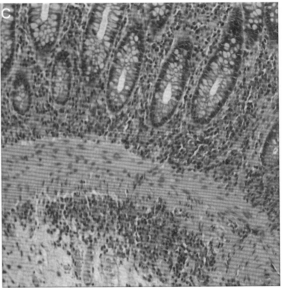

图 3-5　A：黏膜基底部浆细胞弥漫浸润。B：A 的高倍镜图像。C：另一患者黏膜基底部浆细胞增多伴黏膜肌层下方浸润。

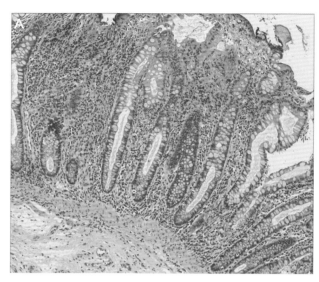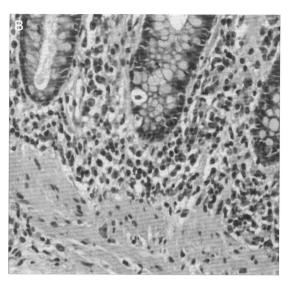

图 3-6　患者，男，69 岁，腹泻伴黏液血便 2 周。A：大肠黏膜轻度隐窝结构改变。B：黏膜全层慢性炎症细胞浸润，
**　　　　黏膜基底部浆细胞增多，提示 UC 的可能。**

　　黏膜基底部淋巴细胞聚集（淋巴滤泡增生）在部分 UC 病例中出现，可位于隐窝基底和黏膜肌之间（见图 3-7）。需要注意的是，正常黏膜内可出现 1～2 个淋巴细胞聚集灶，可延伸到黏膜肌层下方，很难与病理性淋巴细胞聚集灶相鉴别。

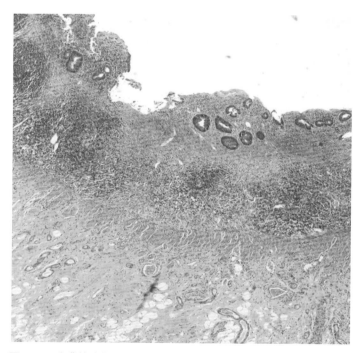

图 3-7　黏膜基底部见多个淋巴细胞聚集灶。

　　急慢性炎症细胞的浸润可导致黏膜表面上皮破坏、糜烂和溃疡形成，UC 的溃疡多较浅表，但在暴发性 UC，溃疡可以较深，甚至可出现克罗恩病样的裂隙状溃疡（见图 3-8）。

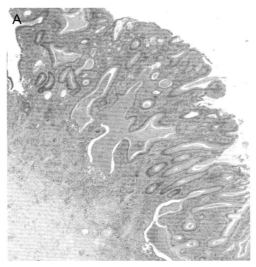

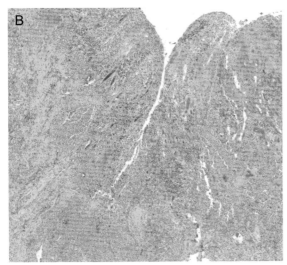

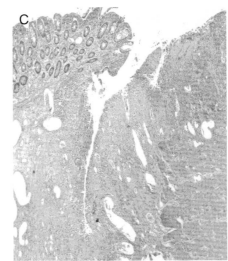

图 3-8 暴发性 UC 病例。A：显示黏膜隐窝弥漫性结构异常。B：显示裂隙状溃疡。C：显示另一例 UC 的裂隙状溃疡。

UC 患者常见黏膜表面上皮改变，上皮细胞由柱状变为立方或扁平状（见图 3-9），上皮黏液分泌减少和杯状细胞减少。但杯状细胞黏液分泌减少对 UC 诊断的特异性不高[2]（见图 3-10），诊断价值有限。大多数导致黏膜进行性损伤的病因会引起类似的上皮变化，尤其是有些自身免疫性肠炎病例会有非常严重和弥漫的杯状细胞消失。

正常情况下，潘氏细胞可以出现在小肠、盲肠和右半结肠，最远可以到达脾曲，如脾曲以远出现潘氏细胞（即潘氏细胞化生）则提示存在长期的慢性肠道病变或之前有重度的肠道损伤，可见于炎症性肠病，特别是 UC，但不具有特异性[3]（见图 3-11）。

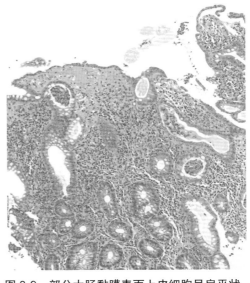

图 3-9 部分大肠黏膜表面上皮细胞呈扁平状。

A

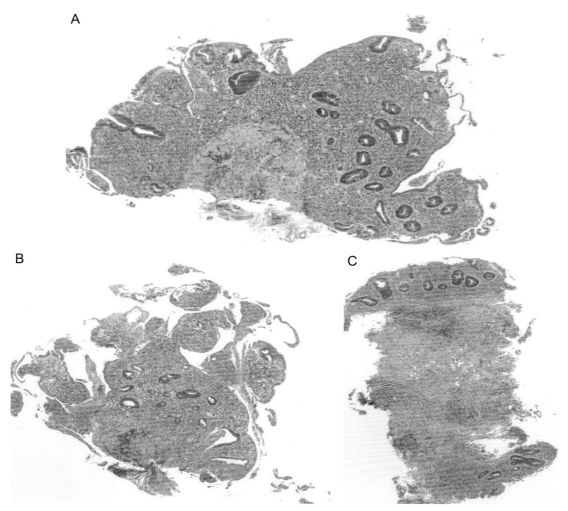

B

C

图 3-10　A、B、C 三块活检组织均显示隐窝上皮杯状细胞重度减少。

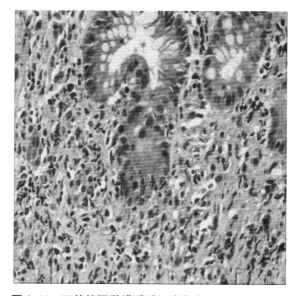

图 3-11　乙状结肠黏膜潘氏细胞化生。

炎症导致隐窝损伤。隐窝结构的异常是隐窝损伤及再生的形态学表现，包括隐窝扭曲、分支，黏膜表面不规则或呈绒毛状改变（见图 3-12）。

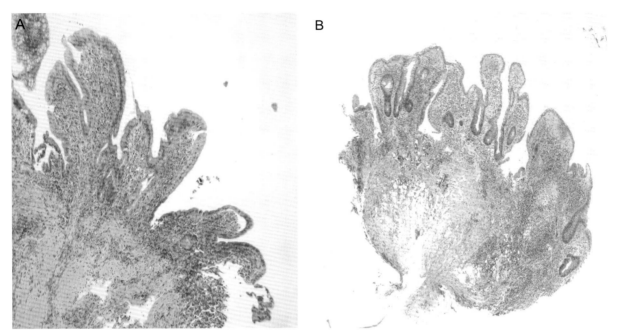

图 3-12　大肠黏膜表面呈绒毛状改变，较多见于 UC（A、B 为两个不同病例）。

隐窝萎缩的表现：隐窝数量减少，隐窝间距离增宽；隐窝缩短，隐窝基底部与黏膜肌层的间距增宽（见图 3-13）。需要注意的是，在正常情况下，直肠、盲肠以及淋巴滤泡旁可出现萎缩样改变。

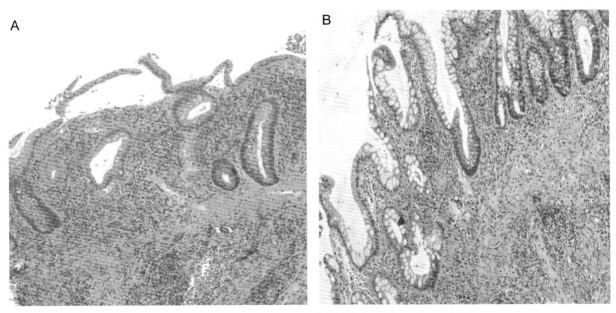

图 3-13　隐窝萎缩。A：显示隐窝间距离增宽。B：显示隐窝基底部与黏膜肌层间距增宽。

隐窝扭曲的表现：形状不规则，弯曲，扩张，大小不一致，隐窝不再平行排列（见图 3-14）。隐窝分支也是隐窝扭曲的一部分，在切片方向良好的单块活检组织上有两个或两个以上的分支状腺体。

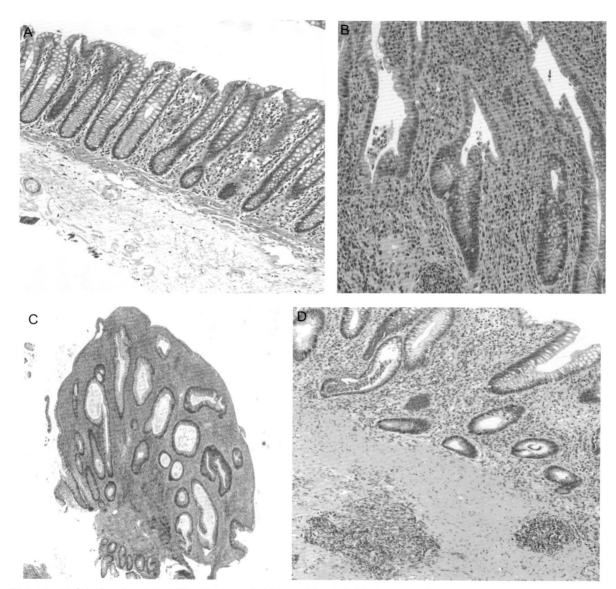

图 3-14　隐窝扭曲。A：大肠黏膜正常，隐窝大小形态一致，平行排列。B：隐窝分支，不规则。C：隐窝扩张。D：隐窝极性消失，不再平行排列。

隐窝结构异常是慢性结肠炎的标志性改变，见于 UC，但仅凭隐窝结构异常并不能确诊 UC，多种疾病可存在持续性隐窝上皮损伤，从而导致隐窝结构的改变。除 UC 外，CD、慢性缺血、慢性感染（如结核、持续或复发性的难辨梭状芽孢杆菌肠炎）、放射性肠炎等疾病也可见隐窝结构异常。

总体上，慢性结肠炎的特征有黏膜基底部浆细胞增多、隐窝结构扭曲和上皮化生性改变。存在上述慢性改变中的两条即符合慢性结肠炎的诊断。

黏膜毛细血管明显扩张、充血伴出血（见图 3-15）也常见于 UC。但这些改变没有特异性，故诊断价值不大。黏膜肌层的弥漫性增厚或者出现两条黏膜肌层（黏膜肌层重复）也可见于长期的 UC。在广泛溃疡修复后，会出现黏膜肌层的完全缺失，而见表面上皮或新生隐窝直接覆盖纤维化的黏膜下层。UC 不会有 CD 中所见的明显黏膜肌层下方的神经增生（见图 3-16）。

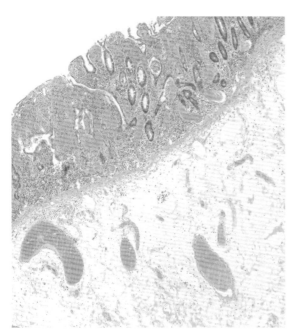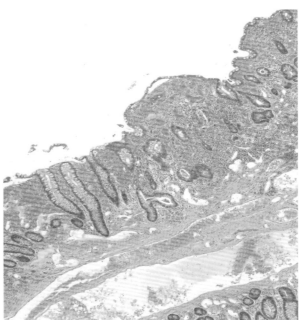

图 3-15 黏膜及黏膜下层血管扩张、充血伴广泛出血。

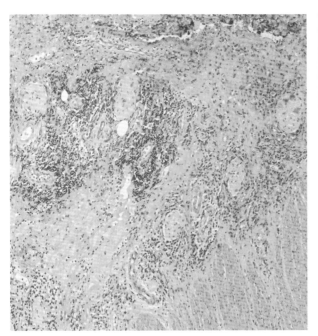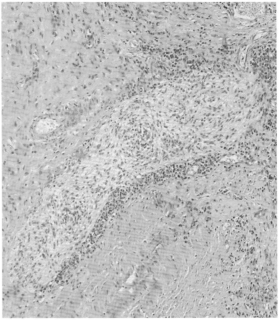

图 3-16 黏膜下层轻度神经增生及肥大，但没有达到 CD 中的明显神经增生。

　　溃疡间炎症和再生的黏膜可形成炎性假息肉，这多见于乙状结肠和降结肠。炎性假息肉可以仅为溃疡间残存的黏膜岛（见图 3-17）。大部分息肉由炎性间质和扭曲的隐窝构成，可伴黏膜表面糜烂。溃疡旁的炎性假息肉也可完全由肉芽组织构成。长期存在的 UC，炎性假息肉表面可形成多个指状凸起，指状凸起的轴心由黏膜下层组织构成，指状凸起的黏膜为再生的腺体和相对正常的表面上皮。指状炎性假息肉可显示反应性上皮改变，使得诊断困难，有时候可能会被诊断为息肉状低级别异型增生。

在正常肠黏膜和大多数肠道感染性炎症，慢性炎症细胞往往位于黏膜的上半部分；而在 UC，炎症细胞常分布于黏膜全层（见图 3-18）。当然，也有一些感染性炎症肠黏膜的炎症细胞分布于黏膜全层，甚至黏膜下层。

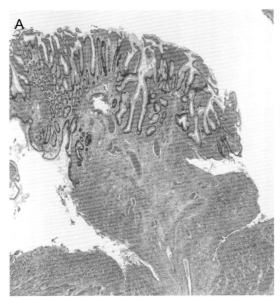
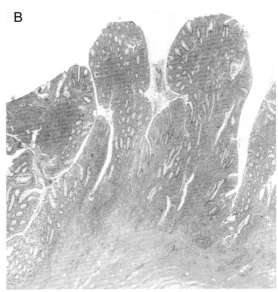

图 3-17 炎性假息肉。

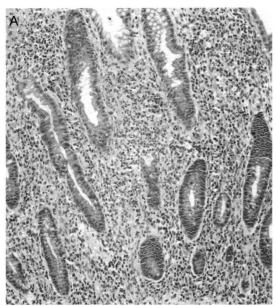
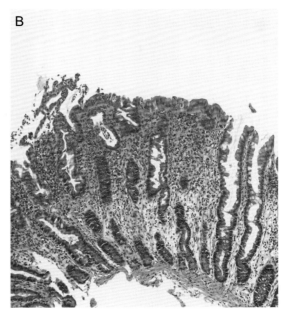

图 3-18 UC 炎症细胞分布。A：炎症细胞分布均匀，累及黏膜全层，浸润细胞以淋巴浆细胞为主。B：为一急性感染患者，炎症细胞分布不均匀，主要累及黏膜上半部分，浸润细胞以急性炎症细胞为主。

多数 UC 患者存在隐窝炎和隐窝脓肿，隐窝脓肿可分布于黏膜全层，黏膜深部出现隐窝脓肿是 UC 区别于多数感染性肠炎的特点。此外，病变的弥漫性分布是 UC 的重要特征。弥漫性慢性炎症指肠壁不同部位急慢性炎症细胞一致性增加，在肠镜活检组织上表现为同一块活检组织内不同区域或不同活检组织急慢性炎症细胞一致性增加。同样，UC 患者也可表现为弥漫性隐窝结构异常，在同一组织的不同区域或不同部位组织内出现隐窝结构异常（见图 3-19）。不同部位活检组织和同一组织内弥漫性隐窝结构扭曲和萎缩（通常伴有慢性炎症）的表现强烈提示 UC 而非 CD[4]。

　　UC 主要累及直肠并且向近端连续性分布，越靠近近端，炎症越轻。绝大部分 UC 患者的直肠是受累的，表现为隐窝结构的异常和活动性慢性炎症。UC 患者偶尔可表现为直肠缺乏活动性炎症或炎症轻于近端结肠，提示直肠豁免或相对豁免（见图 3-20）。直肠豁免或相对豁免可见于儿科患者或治疗后 UC 患者（局部治疗或系统性治疗）。有时，炎症表现仅限于直肠，被称为溃疡性直肠炎，组织学表现与 UC 一致。

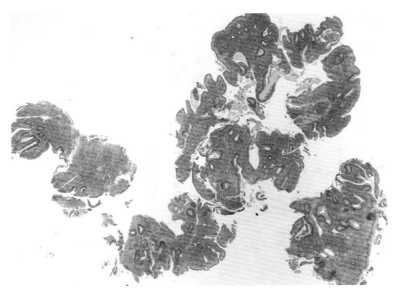

图 3-19　多块活检组织大肠黏膜弥漫性炎症伴弥漫性隐窝结构异常。

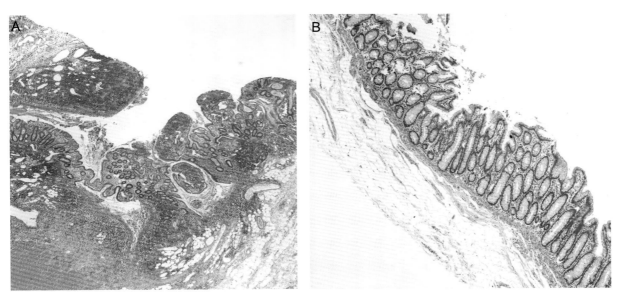

图 3-20　一例初发暴发性 UC 病例的手术标本。A：显示典型 UC 组织学改变。B：显示直肠豁免。

在内镜下，UC 病变黏膜与近端正常黏膜可有清楚的分界，内镜下正常的黏膜在显微镜下也可能存在异常，黏膜固有层内可有少量中性粒细胞，偶尔可有隐窝炎，一般没有隐窝脓肿。

3.2.1　UC 经治疗后的表现

UC 患者经治疗后，可表现为炎症程度和隐窝上皮损伤程度的减轻，伴有隐窝的再生。初期表现为中性粒细胞和隐窝上皮损伤的减轻，最后淋巴浆细胞减少。炎症细胞的减少导致黏膜形态呈斑片状改变，部分黏膜炎症轻，也有部分黏膜仍存在明显的慢性炎症细胞浸润，两种区域相间分布，可呈节段性或局灶性分布（见图 3-21）。在黏膜活检标本上出现病变呈节段性或局灶性分布的情况对于区分治疗后的 UC 与 CD 没有用处，但在手术切除的标本上出现正常黏膜与异常黏膜相间的明显节段性改变则提示为 CD。因此，在疾病初次发作时对末端回肠、结肠、直肠进行全面的内镜检查，并在包括末端回肠、升结肠、横结肠、降结肠和直肠在内的 5 个不同节段进行活检，能有效地鉴别 UC 和CD。

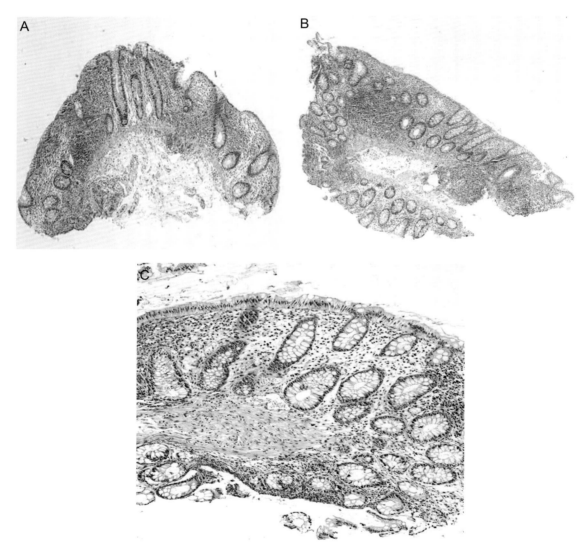

图 3-21　治疗后的 UC。A 和 B：盲肠和降结肠炎症呈斑片状分布；C：直肠炎症较轻（直肠相对豁免）。

药物治疗后,部分溃疡愈合,伴有表面上皮和隐窝的再生。受损的隐窝从基底部到表面再生,再生的细胞初为扁平状,后可呈立方或柱状,胞浆轻度嗜碱。上皮细胞内黏液恢复,杯状细胞增多。治疗后初期,隐窝萎缩和结构改变仍会很明显。治疗后,结肠脾曲以远的再生肠黏膜隐窝基底部也可出现潘氏细胞。

药物治疗后数月,部分 UC 进入临床静止期,部分表现为慢性轻度活动性结肠炎,通常为片状结肠炎,活动和非活动区域相间分布。

3.2.2　静止期 UC 的表现

静止期 UC 表现为慢性炎症细胞数量减少,黏膜基底部浆细胞增多的情况消失,缺乏活动性炎症,黏膜结构趋向正常,或仍可见隐窝扭曲和萎缩(见图 3-22)。

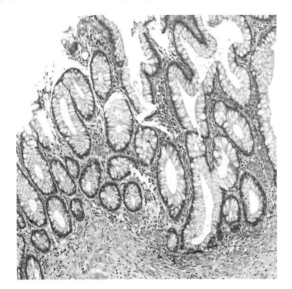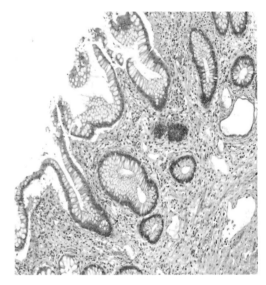

图 3-22　两例静止期 UC,无活动性炎症,仍有隐窝结构改变。

肠镜表现并不一定与组织学改变相一致,部分临床和肠镜提示静止期 UC 患者在组织学上仍可见到炎症。UC 复发的组织学改变与初次发作时的活检组织病理学改变相似,但炎症可能有呈片状分布的特点。在复发病例需排除感染,特别是 UC 合并感染。

3.2.3　阑尾、盲肠、升结肠的跳跃性病变

部分左半结肠 UC 在阑尾、盲肠和升结肠可见慢性活动性炎症,但与左半结肠炎之间间隔着在内镜检查和组织学上完全正常的肠黏膜,此种改变可能被误诊为 CD 的节段改变(见图 3-23)。与单纯的左半结肠 UC 相比,伴有阑尾、盲肠或升结肠炎症的左半结肠 UC 在临床特征和自然病程上并不存在差异,因此,除了提醒医生不要仅仅因为此种病理现象而误诊为 CD 外,对此种病理现象的认识可能并没有较大的临床意义。

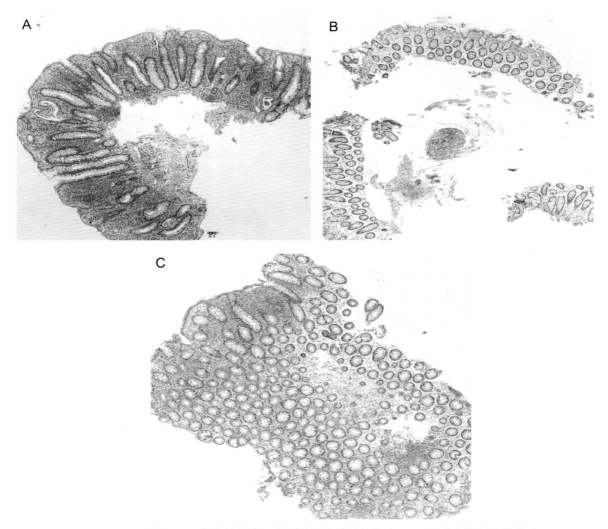

图 3-23　左半结肠炎，阑尾孔周围跳跃性溃疡。A：乙状结肠活动性炎症。
B：显示横结肠正常黏膜。C：阑尾孔周围活动性炎症。

3.2.4　倒灌性回肠炎

回肠末端呈弥漫性炎症、炎症限于回肠末端数厘米以内的情况可见于 17％ 的 UC 患者[5]。倒灌性回肠炎仅见于重度全结肠炎 UC 患者，提示该病变可能是由于回盲瓣功能不良，结肠内容物回流至回肠末端所致，也可能是由于炎症致肠壁动力减弱或结肠炎症连续性波及回肠末端所致。大多数倒灌性回肠炎病例表现为回肠末端黏膜固有层轻度片状中性粒细胞浸润，灶性隐窝炎或隐窝脓肿，片状绒毛萎缩，罕见溃疡和幽门腺化生[6]（见图 3-24）。在活检标本中，如果存在盲肠活动性炎症，且缺乏 CD 特征的提示，那么轻度的回肠炎症可以被认为是倒灌性回肠炎[7]。隐窝结构明显扭曲、裂隙状溃疡、黏膜下层炎症、肉芽肿、回肠累及长度长于 5cm 均提示 CD 的可能，特别是左半结肠炎或缺乏盲肠累及的重度结肠炎。

A

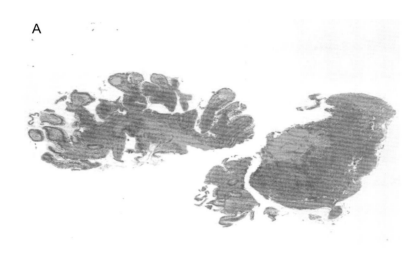

B

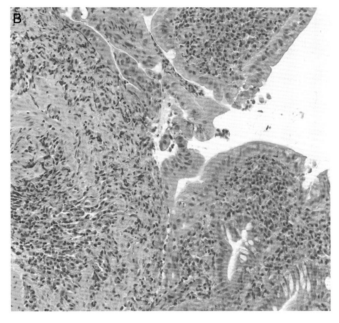

C

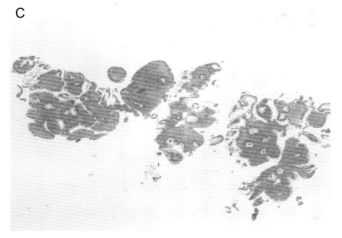

图 3-24　一例全结肠 UC 病例的倒灌性回肠炎组织学图像。A：显示小肠黏膜慢性炎症伴溃疡形成。B：小肠黏膜内
　　　　多量浆细胞浸润。C：为升结肠黏膜，弥漫性炎症伴黏膜绒毛状改变。

3.2.5　儿童 UC 的表现

总的来说，儿童 UC 与成年人 UC 镜下病理形态差别不大。10 岁及 10 岁以下儿童与成年人 UC 的组织学差异较明显，10 岁以上儿童与成年人 UC 的组织学差异不大[8]。与成年人 UC 相比，以下特点在儿童患者中的发生率相对较高：直肠相对或绝对豁免，节段性炎症，片状炎症，全结肠炎，以及轻微上消化道累及。而黏膜隐窝萎缩和隐窝结构异常的发生率则较低[8-10]（见图 3-25）。直肠相对豁免指的是直肠炎症程度轻于较近端的结肠，直肠病变可以表现为片状、轻度活动性炎症和轻度隐窝改变。而直肠绝对豁免指的是 UC 患者直肠黏膜完全正常。有研究发现，直肠豁免可见于大约 30% 的儿童患者[10]。

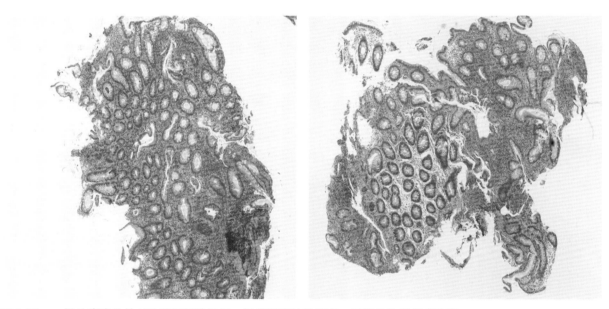

图 3-25　一例 7 岁患儿的 UC 结肠活检组织。轻度隐窝结构改变，局部呈片状炎症改变。

3.2.6　暴发性 UC 的表现

暴发性结肠炎是严重的伴有系统性毒性症状的急性结肠炎。暴发性结肠炎大部分为重症炎症性肠病，如暴发性 UC，少部分由缺血、感染等所致。UC 病例当出现暴发性结肠炎表现时，可被称为暴发性 UC。暴发性 UC 常表现为全结肠炎症，广泛黏膜脱落，溃疡形成，溃疡可较深，炎症可累及黏膜下层、肌层甚至浆膜层（见图 3-26）。暴发性 UC 可有 CD 样改变，如线状或裂隙状深溃疡、直肠豁免以及肠壁全层炎症。但暴发性 UC 缺乏肠壁全层淋巴滤泡形成，特别是在远离溃疡的肠壁缺乏淋巴滤泡，也没有出现明显的纤维化或 CD 样肉芽肿。

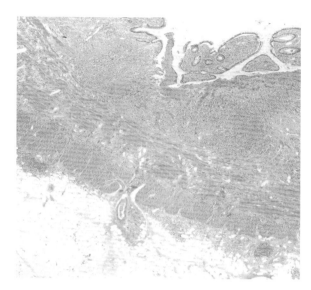

图 3-26　两例暴发性 UC，肠壁全层炎症。

3.2.7　类型未定结肠炎

类型未定结肠炎（Indeterminate colitis）指的是对于某些结肠手术标本，IBD 的诊断明确，但无法进一步区分是 UC 还是 CD。这些情况较多见于激素治疗后病例或暴发性结肠炎患者。暴发性结肠炎由于病情进展较快，所以 UC 或 CD 的特征性病理改变尚未表现出来。类型未定结肠炎应该被视作是一个病理诊断，而不是临床诊断。事实上，许多类型未定结肠炎病例的具体类型在术后随访过程中可以得以明确。类型未定结肠炎这个概念不应在活检标本中使用，而活检标本无法明确 UC 或 CD 的病例可被诊断为未分类 IBD（IBDU，IBD unclassified）。

3.3　溃疡性结肠炎活动度的组织学分级

IBD 的活动度分级常依据临床和内镜所见，病理组织学在 IBD 临床活动度分级中的价值尚未完全确定。但通过病理活动度分级可辅助判断黏膜炎症在治疗后是否得以完全缓解，评价治疗效果，评估复发风险。病理报告应该包括炎症的活动度分级[11]。提示组织学活动度的指标包括隐窝炎，隐窝脓肿，黏膜表面上皮内中性粒细胞浸润、糜烂或溃疡。对于黏膜固有间质内中性粒细胞的存在是否是 IBD 活动性的一个指标，目前尚存争议。

虽然 IBD 活动度病理分级方案已有多种，但目前尚未有被广泛接受的分级方案。目前，被推荐使用的分级方案如下。无活动性：上皮内无中性粒细胞，无糜烂和溃疡；轻度活动性：存在隐窝炎的隐窝不超过总数的 25%，隐窝脓肿不超过总隐窝数的 10%；中度活动性：25% 以上的隐窝存在隐窝炎，或者 10% 以上的隐窝存在隐窝脓肿，或者看到少量小的黏膜糜烂灶；重度活动性：存在溃疡或多灶糜烂[2]。需要指出的是，结肠溃疡经治疗后，有时活动性炎症消失但溃疡尚未完全愈合。这种特殊情况可以在报告中描述而不应该被划分为重度活动性。

3.4　溃疡性结肠炎合并巨细胞病毒感染

巨细胞病毒（CMV）是一种重要的条件致病病原体。免疫缺陷患者感染 CMV 可导致严重的并发症。CMV 可感染消化道上皮、间质和内皮细胞（见第 7 章）。感染的细胞表现为体积增大，可见单个大的嗜碱性核内包涵体，偶尔也可见到胞浆内包涵体。CMV 感染率在 UC 患者中较高（10.0%～56.7%）[12]，可使 UC 病情加重，增加 UC 住院患者的比例和死亡率。CMV 感染率在激素耐药患者中更高。合并 CMV 可致轻度的肠黏膜炎症病变，也可导致明显的肉芽组织和较深的溃疡。感染所致特征性的鹰眼样的包涵体在 HE 切片上可见。相比于 HE 切片，免疫组化对 CMV 的检测有较高的敏感性（见图 3-27）。对所有进行免疫抑制治疗的重度结肠炎患者和具有大溃疡、显著肉芽组织的活检组织都应进行 CMV 检测。对炎症明显的区域和肉芽组织较多的区域行免疫组化检测可以获得较高的阳性率。CMV 阳性细胞在活检组织上稀疏散在分布，免疫组化不一定能检测到。定量 PCR 检测可弥补免疫组化的不足。对免疫组化检测结果可疑的病例，定量 PCR 也可用来验证免疫组化的结果。

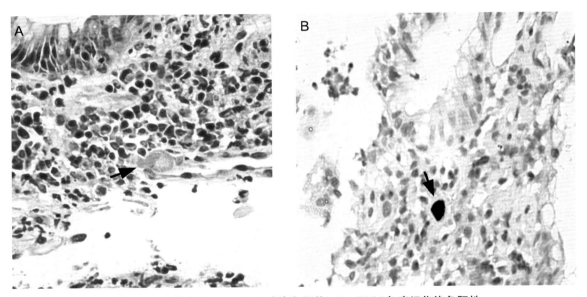

图 3-27　一例 UC 伴 CMV 感染病例。A：CMV 病毒包涵体。B：CMV 免疫组化染色阳性。

参考文献

［1］ Schumacher G, Kollberg B, Sandstedt B. A prospective study of first attacks of inflammatory bowel disease and infectious colitis［J］. Scand J Gastroenterol, 1994, 29: 318-332.

［2］ Magro F, Langner C, Driessen A, et al. European consensus on the histopathology of inflammatory bowel disease

［ J ］. J Crohns Colitis, 2013, 7（ 10 ）: 827-851.

［ 3 ］　Theodossi A, Spiegelhalter DJ, Jass J, et al. Observer variation and discriminatory value of biopsy features in inflammatory bowel disease［ J ］. Gut, 1994, 35（ 7 ）: 961-968.

［ 4 ］　Feakins RM. Ulcerative colitis or Crohn's disease? Pitfalls and problems［ J ］. Histopathology, 2014, 64（ 3 ）: 317-335.

［ 5 ］　Haskell H, Andrews CW Jr, Reddy SI, et al. Pathological features and clinical significance of "backwash" ileitis in ulcerative colitis［ J ］. Am J Surg Pathol, 2005, 29: 1472-1481.

［ 6 ］　Greenson JK, Odze RD. Inflammatory disorders of the small intestine. In: Robert ME. Surgical Pathology of the GI Tract, Liver, Biliary Tract and Pancreas［ M ］. 2nd ed. Philadelphia: Saunders Elsevier, 2009.

［ 7 ］　DeRoche TC, Xiao SY, Liu X. Histological evaluation in ulcerative colitis［ J ］. Gastroenterol Rep（ Oxf）, 2014, 2: 178-192.

［ 8 ］　Robert ME, Tang L, Hao LM, et al. Patterns of inflammation in mucosal biopsies of ulcerative colitis: perceived differences in pediatric populations are limited to children younger than 10 years［ J ］. Am J Surg Pathol, 2004, 28: 183-189.

［ 9 ］　Washington K, Greenson JK, Montgomery E, et al. Histopathology of ulcerative colitis in initial rectal biopsy in children［ J ］. Am J Surg Pathol, 2002, 26: 1441-1449.

［ 10 ］　Glickman JN, Bousvaros A, Farraye FA, et al. Pediatric patients with untreated ulcerative colitis may present initially with unusual morphologic findings［ J ］. Am J Surg Pathol, 2004, 28: 190-197.

［ 11 ］　Feakins RM. Inflammatory bowel disease biopsies: updated British Society of Gastroenterology reporting guidelines［ J ］. J Clin Pathol, 2013, 66（ 12 ）: 1005-1026.

［ 12 ］　Pillet S, Pozzetto B, Jarlot C, et al. Management of cytomegalovirus infection in inflammatory bowel diseases［ J ］. Dig Liver Dis, 2012, 44（ 7 ）: 541-548.

第4章 克罗恩病的病理改变

(石雪迎 薛 玲)

克罗恩病(Crohn's disease, CD)可累及消化道上至口腔、下至肛门的任何部位，以回肠末端最为多见，其次为结肠、近端回肠和空肠，上消化道亦可受累[1, 2]。此外，CD 还可伴有胃肠道外自身免疫性疾病，如虹膜睫状体炎(简称虹睫炎)、葡萄膜炎、游走性关节炎、结节性红斑等。

胃肠道病变大体上最突出的特点是病变呈节段性、跳跃性分布。病变程度轻重不一，可从黏膜轻微炎症、糜烂、溃疡，直至窦道、瘘管形成，反复的黏膜损伤和修复可造成肠壁增厚、纤维化和狭窄。最具特征性的组织学改变包括炎症呈节段性分布、全层炎和非干酪性坏死性肉芽肿。本章将在介绍 CD 肠道病理改变的基础上，分别简要介绍不同部位受累时的特殊表现、常见鉴别诊断以及长期患者并发的异型增生和癌。

4.1 肠克罗恩病的大体病理表现

尽管病理科所收到的 CD 手术切除标本远比内镜活检标本少，但实际上，CD 患者一生中接受手术治疗的机会远比溃疡性结肠炎(Ulcerative colitis, UC)患者高。据报道，约 20% 的 CD 患者在疾病确诊当年就需接受手术治疗[3]，其余患者每年有 5% 进行了手术治疗[4]。初次手术后 15 年内接受再次手术的患者比例为 63%。CD 患者接受手术治疗的可能原因包括出现腹部脓肿、内瘘或外瘘、出血、肠梗阻等并发症，或是药物治疗难以控制的症状。本章详述了 CD 肠切除标本的大体表现，以免病理医生在遇到非肿瘤性肠管切除标本时，可能因不熟悉 CD 的各种表现(特别是早期表现)而导致漏检病变。

4.1.1 肠管的外部特征

在因 CD 而切除的病变肠段中通常可见狭窄肠段与正常或相对扩张肠段交替出现。病变早期，肠管可因水肿等炎症反应而稍增厚，但质地较柔软。随着疾病的进展，肠管因纤维化而逐渐增厚、变硬，肠腔狭窄，外观僵硬呈水管样。在出现深凿的溃疡波及浆膜面时，可在肠袢间形成致密的纤维粘连带，也可因穿孔造成脓肿和瘘管形成。

病变肠段浆膜面充血、粗糙，呈结节状，可见炎性渗出物附着。肠系膜脂肪组织可以向两侧匍匐蔓延，最终包裹肠管，形成所谓"蔓生脂肪"(Creeping fat)，也有文献称之为"脂肪缠绕"(Fat wrapping），见图 4-1A。微小的白色结节有时少见于浆膜面，沿浆膜面淋巴管分布，亦可见于相邻的肠系膜和腹膜表面，与癌的腹膜种植结节或结核病的粟粒结节相似，这种结节在显微镜下常表现为肉芽肿。

4.1.2　肠管剖面及肠腔面的大体特征

CD 肠腔面的肉眼特点为病变呈跳跃性分布，病变肠管间间隔有正常的黏膜，正常黏膜与病变黏膜之间的边界相对较清楚。病变区域的大体改变可以概括为不同阶段的溃疡加炎性修复性表现。

1. CD 溃疡的类型

CD 溃疡的类型包括以下几种。①阿弗他溃疡（Aphthous ulcer，或称鹅口疮样溃疡）：为最早期的溃疡，通常始于黏膜淋巴滤泡的上方，内镜下呈红色丘疹样，浅小，周围可有出血带。②匐行溃疡（Serpiginous ulcer）：由小的阿弗他溃疡扩大融合形成，溃疡大小不等、形态不规则、边缘清楚，进一步扩大则形成宽基底溃疡（见图 4-1B）。③线性溃疡（Linear ulcer）和纵行溃疡（Longitudinal ulcer）：多始于肠系膜附着侧，溃疡面窄而长，长轴平行于肠管纵轴。④裂隙溃疡（Fissuring ulcer）：为窄而深的纵行溃疡，可累及肠壁全层，甚至穿透肠壁引起脓肿、肠壁黏膜、窦道或瘘管。纵向和横向溃疡间相互融合，溃疡间岛状的残存黏膜高度水肿，则形成鹅卵石（Cobblestone）样外观。

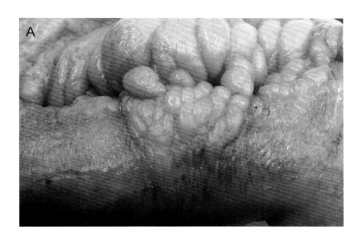

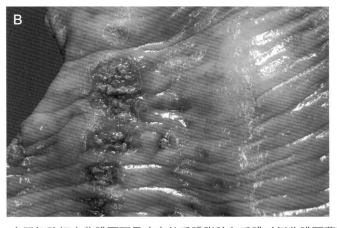

图 4-1　CD 切除标本。A：小肠切除标本浆膜面可见病变处系膜脂肪向系膜对侧浆膜面蔓延（蔓生脂肪）。B：在结肠切除标本可见较小的阿弗他溃疡和和较大的匐行溃疡，溃疡长轴与肠管长轴平行。

2. CD 黏膜的炎性修复性改变

CD 黏膜的炎性修复性改变包括以下几个方面。①黏膜多发炎性假息肉形成,息肉形态与增殖性肠结核和 UC 的炎性息肉相同,可呈巨大分叶状或细长线状,大者最大径可达数厘米。②溃疡愈合所形成的黏膜瘢痕,尤其是线性、纵行溃疡愈合后所形成的瘢痕常呈长的轨道样。③长期病例黏膜可出现萎缩。

需要注意的是,对于手术切除标本,如未能在新鲜时及时剪开铺平固定,有可能因组织收缩而掩盖较细小的阿弗他溃疡和线性溃疡。检查时应尽量展开肠腔,仔细检查整个送检标本的黏膜皱襞,寻找有无黏膜皱襞中断处。尽管对 CD 标本的切缘均需进行常规取材,但文献报道切缘的组织学异常与吻合口复发无关[5, 6]。另外,上述大体改变并非全部为 CD 所特有,有些亦可能见于感染性肠炎[7]或缺血性肠病[8]等。

4.2　肠克罗恩病的组织学表现

4.2.1　概　述

学者 Crohn 和 Ginzberg 等在 1932 年发表的里程碑式文章中最先对 CD 的组织学特点进行了系统的描述[9]。其黏膜病变呈斑片状、跳跃性分布。受累黏膜表现为局灶性活动性或非活动性炎症,黏膜固有层内淋巴浆细胞浸润,表面上皮和隐窝上皮内中性粒细胞浸润形成隐窝炎(Cryptitis)或隐窝脓肿(Crypt abscess)。严重者溃疡明显,可见大量炎性肉芽组织,溃疡周围黏膜常伴有慢性炎症性改变,如腺体结构的变形、分支和化生等。黏膜层和黏膜下层可以不同程度地出现淋巴细胞聚集,常伴有淋巴滤泡形成,黏膜肌层不规则增厚,黏膜下神经组织增生。手术切除标本可见溃疡较深,常累及肌层,炎症细胞浸润特别是增生的淋巴组织分布于肠壁的全层,即所谓全壁炎。部分典型病例可见非干酪样坏死性上皮样肉芽肿。这些肉芽肿可以分布在肠壁各层,甚至可以出现在肠系膜淋巴结内,但肉芽肿通常较小且检出率低[10, 11]。肠壁全层的炎症、深凿的裂隙样溃疡以及非干酪样坏死性上皮样肉芽肿是 CD 最具有诊断意义的病理学改变。但对于仅能取到黏膜层和黏膜下层的活检标本来说,由于无法判断炎症的深度,而且许多组织学特点(包括肉芽肿)相对来说不具有特异性,因此对 CD 的诊断更为困难。此时,病变的形式和分布常常更具有提示意义,可以支持 CD 的诊断或排除其他需要鉴别的疾病。

4.2.2　肠道克罗恩病的组织学表现

1. 黏膜和腺体的改变

CD 患者肠黏膜腺体可表现为完全正常、急性损伤或再生性改变,这与组织来源于相对正常肠段还是有病变的肠段,以及疾病处于早期还是晚期有关。长期 CD 患者由于损伤和修复反复交替,使黏膜腺体呈慢性炎症性改变,并可与活动性炎症并存。

慢性改变(见图 4-2),如第 2 章所描述的 IBD 的基本病理变化,包括以下几个方面。①黏膜结构变形：表现为隐窝和绒毛失去正常结构和排列，小肠绒毛变扁平，而大肠黏膜表面可呈绒毛状，局灶隐窝短缩、排列不整齐、形状不规则或分支。②黏膜萎缩：表现为隐窝数量减少、分布稀疏，残留的腺体排列不整齐、再生分支等。在小肠同时存在表面绒毛萎缩变平现象。③化生性改变：包括幽门腺化生（多见于回肠）和潘氏细胞化生（左半结肠）。化生的幽门腺常单个或灶状聚集在紧邻溃疡边缘的黏膜中，也见于不连续溃疡周围远离病变的水肿肠段中。④炎性假息肉形成：由具有上述慢性炎症表现、急性炎症或相对正常的黏膜被覆于隆起的黏膜下层疏松结缔组织上形成，常多发。慢性改变可以非常轻微且呈斑片状分布，需仔细观察方可发现。

　　活动性炎症改变主要表现为隐窝炎和隐窝脓肿。其他非特异性表现包括上皮细胞变性脱失，常伴表面黏膜糜烂或溃疡形成，隐窝杯状细胞黏液缺失。与 UC 相比，CD 的活动性炎症常呈斑片状、节段性分布，隐窝脓肿的数量常少于 UC，杯状细胞黏液缺失仅见于溃疡旁或重度炎症区域。

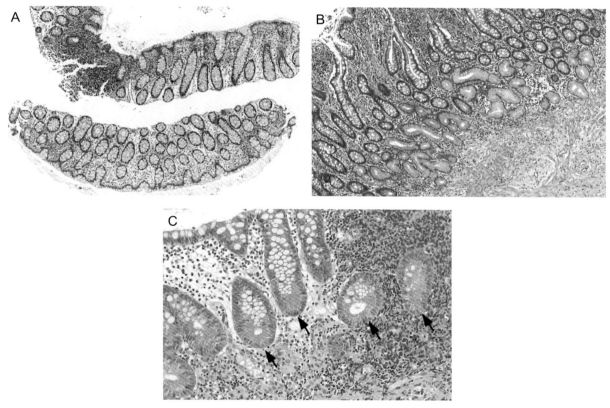

图 4-2　CD 黏膜的慢性炎症改变。A：结肠黏膜活检示炎症呈局灶性、间断分布。B：回肠末端溃疡周围黏膜可见幽门腺化生。C：直肠病变处黏膜可见潘氏细胞化生（箭头）。

2. 溃疡的组织学形态

　　病变早期的阿弗他溃疡多位于淋巴滤泡或淋巴小结上方，淋巴小结内或周围可有巨细胞或肉芽肿。溃疡处黏膜上皮破坏、缺失，可见炎性渗出物，溃疡两侧的上皮呈再生性改变。阿弗他溃疡进一步扩大，互相连接，形成较大的溃疡，可深达肌层，溃疡底为含大量淋巴浆细胞的炎性肉芽组织；溃疡修复时可能仅有一层萎缩的立方上皮细胞被覆，肠隐窝数量减少，小肠绒毛消失。

　　裂隙溃疡（见图 4-3）呈刀劈样深入肠壁，溃疡长轴与肠管长轴平行，多深达肌层甚至穿透肠壁，形成瘘管。裂隙内含有急性炎性渗出物,裂隙壁内衬覆肉芽组织,肉芽组织中可见浅染的组织细胞,有时可见多核巨细胞或肉芽肿。

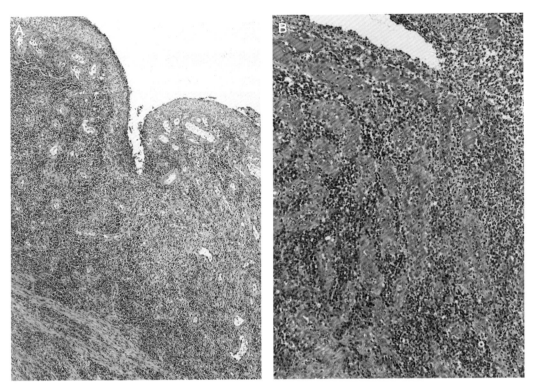

图4-3 CD的裂隙溃疡。A:溃疡呈刀劈样深入肠壁,深达肌层。B:裂隙内含有急性炎性渗出物,裂隙壁内衬覆肉芽组织。

溃疡愈合导致黏膜结构变形,黏膜肌层增厚或复层化,黏膜下层纤维化,常造成黏膜肌层和肌层愈着。在纤维化区,纤维母细胞和肌纤维母细胞增生,常伴有慢性炎症细胞浸润及淋巴滤泡形成。

3. 肉芽肿

肉芽肿是诊断CD的重要线索之一,在鉴别CD和UC时是比较可依赖的指标(见图4-4)。CD肉芽肿由疏松的上皮样组织细胞聚集形成,边界较为清楚,周围可有淋巴细胞套围绕。CD肉芽肿可以分布在肠壁各层,甚至可以出现在肠系膜淋巴结内。CD肉芽肿体积较小,长径通常不超过200μm,中央缺乏坏死,很少发生融合,这些特点有助于与结核肉芽肿相鉴别。有的肉芽肿非常小,仅由几个组织细胞构成,被称为微小肉芽肿,在镜下观察时容易被忽略。肉芽肿较少出现在小肠。自回肠起,肉芽肿数量持续增加,其数量在直肠达最大[12]。CD肉芽肿也可出现在其他各种组织和器官,包括淋巴结、胰腺、肠系膜、腹膜、肝、肺、肾,偶尔也发生于骨、关节和骨骼肌。CD肉芽肿的存在不表示疾病处于活动期,也不影响术后的复发率。

关于肉芽肿的检出率,各文献报道不一,在切除标本和活检标本中的检出率分别为50%～87%和9%～36%[4,13,14]。其原因可能与病变部位、活检组织的数量、检查的切片数量,以及肉芽肿的诊断标准不同有关,但活检标本检出率总体较低,使得在活检标本中诊断CD更为困难。

容易与CD肉芽肿混淆的组织形态包括斜切的生发中心、黏膜肌层平滑肌、隐窝底部,以及隐窝破裂所形成的黏液肉芽肿。黏液肉芽肿在 UC 中较常见，因此如果肉芽肿出现在破裂隐窝的周边，切不可据此将 UC 误诊为 CD。

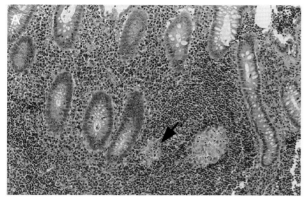
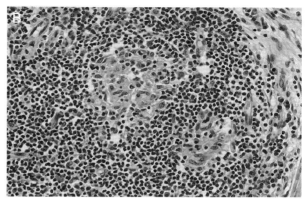

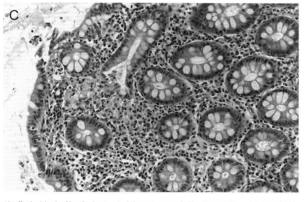

图 4-4　CD 肉芽肿。A：CD 黏膜内的肉芽肿由上皮样组织细胞聚集形成，境界清楚，周围可见淋巴细胞套围绕。左下可见一微小肉芽肿，仅由几个组织细胞构成（箭头）。B：CD 切除标本肠系膜淋巴结内的肉芽肿。C：因隐窝破裂所形成的黏液肉芽肿亦可见于 UC。

4. 炎症细胞的类型和分布

CD 中浸润的炎症细胞以淋巴浆细胞为主，不同程度地混有巨噬细胞、肥大细胞、嗜酸性粒细胞和中性粒细胞。黏膜内浸润的淋巴浆细胞呈灶状、间断分布，主要位于隐窝基底部。在局灶性活动性炎症区域，可见中性粒细胞进入隐窝上皮内（隐窝炎）或隐窝腔内（隐窝脓肿）。切除标本中可见炎症累及肠壁全层，即所谓全壁炎，发生在小肠者尤为明显。慢性炎症细胞除在溃疡处聚集外，还可围绕淋巴管和血管，并沿此穿透黏膜下层、肌层直至浆膜，并可形成含有生发中心的淋巴滤泡。典型者淋巴细胞聚集灶可在黏膜尚完好的黏膜 - 黏膜下层交界处、溃疡底以及远离溃疡处的浆膜下，排列成串珠样（见图 4-5）。回肠末端的淋巴组织可

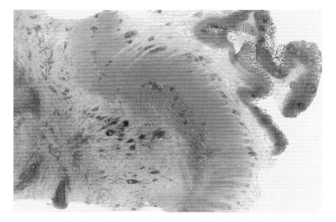

图 4-5　CD 的全壁炎。全貌切片示淋巴细胞聚集灶在黏膜 - 黏膜下层交界处、溃疡底以及远离溃疡处的浆膜下，排列成串珠样。

增生，形成多个淋巴样息肉。

  CD常见固有层内嗜酸性粒细胞数量增多，但不具有特异性。嗜酸性粒细胞脱颗粒释放出的炎症介质在黏膜炎症发生和溃疡形成的过程中发挥作用[15]。在黏膜和黏膜下层可见的肥大细胞增生和脱颗粒现象也与炎症的发生有关，可在肠黏膜固有层、黏膜下层以及更深部的各层，甚至在基本正常的黏膜层引起局灶水肿和炎症[16]。

5. 脉管和神经病变

  长期的CD可引起明显的黏膜下淋巴管扩张，常伴随水肿及淋巴组织增生。浆细胞、嗜酸性粒细胞和中性粒细胞可沿着扩张的淋巴管浸润，少数炎症较重的患者可出现血管病变[17]。根据病变阶段的不同，溃疡部位可有相应的血管病变（见图4-6）。①闭塞性动脉内膜炎：可见内膜和（或）中膜增厚，各层均可出现纤维化，可因内弹力膜增生伴中膜肥厚而使管腔狭窄，但不伴显著的炎症细胞成分增多。②静脉病变：因纤维组织、弹力组织和肌性组织增生而导致管壁不规则增厚和硬化。③炎症细胞浸润和肉芽肿形成：血管周围可有慢性炎症细胞浸润或肉芽肿形成，小血管壁内也可出现淋巴细胞和浆细胞浸润，但很少形成血栓（除非位于溃疡附近）。CD血管病变和原发性系统性血管炎胃肠道累及的主要区别在于，后者血管炎症表现更为突出，且肠外表现常较明显。另外也有研究指出，有些肠系膜或肠壁血管疾病所导致的肠道溃疡可能被误诊为CD。因此，切除标本检查一定要明确是否有CD的其他慢性炎症性改变和肠外表现，尤其是在发现有明显血管病变的情况下。

  CD患者黏膜下层和肌层神经丛常可见神经节细胞增生和神经纤维不规则增粗，甚至出现丛状神经瘤样增生伴扭曲的厚壁小血管。异常的神经丛常有肥大细胞、淋巴细胞和浆细胞浸润。

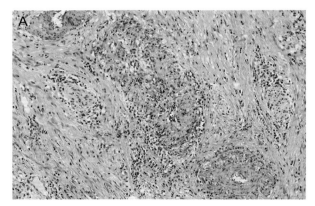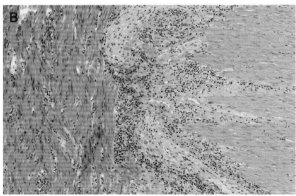

图4-6 CD的脉管和神经病变。A：CD溃疡底部的闭塞性脉管炎。B：肌间神经丛神经纤维不规则增粗，伴淋巴浆细胞浸润。

6. 浆膜和系膜病变

  浆膜下脂肪结缔组织可因增生、水肿、纤维化而增厚，因距离溃疡病灶的远近以及溃疡深度的不同可出现急性或慢性炎症细胞浸润，也可见到肉芽肿形成。浸润的淋巴组织常呈结节状聚集，排列在浆膜下呈串珠样。浆膜表面可覆盖有纤维素性或脓性渗出物。肠系膜病变与浆膜病变相同。

4.3　消化系统其他部位的克罗恩病病变及并发症

4.3.1　上消化道病变

1. 食管病变

CD 也可累及食管,但相对少见,仅见于约 6% 的 CD 患者[18-20]。CD 食管病变大体上可表现为黏膜红肿糜烂、阿弗他溃疡或食管狭窄,也可有瘘管形成[21]。

CD 累及食管的组织学改变多数为非特异性的,通常为鳞状上皮慢性活动性炎症,可见淋巴细胞、中性粒细胞浸润,有时可见嗜酸性粒细胞浸润、鳞状上皮海绵状变以及糜烂或溃疡[19, 20, 22];固有层内淋巴细胞浸润明显,有时可在上皮 - 间质交界处形成带状浸润。这些改变在感染、药物性食管炎或反流性食管炎等更常见的食管疾病中亦存在,故应首先排除。固有层偶见非干酪样坏死性上皮样肉芽肿,也需要注意与结节病鉴别。总之,单纯累及食管的 CD 罕见,如胃肠道其他部位无病变,不宜单独诊断食管 CD。

2. 胃病变

CD 患者胃部最常见的病变是慢性活动性炎症,这有可能是 CD 累及胃部所致,也可能是幽门螺杆菌感染引起的,需要注意鉴别。在进行上消化道内镜检查的 CD 患者中,胃部病变检出率为 32%～43%[23-26]。内镜下,胃病变以红肿、糜烂为多见,可有阿弗他溃疡形成,严重者也可出现胃壁肥厚、胃窦狭窄和僵硬,个别可导致幽门梗阻[27]。胃瘘多为肠道病变蔓延至胃所致。显微镜下,病变常呈多灶性分布,可见淋巴浆细胞和组织细胞围绕小凹或腺体,周围背景黏膜大致正常,即所谓的"局灶性增强性胃炎(Focal enhanced gastritis, FEG)"模式[25, 28-30](见图 4-7)。较严重的病变可见中性粒细胞破坏腺体,类似幽门螺杆菌感染所致的活动性胃炎,但 HP 染色呈阴性。非干酪样坏死性肉芽肿的检出率为 8.5%～23.2%[23,24]。

与食管病变一样,如胃肠道其他部位无病变,不宜单独诊断胃 CD。

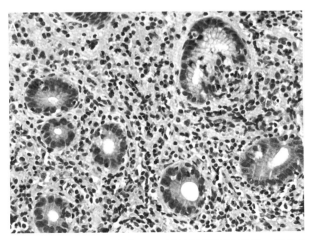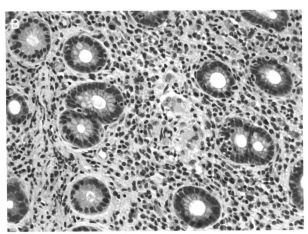

图 4-7　CD 累及胃黏膜。A:局灶性增强性胃炎,伴单个腺体损伤。B:局灶胃炎伴小上皮样肉芽肿。

3. 十二指肠病变

大约 0.5%～4.0% 的 CD 患者十二指肠可出现病理和影像学上的典型病变[31]。十二指肠病变经常向近端延伸累及胃窦，或向远端延伸累及空肠，可引起十二指肠梗阻和（或）溃疡症状，并易发生胰腺炎。多数病例的十二指肠黏膜活检为非特异性病变，从局灶类似消化性溃疡的损伤至上皮内淋巴细胞增多伴或不伴绒毛萎缩均可见[32-34]（见图 4-8）。部分病例可出现慢性活动性炎症和肉芽肿。由于十二指肠本身富有 Brunner 腺，形态与幽门腺化生不易区分，因此在十二指肠活检时，往往难以依靠这条线索进行诊断。

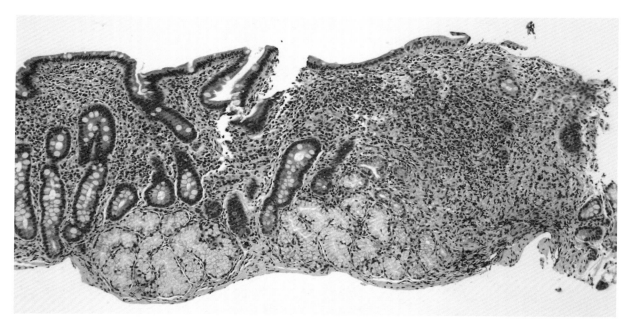

图 4-8　CD 累及十二指肠黏膜。局灶明显炎症细胞浸润导致腺体消失，表面绒毛萎缩。

4.3.2　阑尾和肛门、肛周病变

CD 亦可累及阑尾，即 CD 阑尾病变。有时，阑尾甚至是 CD 的首发部位。由于 CD 阑尾病变的临床症状与普通阑尾炎相似，因此临床鉴别诊断非常困难。组织学上，CD 阑尾病变多数病例可见全层炎，黏膜表现为局灶、不连续的炎症伴隐窝破坏和以淋巴细胞为主的炎症细胞浸润，可见非干酪性上皮样肉芽肿（见图 4-9）。与普通阑尾炎相比，CD 阑尾病变多见阑尾腔闭塞[35]。特发性肉芽肿性阑尾炎（Idiopathic granulomatous appendicitis）曾被认为有可能是仅有阑尾受累的 CD，但近年来的研究表明，此类病变多数经阑尾切除即可治愈，仅有 5%～10% 与 CD 有关[36]。

CD 患者常见肛门和肛周病变，这甚至是有些患者初次就诊的原因。CD 肛周病变主要临床表现为肛管直肠狭窄、肛管深溃疡、肛裂和肛周皮赘，严重者可形成复杂的肛周或坐骨直肠窝脓肿、肛瘘和直肠阴道瘘[37, 38]。继发的感染常干扰对 CD 的治疗。组织学上，病变部位鳞状上皮被覆黏膜呈局灶性或弥漫性活动性炎症，可伴有肉芽肿。UC 也可引起肛管并发症，但与 CD 相比多为急性且病变表浅。

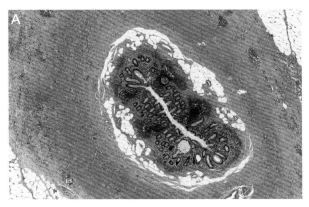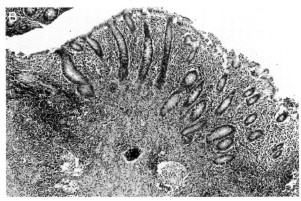

图 4-9　CD 累及阑尾。A：全层炎。B：非干酪性上皮样肉芽肿。

4.3.3　口腔及肝胆系统克罗恩病病变和并发症

近半数 CD 患者可出现口腔病变和肝胆系统异常，但不一定都出现明显的临床症状[39]。虽然不同并发症的发病率有所不同，但肝胆系统并发症的总体发病率在 UC 和 CD 中大致相同，其发病率、严重程度与 IBD 病变范围、持续时间和严重程度相关。口腔及肝胆系统的 CD 主要并发症及其组织学改变见表 4-1。

表 4-1　口腔及肝胆系统的 CD 主要并发症及其组织学改变

部　位	病　变	组织学改变
口腔	水疱或阿弗他溃疡	混合型炎症细胞浸润，有时可见肉芽肿。
肝脏	脂肪肝	大泡型脂肪变，弥漫性、小叶中央性和汇管区周围性分布。
胆管	原发性硬化性胆管炎	累及肝外胆管的进行性硬化性阻塞性病变，偶尔可累及肝内胆管；胆管壁纤维性增厚伴以弥漫性淋巴细胞为主的单核细胞浸润，后期出现典型的葱皮样纤维化。在 UC 患者更多见。
	胆管周围炎	为原发性硬化性胆管炎的一型，累及肝内小胆管，可见汇管区扩大、水肿、胆管增生和慢性炎症细胞浸润，且以小叶间胆管周围最重，可发展为胆管周围纤维化。

4.4　克罗恩病组织学改变的特别关注点

4.4.1　腺体或上皮误位

CD 患者切除标本中出现上皮误位者并不少见，推测是由于在深溃疡或窦道、瘘管反复发生、修复的过程中，上皮陷入或被遗留在肠壁深层所致[40]（见图 4-10 和图 4-11）。误位腺体可以出现在黏膜下层、肌层甚至浆膜下。误位上皮分泌黏液，常可造成腺体囊性扩张，大体上可形成肠壁局灶增厚，切面见多个黏膜下囊性空腔，囊腔内含黏液性或胶样内容物，被称为深在性囊性小肠炎或深在性囊性结肠炎。发生在小肠者比发生在结肠者相对少见。

　　组织学上，可见充满黏液的囊腔出现在黏膜下层、肌层和浆膜。囊壁内衬分化成熟的立方状或柱状上皮，上皮内含大量杯状细胞、肠上皮细胞和 Paneth 细胞，有时衬覆上皮可因受压萎缩而消失。扩张的腺体周围可见多少不等的正常固有膜组织围绕。病变上方的黏膜常为活动期或愈合期 CD 的组织学表现。

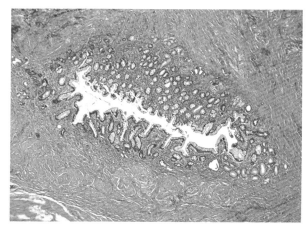

图 4-10　小肠瘘管因修复而黏膜化。

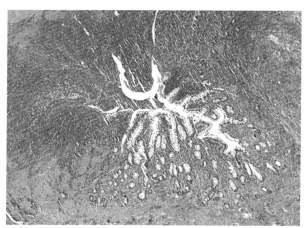

图 4-11　瘘管新生黏膜发生慢性炎症改变，包括周围炎症细胞浸润、局部溃疡、幽门腺体化生。

　　多数情况下，比较容易区分肠壁内腺体是误位上皮还是浸润性黏液癌，主要依据是前者腺体上皮缺乏异型性，腺体轮廓相对圆整，无明显成角和不规则出芽，腺体周围可见固有层围绕，缺乏促结缔组织增生反应。但在有些情况下，由于黏液潴留导致腺体破裂，黏液溢出至间质中，导致腺体不完整并继发周围结缔组织增生反应，甚至几乎无法将误位上皮和浸润癌区别开。这时，需要仔细取材和检查表面上皮，如果表面上皮出现异型增生，则提示病变更有可能是浸润性的癌变。

4.4.2　克罗恩病相关异型增生和腺癌

　　CD 患者发生肠癌的风险高于普通人群，发生率为 4.8%，但总体低于 UC 患者[41-50]。CD 患者发生癌变的平均年龄比普通人群小 10 岁，多数发生在 CD 发病 20 年后，发病年龄越早、病程越长、炎症累及的范围越广，发生癌变的风险就越高。CD 继发的消化道癌症 25% 分布于小肠，70% 位于大肠，5% 位于其他部位[51]，并且可以多发。与散发性小肠癌好发于十二指肠不同，CD 继发的小肠癌最常发生在回肠 CD 累及的肠管区域。回肠造瘘吻合口或旷置节段也可发生癌变。

　　小肠癌的大体改变通常不明显，多数发生在狭窄区，且通常不伴有腔内病变。癌细胞的分化差，患者的预后也差[52]。与小肠癌相比，结肠癌分化较好，很少多发，预后明显好于与 CD 相关的小肠癌，与普通人群的分期相同的结肠癌预后大致相同。

　　UC 患者中的异型增生-癌序列同样存在于 CD 患者中。CD 癌变区域的附近多数存在上皮异型增生，远离癌变的区域也可见异型增生。因此，对 CD 患者应同样进行结肠镜监测，一旦发现异型增生，处理方式类似于 UC 伴异型增生[41,53]。CD 异型增生的形态与 UC 类似，表现为隐窝密集增生，核增大、深染、复层化，高级别病变腺体结构复杂，可出现筛状结构。发生在小肠的异型增生可呈息肉

状，表面呈绒毛状或锯齿状。部分小肠癌的形态类似于胃的管状腺癌，且表达胃型黏液（MUC5AC 和
MUC6），提示此类 CD 相关癌变可能通过幽门腺化生途径而来[54]。

除肠癌外，CD 患者还可继发多种恶性肿瘤（见表 4-2）。

表 4-2　CD 患者继发恶性肿瘤列表

系　统	继发恶性肿瘤
消化系统	小肠腺癌、大肠腺癌、肛管癌、胆管癌、神经内分泌肿瘤（类癌）
泌尿生殖系统	膀胱癌、肾嗜酸细胞瘤、阴道鳞癌
淋巴造血系统	非霍奇金淋巴瘤、霍奇金淋巴瘤、白血病

4.5　克罗恩病的鉴别诊断

典型的 CD 和 UC 从病变在肠道的分布、病变累及肠壁的层次、炎症细胞的分布和有无肉芽肿等
多方面均存在不同，可供诊断时鉴别。两者鉴别诊断参见第 2 章和第 15 章。本章着重讨论 CD 与在
内镜或病理上容易混淆的其他病因肠炎的鉴别诊断。

4.5.1　非甾体类抗炎药所致的损伤

非甾体类抗炎药（Nonsteroidal anti-inflammatory drugs，NSAIDs）临床应用广泛，相当多的使用者
可发生胃肠道损伤。研究表明，发生在十二指肠的非 HP 感染相关性溃疡中，最多见的就是 NSAIDs
损伤，其次为口服抗生素，只有极少数为 CD[56]。NSAIDs 所致的损伤可导致黏膜糜烂和溃疡，大体
分布和组织学形态均与 CD 类似[57]；在小肠主要表现为局灶绒毛结构变形并伴有上皮内淋巴细胞的
增加[58]；在结肠可表现为局灶性活动性结肠炎[59]。发现幽门腺化生和肉芽肿有助于诊断 CD，远端
结肠潘氏细胞化生也多见于 CD，但有时 NSAIDs 损伤也可见幽门腺化生而肉芽肿检出率低，使得两
者的鉴别诊断非常困难。有时需要短期停用药物以资鉴别。

4.5.2　白塞病

白塞病是相对少见的系统性血管炎性疾病，在西方国家少见，但在"丝绸之路"沿线的中东和亚
洲国家发病率较高[60, 61]。白塞病可以累及胃肠道形成糜烂、溃疡。典型的溃疡呈圆形、边界清楚，但
通常缺乏阿弗他溃疡和鹅卵石样改变。部分发生在回盲部的溃疡可以非常深大，甚至造成穿孔，溃
疡边界不规则，溃疡底干净[62]。显微镜下的特征性改变为以淋巴细胞性静脉炎为主的小血管
炎（见图 4-12），溃疡处为混合性炎症细胞浸润和肉芽组织形成，缺少肉芽肿或化生性改变。除溃疡
处外，其他部位肠壁很少见淋巴组织增生及全壁炎。

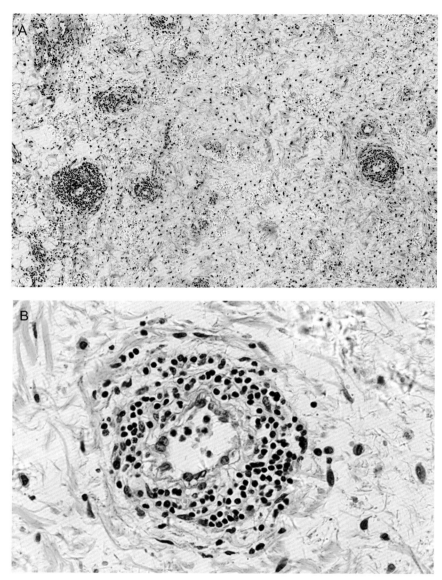

图 4-12　肠白塞病。A：黏膜下层和浆膜下可见淋巴细胞性静脉炎。B：为 A 图的高倍镜显示。

4.5.3　感染性肠炎

在感染性肠炎中，最易与 CD 混淆的就是肠结核。两者均好累及回盲部，病变呈节段性分布，并有肉芽肿结构。除病原学检查外，大体和组织学上的某些形态特点也有助于鉴别两者（详见第 7 章）。

耶尔森菌感染和某些真菌感染也可引起肉芽肿性炎，但前者肉芽肿多为化脓性，后者特殊染色可查见病原体，有助于与 CD 鉴别诊断（详见第 7 章）。

参考文献

［1］ Oberhuber G, Hirsch M, Stolte M. High incidence of upper gastrointestinal tract involvement in Crohn's disease ［J］. Virchows Archiv, 1998, 432（1）: 49-52.

［2］ Wright CL, Riddell RH. Histology of the stomach and duodenum in Crohn's disease［J］. Am J Surg Path, 1998, 22（4）: 383-390.

［3］ de Boer Visser N, Bryant HE, Hershfield NB. Predictors of hospitalization early in the course of Crohn's disease. A pilot study［J］. Gastroenterology, 1990, 99（2）: 380-385.

［4］ Podolsky DK. Inflammatory bowel disease（1）［J］. N Engl J Med, 1991, 325（13）: 928-937.

［5］ Yamamoto T. Factors affecting recurrence after surgery for Crohn's disease［J］. World J Gastroenterol, 2005, 11（26）: 3971-3979.

［6］ Burroughs SH, Bowrey DJ, Morris-Stiff GJ, et al. Granulomatous inflammation in sigmoid diverticulitis: two diseases or one?［J］. Histopathology,1998, 33（4）: 349-353.

［7］ Nagata N, Shimbo T, Sekine K, et al. Combined endoscopy, aspiration, and biopsy analysis for identifying infectious colitis in patients with ileocecal ulcers［J］. Clin Gastroenterol Hepatol, 2013, 11（6）: 673-680.

［8］ Itzkowitz SH. Conditions that mimic inflammatory bowel disease. Diagnostic clues and potential pitfalls［J］. Postgrad Med, 1986, 80（6）: 219-224, 226, 229-231.

［9］ Crohn BB, Ginzburg L, Oppenheimer GD. Regional ileitis. A pathological and clinical entity［J］. JAMA, 1932, 99: 1323.

［10］ Turner K, Genta RM, Lujan G, et al. Significance of the epithelioid granuloma in biopsies of Crohn's colitis［J］. 2014, 20（12）: 2271-2275.

［11］ Feakins RM. Ulcerative colitis or Crohn's disease? Pitfalls and problems［J］. Histopathology, 2014, 64（3）: 317-335.

［12］ Chambers TJ, Morson BC. The granuloma in Crohn's disease［J］. Gut, 1979, 20（4）: 269-274.

［13］ Surawicz CM, Meisel JL, Ylvisaker T, et al. Rectal biopsy in the diagnosis of Crohn's disease: value of multiple biopsies and serial sectioning［J］. Gastroenterology, 1981, 80（1）: 66-71.

［14］ Petri M, Poulsen SS, Christensen K, et al. The incidence of granulomas in serial sections of rectal biopsies from patients with Crohn's disease［J］. Acta Pathol Microbiol Immunol Scand A , 1982, 90（3）: 145-147.

［15］ Hällgren R, Colombel JF, Dahl R, et al. Neutrophil and eosinophil involvement of the small bowel in patients with celiac disease and Crohn's disease: studies on the secretion rate and immunohistochemical localization of granulocyte granule constituents［J］. Am J Med, 1989, 86（1）: 56-64.

［16］ Fox CC, Lazenby AJ, Moore WC, et al. Enhancement of human intestinal mast cell mediator release in active ulcerative colitis［J］. Gastroenterology, 1990, 99（1）: 119-124.

［17］ Kruschewski M, Buhr HJ. The vasculitis in IBD is associated with the degree of inflammation［J］. Dig Dis Sci,

2010, 55(3): 733-738.

[18] Lenaerts C, Roy CC, Vaillancourt M, et al. High incidence of upper gastrointestinal tract involvement in children with Crohn disease [J]. Pediatrics, 1989, 83(5): 777-781.

[19] Weinstein T, Valderrama E, Pettei M, et al. Esophageal Crohn's disease: medical management and correlation between clinical, endoscopic, and histologic features [J]. Inflamm Bowel Dis, 1997, 3(2): 79-83.

[20] Geboes K, Janssens J, Rutgeerts P, et al. Crohn's disease of the esophagus [J]. J Clin Gastroenterol, 1986, 8(1): 31-37.

[21] Cosme A, Bujanda L, Arriola JA, et al. Esophageal Crohn's disease with esophagopleural fistula [J]. Endoscopy, 1998, 30(9): S109.

[22] Tobin JM, Sinha B, Ramani P, et al. Upper gastrointestinal mucosal disease in pediatric Crohn disease and ulcerative colitis: a blinded, controlled study [J]. J Pediatr Gastroenterol Nutr, 2001, 32(4): 443-448.

[23] So H, Ye BD, Park YS, et al. Gastric lesions in patients with Crohn's disease in Korea: a multicenter study [J]. Intest Res, 2016, 14(1): 60-68.

[24] Diaz L, Hernandez-Oquet RE, Deshpande AR, et al. Upper gastrointestinal involvement in Crohn disease: histopathologic and endoscopic findings [J]. South Med J, 2015, 108(11): 695-700.

[25] Halme L, Karkkainen P, Rautelin H, et al. High frequency of helicobacter negative gastritis in patients with Crohn's disease [J]. Gut, 1996, 38(3): 379-383.

[26] Ormand JE, Talley NJ, Shorter RG, et al. Prevalence of Helicobacter pylori in specific forms of gastritis. Further evidence supporting a pathogenic role for *H. pylori* in chronic nonspecific gastritis [J]. Dig Dis Sci, 1991, 36(2): 142-145.

[27] Nakamura H, Yanai H, Miura O, et al. Pyloric stenosis due to Crohn's disease [J]. J Gastroenterol, 1998, 33(5): 739-742.

[28] Danelius M, Ost A, Lapidus AB. Inflammatory bowel disease-related lesions in the duodenal and gastric mucosa [J]. Scandinavian Journal of Gastroenterology, 2009, 44(4): 441-445.

[29] Sonnenberg A, Melton SD, Genta RM. Frequent occurrence of gastritis and duodenitis in patients with inflammatory bowel disease [J]. Inflammatory Bowel Diseases, 2011, 17(1): 39-44.

[30] Parente F, Cucino C, Bollani S, et al. Focal gastric inflammatory infiltrates in inflammatory bowel diseases: prevalence, immunohistochemical characteristics, and diagnostic role [J]. Am J Gastroenterol, 2000, 95 (3): 705-711.

[31] Jones GW Jr, Dooley MR, Schoenfield LJ. Regional enteritis with involvement of the duodenum [J]. Gastroenterology, 1966, 51(6): 1018-1022.

[32] Patterson ER, Shmidt E, Oxentenko AS, et al. Normal villous architecture with increased intraepithelial lymphocytes: a duodenal manifestation of Crohn disease [J]. Am J Clin Pathol, 2015, 143(3): 445-450.

[33] Oberhuber G, Hirsch M, Stolte M. High incidence of upper gastrointestinal tract involvement in Crohn's disease [J]. Virchows Archiv, 1998, 432(1): 49-52.

[34] Wright CL, Riddell RH. Histology of the stomach and duodenum in Crohn's disease [J]. Am J Surg Path, 1998, 22(4): 383-390.

[35] Stangl PC, Herbst F, Birner P, et al. Crohn's disease of the appendix [J]. Virchows Arch, 2002, 440(4): 397-403.

［36］ Bronner MP. Granulomatous appendicitis and the appendix in idiopathic inflammatory bowel disease［J］. Semin Diagn Pathol, 2004 21（2）: 98-107.

［37］ Peyrin-Biroulet L, Loftus EV Jr, Tremaine WJ, et al. Perianal Crohn's disease findings other than fistulas in a population-based cohort［J］. Inflamm Bowel Dis, 2012, 18（1）: 43-48.

［38］ Platell C, Mackay J, Collopy B, et al. Anal pathology in patients with Crohn's disease［J］. Aust N Z J Surg, 1996, 66（1）: 5-9.

［39］ Desmet VJ, Geboes K. Liver lesions in inflammatory bowel disorders［J］. J Pathol, 1987, 151（4）: 247-255.

［40］ Allen DC, Biggart JD. Misplaced epithelium in ulcerative colitis and Crohn's disease of the colon and its relationship to malignant mucosal changes［J］. Histopathology, 1986, 10（1）: 37-52.

［41］ Farraye FA, Odze RD, Eaden J, et al. AGA medical position statement on the diagnosis and management of colorectal neoplasia in inflammatory bowel disease［J］. Gastroenterology, 2010, 138（2）: 738-745.

［42］ Michelassi F, Testa G, Pomidor WJ, et al. Adenocarcinoma complicating Crohn's disease［J］. Dis Colon Rectum, 1993, 36（7）: 654-661.

［43］ Sigel JE, Petras RE, Lashner BA, et al. Intestinal adenocarcinoma in Crohn's disease: a report of 30 cases with a focus on coexisting dysplasia［J］. Am J Surg Path, 1999, 23（6）: 651-655.

［44］ Lutgens MW, Vleggaar FP, Schipper ME, et al. High frequency of early colorectal cancer in inflammatory bowel disease［J］. Gut, 2008, 57（9）: 1246-1251.

［45］ Basseri RJ, Basseri B, Vassilaki ME, et al. Colorectal cancer screening and surveillance in Crohn's colitis［J］. Journal of Crohn's & colitis, 2012, 6（8）: 824-829.

［46］ Munkholm P, Langholz E, Davidsen M, et al. Intestinal cancer risk and mortality in patients with Crohn's disease［J］. Gastroenterology, 1993, 105: 1716- 1723.

［47］ von Roon AC, Reese G, Teare J, et al. The risk of cancer in patients with Crohn's disease［J］. Dis Colon Rectum, 2007, 50: 839-855.

［48］ Feldstein RC, Sood S, Katz S. Small bowel adenocarcinoma in Crohn's disease［J］. Inflamm Bowel Dis, 2008,14: 1154-1157.

［49］ Kiran RP, Khoury W, Church JM, et al. Colorectal cancer complicating inflammatory bowel disease: similarities and differences between Crohn's and ulcerative colitis based on three decades of experience［J］. Annals of Surgery, 2012, 252（2）: 330-335.

［50］ Simpson S, Traube J, Riddell RH. The histologic appearance of dysplasia（precarcinomatous change）in Crohn's disease of the small and large intestine［J］. Gastroenterology, 1981, 81（3）: 492-501.

［51］ Petras RE, Mir-Madjlessi SH, Farmer RG.Crohn's disease and intestinal carcinoma. A report of 11 cases with emphasis on associated epithelial dysplasia［J］. Gastroenterology, 1987, 93（6）: 1307-1314.

［52］ Cahill C, Gordon PH, Petrucci A, et al. Small bowel adenocarcinoma and Crohn's disease: any further ahead than 50 years ago?［J］. World J Gastroenterol, 2014, 20（33）: 11486-11495.

［53］ Friedman S, Rubin PH, Bodian C, et al. Screening and surveillance colonoscopy in chronic Crohn's colitis: results of a surveillance program spanning 25 years［J］. Clinical Gastroenterology & Hepatology, 2008, 6（9）: 993-938, quiz 953-954.

［54］ Whitcomb E, Liu X, Xiao SY. Crohn's-associated small bowel adenocarcinomas exhibit gastric differentiation［J］. Modern Pathology, 2013, 26（suppl 2）: 187A.

［55］ Haskell H, Andrews CW, Reddy SI, et al. Pathologic features and clinical significance of "backwash" ileitis in ulcerative colitis［J］. Am J Surg Path, 2005, 29（11）: 1472-1481.

［56］ Borody TJ, George LL, Brandl S, et al. Helicobacter pylori-negative duodenal ulcer［J］. Am J Gastroenterol, 1991, 86（9）: 1154-1157.

［57］ Goldstein NS, Cinenza AN. The histopathology of nonsteroidal anti-inflammatory drug-associated colitis［J］. Am J Clin Pathol, 1998, 110（5）: 622-628.

［58］ Kakar S, Nehra V, Murray JA, et al. Significance of intraepithelial lymphocytosis in small bowel biopsy samples with normal mucosal architecture［J］. Am J Gastroenterol, 2003, 98（9）: 2027-2033.

［59］ Luukkonen P, Järvinen H, Tanskanen M, et al. Pouchitis recurrence of the inflammatory bowel disease?［J］. Gut, 1994, 35（2）: 243-246.

［60］ Lee JH, Cheon JH, Jeon SW, et al. Efficacy of infliximab in intestinal Behçet's disease: a Korean multicenter retrospective study［J］. Inflamm Bowel Dis, 2013, 19（9）: 1833-1838.

［61］ Pineton de Chambrun M, Wechsler B, Geri G, et al. New insights into the pathogenesis of Behçet's disease［J］. Autoimmun Rev, 2012, 11（10）: 687-698.

［62］ Lee SK, Kim BK, Kim TI, et al. Differential diagnosis of intestinal Behcet's disease and Crohn's disease by colonoscopic findings［J］. Endoscopy, 2009, 41（1）: 9-16.

第5章　炎症性肠病的诊断方法与药物治疗概述

（陈　敏　沈　博）

炎症性肠病（Inflammatory bowel disease，IBD）是一种病因不明的肠道慢性非特异性炎症性疾病，包括溃疡性结肠炎（Ulcerative colitis，UC）和克罗恩病（Crohn's disease，CD）。IBD 的诊断比较困难，因为它没有诊断的金标准，并且其临床、内镜、病理及影像表现都没有特异性，需要结合以上各方面的表现进行综合分析，在排除感染性和其他非感染性肠炎的基础上才能作出诊断。

5.1　溃疡性结肠炎的诊断

5.1.1　诊断方法

UC 是一种局限于肠道黏膜层和黏膜下层浅层的反复发作的慢性炎症。其诊断的主要依据是慢性腹泻 4 周以上，内镜显示活动性炎症，病理显示慢性炎症。但是这些都不是 UC 的特异性表现，需要结合患者的病史、临床表现、实验室检查、内镜和病理检查结果，排除其他结肠炎，才能确立 UC 的诊断。

1. 病　史

应该注意询问有无与其他结肠炎发病相关的危险因素。例如：生活在寄生虫感染流行区域者易患血吸虫病肠炎或阿米巴肠炎；有特殊用药史（特别是非甾体类抗炎药）者易患药物性肠炎；有近期旅游史或不洁饮食史者易患急性细菌性肠炎；有盆腹腔放疗史者易患放射性肠炎；有广谱抗生素使用史者易患假膜性肠炎；有高血压、糖尿病等疾病或吸烟的老年患者易患缺血性肠炎。

2. 症　状

绝大部分 UC 患者表现为持续或反复发作的黏液脓血便，可伴有腹痛。病变如果累及直肠，可能出现里急后重感。重度 UC 患者可能出现发热、疲劳、贫血及体重下降等全身症状。

3. 体　征

UC 患者，尤其轻度 UC 患者，体检一般无阳性体征；中至重度 UC 患者可能有腹部压痛或低血压、心动过速等表现。

4. 实验室检查

尽管 UC 的确诊不能依靠实验室检查，但实验室检查有助于排除其他肠炎，了解有无合并艰难梭状芽孢杆菌或巨细胞病毒感染及评估 UC 的病变严重程度。在诊断 UC 前，必须常规进行粪便培养，排除沙门氏菌、志贺氏菌、大肠杆菌、耶尔森氏菌感染，以及粪便显微镜检查排除阿米巴肠病、血吸虫肠病等疾病。对于长期住院或者长期使用抗生素的 UC 患者，当怀疑合并艰难梭状芽孢杆菌感染时，可查粪便艰难梭状芽孢杆菌毒素或 DNA。对于长期使用免疫抑制剂、中重度 UC 患者突然出现病情加重或者激素抵抗时，可检测血巨细胞病毒 DNA，了解有无巨细胞病毒感染。血常规、红细胞沉降率、C 反应蛋白、粪便钙卫蛋白等检测有助于评估 UC 的严重程度[1,2]。UC 患者可能出现血抗中性粒细胞胞浆抗体（Anti-neutrophil cytoplasmicantibodies，ANCA）阳性，但 ANCA 阳性不是 UC 的确诊依据[3,4]。

5. 内镜检查

结肠镜结合黏膜活检是 UC 诊断和鉴别诊断的最重要手段。结肠镜下 UC 病变多表现为：①黏膜红斑；②黏膜充血、水肿，血管纹理模糊、紊乱或消失；③质脆、自发或接触出血和脓性分泌物附着；④黏膜粗糙，呈细颗粒状；⑤病变明显处可见弥漫性炎症（见图 5-1）、多发性糜烂或溃疡；⑥结肠袋变浅、变钝或消失以及假息肉和黏膜桥形成等。但是这些表现都没有特异性，都可见于 UC 以外的其他结肠炎[5]。

没有经过治疗的成年 UC 患者都有直肠受累，且病变从直肠开始向近端结肠呈连续性、弥漫性扩展，距离直肠越远，病变越轻。极少数活动性全结肠炎 UC 患者可能出现倒灌性回肠炎（Backwash ileitis）。UC 患者的倒灌性回肠炎一般仅累及紧邻小段回肠，为连续性、弥漫性病变，回盲瓣口常开放；而 CD 患者的回肠炎一般呈局灶性分布，累及范围可能较广，回盲瓣口常狭窄甚至关闭。左半结肠炎 UC 患者常伴有阑尾开口炎症改变或盲肠红斑改变，无须进一步行小肠镜检查。

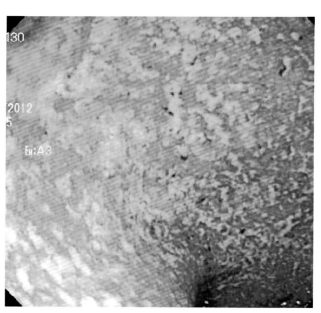

图 5-1　UC 的弥漫性炎症。

6. 病理学检查

UC 病变限于黏膜和黏膜下层浅层，主要表现为：①肠上皮坏死，黏膜表面糜烂，浅溃疡形成；②基底部淋巴浆细胞增多；③隐窝结构变形；④杯状细胞减少。UC 患者无特异性病理学表现，但是如果能发现 UC 的以上典型病理学表现中的 2～3 条，再结合临床表现和内镜检查，排除其他非感染性和感染性肠炎，可作出 UC 的诊断。

5.1.2　疾病评估

UC 诊断成立后，需要对其临床类型、病变范围、严重程度及有无肠外表现等进行评估，作出完整诊断，以利于全面评估病情和预后，制订最佳治疗方案。

1. 临床类型

UC 的临床类型可分为初发型和慢性复发型。初发型指无既往病史，首次发作的病例类型；慢性复发型指缓解期症状再次出现的病例类型，此型在临床上更常见。

2. 病变范围

推荐采用蒙特利尔（Montreal）分型方法对 UC 进行病变范围的分类（见表 5-1），该分型特别有助于癌变危险度的评估及监测策略的制订，亦有助治疗方案的选择[6]。50％ UC 患者病变仅累及肠或乙状结肠；30％ UC 患者病变累及左半结肠；20％ UC 患者病变超过脾曲，累及全结肠[7]。

表 5-1　蒙特利尔 UC 病变范围分类

分　类	分　布	病变累及的最大范围
E1	直肠	局限于直肠，未达乙状结肠
E2	左半结肠	累及左半结肠（脾曲以远）
E3	广泛结肠	广泛病变累及脾曲以近，乃至全结肠

3. 严重程度

UC 病情分为活动期和缓解期。按蒙特利尔分型方法，活动期的疾病严重程度可分为轻、中、重度[6]。改良的 Truelove 和 Witts 严重程度分类标准（见表 5-2）易于掌握，便于临床使用[8]。改良的 Mayo 评分也可用于 UC 病情分度，但更多用于临床研究的疗效评估[9]。

表 5-2　改良 Truelove 和 Witts 疾病严重程度分型

项　目	轻　度	重　度
便次	＜ 4 次 / 天	≥ 6 次 / 天
便血	轻或无	重
脉搏	正常	＞ 90 次 / 分
体温	正常	＞ 37.8℃
血红蛋白	正常	＜ 75％正常值
ESR	＜ 20mm/h	＞ 30mm/h

* 中度介于轻度与重度之间；缓解期无症状。

4. 肠外表现和并发症

（1）肠外表现：尽管 UC 主要累及肠道，但是病变也可能同时累及全身其他器官。在国外，UC 的肠外表现较常见，约占 UC 患者的 30％。国内多中心研究显示，UC 有肠外表现的患者占 7.1％～20.9％[10]。UC 的肠外表现包括以下 5 种。①皮肤黏膜表现：UC 患者最常见的皮肤黏膜损害为口腔溃疡、结节性红斑和坏疽性脓皮病。②眼部损害：在国外，5％～8％的活动性 UC 患者可发生巩膜外层炎（Episcleritis）或前葡萄膜炎（Anterior uveitis），亦可发生结膜炎、角膜炎、虹膜炎。眼病常随严重的结肠炎出现，可同时伴有关节炎及皮肤病变。UC 患者最常见的眼部损害为巩膜炎和葡萄膜炎，也可表现为虹膜炎和结膜炎。③肝胆系统疾病：较常见 UC 患者发生肝胆系统肠外表现的，国外约占 25％～50％，国内仅约占 10％。UC 患者肝胆系统疾病可以表现为原发性硬化性胆管炎、脂肪肝及自身免疫性肝病。UC 患者在出现原发性硬化性胆管炎时一般无症状,通常在生化检查时有碱性磷酸酶水平增高而被发现。④骨与关节系统:为最常见的肠外表现之一,约占 UC 所有肠外表现的 7%~25%。其分为外周性与中轴性关节病两大类:前者多为急性多关节炎,少有小关节炎;后者包括骶髂关节炎、强直性脊柱炎。⑤血栓栓塞性疾病:IBD 患者动静脉血栓的发生率约为 5%,其发生的风险为正常人的 3 倍,且与疾病活动性和严重度有关,发生部位可为腹腔、下肢或颅内。

（2）并发症:包括中毒性巨结肠、肠穿孔、下消化道大出血和癌变。①中毒性巨结肠:20%重度 UC 患者可能出现中毒性巨结肠,典型表现为结肠肠腔明显扩张(大于或等于 6cm),或者盲肠肠腔大于 9cm,同时出现发热、腹痛、白细胞增多等全身中毒症状。对全结肠型及重度 UC 患者行结肠镜检查可能诱发中毒性巨结肠。②肠穿孔:中毒性巨结肠 UC 患者容易出现肠穿孔,且肠穿孔是 50%以上 UC 患者的死亡原因。③消化道出血:10% UC 患者可能出现消化道大出血,3% UC 患者可能因为严重的消化道出血而需要进行肠切除。④癌变:以人群为基础的研究发现,UC 患者结肠癌的发生率为每年 1.7‰[11]。UC 患者患结肠癌的危险因素包括:病程长,病变范围广,长期存在内镜或组织学慢性炎症,肠道结构异常(肠管缩短、肠腔狭窄、假性息肉等),既往有过扁平不典型增生病变及合并原发性硬化性胆管炎。

5.1.3 鉴别诊断

1. CD

小部分 CD 患者临床表现、内镜及病理表现都与 UC 相似,难以鉴别。CD 的以下特征有助于与 UC 相鉴别:出现肛周瘘管、肛裂、皮赘、脓肿等肛周疾病;无肉眼血便,仅粪便潜血阳性;结肠镜下直肠未受累,炎症呈跳跃性、局灶性分布;小肠镜下发现空回肠病变,活检发现非干酪性肉芽肿等。UC 患者可能出现 ANCA 阳性,CD 患者可能出现抗酿酒酵母抗体(Anti-Saccharomces cerevisiae antibody, ASCA)阳性,但是不能以此作为鉴别 UC 和 CD 的依据。

2. 急性感染性肠炎

各种细菌(如志贺氏菌、肠弯曲菌、沙门氏菌、大肠埃希菌、耶尔森菌肠炎)所致急性感染性肠炎的临床和内镜表现可能与 UC 相似,但急性感染性肠炎通常急性起病,常伴发热和腹痛,病程呈自限性(一般为数天至 1 周,不超过 6 周),且抗生素治疗有效。在诊断 UC 前,应常规行粪便培养,但粪便培养阳性率低,粪便培养阴性也不能排除急性感染性肠炎。病理学上,基底部淋巴浆细胞增多、隐窝分支变形,或潘氏细胞、幽门腺化生等慢性炎症表现,有助于排除急性感染性肠炎。

3. 艰难梭状芽孢杆菌感染性肠炎

使用广谱抗生素、长期住院、高龄及有严重基础疾病的患者可能出现艰难梭状芽孢杆菌感染。艰难梭状芽孢杆菌感染性肠炎,在内镜下肠黏膜表面可能出现假膜;病理上,肠黏膜表面有损伤、坏死,排出"火山口样"纤维脓性分泌物。查粪便艰难梭状芽孢杆菌毒素及 DNA 有助于诊断。需要注意的是,UC 患者可能合并艰难梭状芽孢杆菌感染,并且 UC 患者在感染艰难梭状芽孢杆菌后,肠道常常不出现假膜。

4. 放射性肠炎

放射性肠炎的临床和内镜下表现可能与 UC 相似,但放射性肠炎患者一般有腹腔或盆腔放疗史,其放射性肠炎可发生在放疗后几周到几年。其在内镜下主要表现为黏膜苍白、脆性增加,病理检查可见轻微的隐窝变形,但以上皮细胞损害、毛细血管扩张及固有层纤维素沉积等为主要表现,且固有层炎症细胞浸润不如 UC 明显。

5. 缺血性肠炎

缺血性肠炎也可表现为腹痛、便血,但一般先有腹痛,再出现鲜血便,少见黏液便。据肠镜下表现,病变好发于直肠与乙状结肠交界及脾曲,直肠一般正常;病理下如见腺体上部破坏、下部正常,及固有层纤维素沉积等特征,则有助于将缺血性肠炎与 UC 区分开。

5.2　克罗恩病的诊断

5.2.1　诊断方法

CD 的临床表现复杂多样,内镜检查、活检病理组织学检查及放射学检查均无特异性表现,需要鉴别诊断的疾病很多,因此要对其各方面表现进行综合分析,从各种辅助检查中将能够反映 CD 特征的表现综合起来进行诊断。

1. 病　史

应该注意询问有无引起 CD 及其他肠炎的危险因素。例如:生活在中国和印度的贫困地区的人群易患肠结核;有特殊用药史(特别是非甾体类抗炎药)者易患药物性肠炎;炎症性肠病家族史、吸烟史及阑尾切除史等。

2. 症　状

CD 的临床表现多样,有的患者表现为腹痛、腹泻,有的患者表现为腹部包块,有的患者甚至以肛周病变为首发表现。腹痛为 CD 患者的常见表现,一般为腹部痉挛性疼痛,部位以右下腹部多见,与末端回肠病变有关;腹痛也可能与 CD 并发肠梗阻有关。大便一般为糊状或水样便,少见黏液便及肉眼血便。腹泻主要与病变肠段分泌过多且吸收减少、末端回肠病变或切除导致的胆盐吸收不良等有关。

3. 体　征

对 CD 患者体检可能发现比 UC 患者更多的阳性体征,包括腹部包块、瘘管、肛周病变等。部分CD 患者可能出现腹部包块,多见于右下腹部和脐周,腹部包块可能与肠粘连、肠壁和肠系膜增厚、肠系膜淋巴结肿大、内瘘或者腹内脓肿由网膜所包裹等有关。瘘管是 CD 的特征性表现,因透壁性炎性病变穿透肠壁全层至肠外组织或空腔脏器而成,分为内瘘和外瘘两种,前者多通向其他肠段,后者多通向阴道、膀胱、腹壁或肛周皮肤。20%～30% CD 患者可能出现肛周病变,伴有结肠病变特别是直肠炎的 CD 患者出现肛周病变的概率更高[12,13]。因此,对 CD 患者尤其是有结肠受累的 CD 患者进行肛周检查就非常重要。CD 可能出现各种肛周病变,包括肛周瘘管、肛周脓肿、肛裂及肛周皮赘等。

CD 患者可能出现发热,一般为间歇性低热或中等度发热,少见高热,这与活动性肠道炎症、组织破坏后毒素吸收等有关。如果不合并腹腔或肛周脓肿的 CD 患者出现高热,则应注意有无淋巴瘤。

CD 患者还常常伴有营养不良，表现为消瘦、贫血、低白蛋白血症、维生素缺乏及电解质紊乱等。营养不良与食欲减退、慢性腹泻、肠道吸收障碍或消耗过多等有关。

4. 实验室检查

粪便常规检查和培养不少于 3 次，以排除艰难梭状芽孢杆菌性肠炎、阿米巴肠病、血吸虫病等感染性疾病。对红细胞沉降率、C 反应蛋白、粪便钙卫蛋白水平等的检测有助于评估 CD 病变严重程度。检查血清铁、转铁蛋白、维生素 B_{12}、叶酸等，有助于了解 CD 患者的营养状况。γ-干扰素释放试验（如 T-SPOT.TB）有助于与肠结核鉴别。

5. 内镜检查

CD 最具特征性的内镜表现为纵行溃疡（见图 5-2）和铺路石样改变。CD 可累及从口腔到肛门整个消化道的任何部分，回盲部为最好发部位（见图 5-3），病变呈节段性、跳跃性分布。50% CD 患者直肠正常。70% CD 患者病变累及小肠，在对怀疑 CD 的患者行小肠检查时常有阳性发现。CD 小肠检查有胶囊内镜和小肠镜两种方法，推荐行小肠镜检查，不建议行胶囊内镜检查。因为 CD 患者常合并消化道狭窄，例如小肠狭窄（见图 5-4），若行胶囊内镜检查可能发生胶囊滞留，并且胶囊内镜检查无法取样进行活检。部分 CD 患者，特别是儿童 CD 患者，病变可累及食管、胃和十二指肠，但一般很少单独累及。对于怀疑 CD 的患者建议常规行胃镜检查，尤其是对于儿童和有上消化道症状的患者。

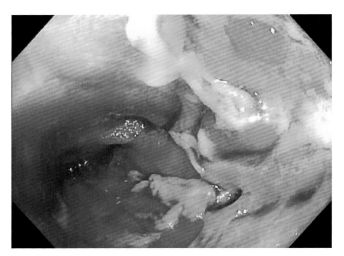

图 5-2 CD 患者的小肠纵行溃疡。

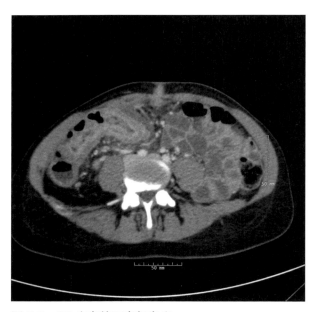

图 5-3 CD 患者的回盲部炎症。

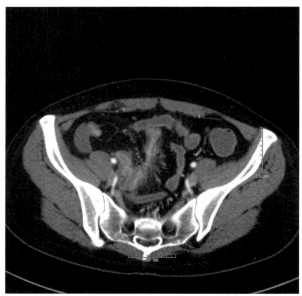

图 5-4 CD 患者的小肠狭窄。

6. 病理组织学检查

注意有无支持 CD 诊断的病理学表现：①隐窝变形；②固有层单核细胞浸润；③基底部淋巴浆细胞增多；④黏膜肌层增生；⑤幽门腺化生或潘氏细胞化生；⑥非干酪样坏死性肉芽肿。

非干酪样坏死性肉芽肿是 CD 的特异性表现，对于诊断 CD 具有很高的特异性，但是只有15%～36%的 CD 患者在行黏膜活检时能发现非干酪样坏死性肉芽肿，而且非干酪样坏死性肉芽肿也能见于其他疾病，如寄生虫感染、白塞病、结节病、NK/T 细胞淋巴瘤等。

7. 影像学检查

（1）X 线平片：在怀疑有肺部结核时，应行胸部平片检查。CD 并发肠穿孔为慢性过程，因周围组织的包块，一般不会形成膈下游离气体，但是当内镜操作诱发急性穿孔时会有膈下游离气体形成。当怀疑有此种情况发生时，可行腹部平片检查明确诊断。

（2）CT 或磁共振肠道显像（CT/MR enterography，CTE/MRE）：有助于 CD 诊断。通过小肠镜检查只能发现肠黏膜病变，并且小肠镜作为侵入性检查具有一定的风险性，费用也较高。活动期CD 的典型 CTE 表现：肠壁明显增厚（＞3mm）；肠黏膜明显强化并伴有肠壁分层改变，黏膜内环和浆膜外环明显强化，呈"靶征"（Target sign）；肠系膜血管增多、扩张、扭曲，呈"木梳征"（Comb sign）（见图 5-5）；相应系膜脂肪密度增高、模糊；肠系膜淋巴结肿大等。CTE 或 MRE 还有助于发现狭窄、肛周瘘管（见图 5-6）及腹腔脓肿等肠腔外并发症。

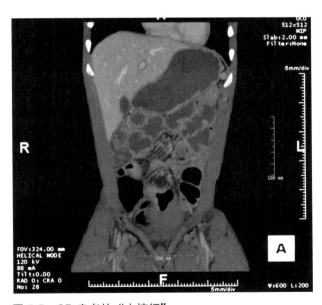

图 5-5　CD 患者的"木梳征"。

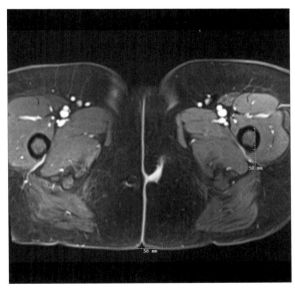

图 5-6　CD 患者的肛周瘘管。

5.2.2　疾病评估

CD 诊断成立后，需要根据蒙特利尔分型方法对患者进行分型，根据 CD 活动指数对疾病活动度进行评分，并注意有无肠外表现、并发症及其他自身免疫性疾病。完整的疾病评估有助于医生制订最佳治疗方案及判断疾病预后。

1. 临床类型

推荐按蒙特利尔分型方法对 CD 进行分型（见表 5-3）[14]。按病变部位分，约 30%CD 患者为结肠型，40% 患者为回结肠型，30% 患者为小肠型，部分 CD 患者可有上消化道受累。按疾病行为，CD 可分为炎症型、狭窄型和穿透型，部分患者可有肛周病变。在 CD 病程中，病变部位相对稳定，但疾病分型经常随着病情进展而变化。对法国 CD 患者的一项长期随访研究表明，在最初诊断时，70% CD 患者为炎症型，17% 为狭窄型，13% 为穿透型；但是 10 年后当再次随访时，有 27% 的炎症型 CD 患者转变为狭窄型，另外有 29% 的炎症型 CD 患者转变为穿透型[15]。

表 5-3　蒙特利尔分型方法 CD 病变范围分类

分类依据	项　目	分　类	备　注
确诊年龄（A）	≤ 16 岁	A_1	
	17 ～ 40 岁	A_2	
	> 40 岁	A_3	
病变部位（L）	回肠末段	L_1	$L_1 + L_4$*
	结肠	L_2	$L_2 + L_4$
	回结肠	L_3	$L_3 + L_4$
	上消化道	L_4	
疾病行为（B）	非狭窄非穿透型	B_1**	B_1p***
	狭窄型	B_2	B_2p
	穿透型	B_3	B_3p
	肛周病变	P	

* L_4 可与 $L_1 \sim L_3$ 同时存在；**B_1 随着时间的推移可发展为 B_2 或 B_3；***p 为肛周病变，可与 $B_1 \sim B_3$ 同时存在。

2. 疾病活动度评估

临床上用 CD 活动指数（CDAI）来评估疾病活动度以及进行疗效评价。Harvey 和 Bradshow 的简化 CDAI 评分（见表 5-4）较为简便[16]，适用于临床。Best 医生团队提出的 CDAI 评分更多被应用于科学研究[17]。

表 5-4　简化 CDAI 评分

项　目	分　数
一般情况	0：良好；1：稍差；2：差；3：不良；4：极差
腹痛	0：无；1：轻；2：中；3：重
腹泻	稀便每日 1 次记 1 分
腹部包块	0：无；1：可疑；2：确定；3：伴触痛
伴随疾病（关节痛、虹膜炎、结节性红斑、坏疽性脓皮病、阿弗他溃疡、裂沟、新瘘管及脓肿等）	每种症状记 1 分

注：总分 ≤ 4 分为缓解期；5 ～ 8 分为中度活动期；≥ 9 分为重度活动期。

3. 肠外表现与并发症

（1）肠外表现：10%～35%的 CD 患者可能出现各种肠外表现，包括关节痛（炎）、口腔疱疹性溃疡、结节性红斑、坏疽性脓皮病、炎症性眼病、慢性活动性肝炎、脂肪肝、胆石症、硬化性胆管炎、胆管周围炎、肾结石、血栓性静脉炎、强直性脊柱炎、血管炎、淀粉样变性、骨质疏松和杵状指等[18]。

（2）并发症：因 CD 为透壁性炎症，容易出现狭窄、瘘管、脓肿等各种并发症。①肠狭窄与梗阻：狭窄型 CD 较常见。美国一项研究显示，初次发病时，狭窄型 CD 占 4.6%，诊断后 1 年、5 年、10 年和 20 年累计 CD 狭窄的发生率分别为 7.2%、12.4%、15.2% 和 21.6%[19]。合并狭窄的 CD 患者通常表现为肠梗阻。据西方国家研究报道，CD 患者合并肠梗阻的发生率为 10.5%～39.1%[20, 21]。②瘘管：是 CD 常见表现之一，具体见 CD 体征。③脓肿：是 CD 的常见并发症，如腹腔脓肿、肛周脓肿等。CD 合并腹腔脓肿的发生率约为 10%～30%[22]，合并肛周脓肿的发生率为 11.2%～62.0%[23, 24]。④癌变：与 UC 相比，CD 的癌变发生率相对较低，其结肠癌发生率为每年 0.5‰[25]。但 CD 患者发生小肠癌的风险比 UC 患者高[26]。

5.2.3　鉴别诊断

1. 肠结核

CD 与肠结核的鉴别诊断常相当困难，尤其是在印度、中国等肠结核的高发区。

患者若有下列特征，则倾向于诊断为 CD：肛周病变（尤其是肛瘘、肛周脓肿）；并发瘘管、腹腔脓肿；反复发作口腔溃疡、皮肤结节性红斑等肠外表现；结肠镜下见典型的纵行溃疡和典型的鹅卵石样外观；小肠镜下有空回肠节段性病变；活检发现非干酪样坏死性肉芽肿。

患者若有下列特征，则倾向于诊断为肠结核：伴活动性肺结核；结肠镜下见典型的环形溃疡，回盲瓣口固定开放；活检见肉芽肿分布在黏膜固有层，且数目多、直径大（长径＞400μm），特别是有融合；活检组织抗酸染色阳性，结核杆菌 DNA 检测阳性，结核菌素试验强阳性或者血清 γ-干扰素释放试验（如 T-SPOT.TB）阳性。

对于鉴别诊断有困难者，可给予诊断性抗结核治疗。若在治疗数周内（4～8 周），症状明显改善，并于 2～3 个月后肠镜复查病变痊愈或明显好转，则可初步作出肠结核的临床诊断，但要注意进一步随访观察。部分 CD 患者在抗结核治疗后也有可能出现症状缓解，甚至可见肠镜下肠黏膜的完全愈合。

2. UC

见 UC 与 CD 的鉴别诊断。

3. 肠易激综合征

某些 CD 患者因初次发病时症状较轻，容易被误诊为肠易激综合征，到病变进展时才被确诊为 CD。为了避免在 CD 初期将其误诊为肠易激综合征，在诊断时需要密切注意患者是否同时存在以下报警症状，比如夜间腹泻、里急后重感、大便带血、大便失禁或者体重下降等。

4. 药物性肠炎

某些药物，特别是非甾体类抗炎药引起肠炎的临床表现和内镜下表现可能与 CD 非常相似，难以鉴别诊断,但如果在病理活检标本上发现凋亡的腺体、黏膜下纤维素沉积等,则提示为药物性肠炎。用药史是区分药物性肠炎与 CD 的关键。

5. 白塞病

白塞病肠道病变也好发于回盲部,多为单发的深大溃疡。白塞病少见单独累及肠道,多同时伴有反复发作的口腔溃疡、复发性生殖器溃疡、眼部病变或皮肤病变。病理上发现血管炎症有助于白塞病的诊断。

6. 肠道淋巴瘤

肠道淋巴瘤与 CD 均以腹痛、腹泻、发热及肠道溃疡为主要表现,且在病理上常常难以找到诊断淋巴瘤的证据,导致两者有时很难鉴别。但是仔细鉴别还是能发现两者之间有许多细微差别。从临床症状看,CD 多为粪便潜血阳性,少见肉眼血便;当不伴有脓肿时多为低热,少见高热。CD 多见肛周病变,然而少见急性穿孔。从内镜上看,淋巴瘤的肠道溃疡较 CD 肠道溃疡更深大,周边黏膜常有堤状隆起,呈"火山口样"。从影像上看,CD 肠壁增厚不如淋巴瘤明显,CD 也可有淋巴结肿大,但很少有长径大于 1cm 的情况及融合成团。

病理是确诊淋巴瘤的唯一依据,当临床上发现不符合 CD 的症状表现,而内镜或影像学表现怀疑肠道淋巴瘤时,应反复、多块、深挖活检,并请有经验的病理医生会诊阅片,以助确诊。

5.3 炎症性肠病的药物治疗概述

5.3.1 主要治疗药物

IBD 的治疗药物主要包括四大类,即氨基水杨酸类药物、糖皮质激素、免疫抑制剂和生物制剂。这几类药物都有明显的不良反应,在用药过程中必须定期行血常规、肝肾功能、骨密度等相关检查,密切监测药物的副作用。

1. 氨基水杨酸类药物

氨基水杨酸类药物按所含化学成分可分为传统的柳氮磺胺吡啶(Sulfasalazine)和各种 5- 氨基水杨酸制剂,如巴柳氮(Balsalazide)、奥沙拉嗪(Olsalazine)和美沙拉嗪(Mesalamine)。柳氮磺胺吡啶的临床疗效与 5-氨基水杨酸相似,但胃肠道反应、肝功能损害、白细胞下降等不良反应在 5-氨基水杨酸更多见,限制了其在临床上的应用。氨基水杨酸类药物按剂型可分为口服给药的片剂、颗粒剂、胶囊剂、缓释剂、控释剂,及直肠局部给药的栓剂、灌肠剂、泡沫剂和凝胶剂。

氨基水杨酸类药物是治疗 UC 和轻度 CD 的主要药物。各种氨基水杨酸制剂因剂型和所含化学成分不同,释放部位也不同,应根据患者的病变部位选择合适的氨基水杨酸制剂。对于病变局限在直肠或直肠及乙状结肠者,强调局部用药。例如对于病变局限在直肠的患者,用美沙拉嗪栓剂;对于病变在直肠及乙状结肠者,用灌肠剂;对于病变超过乙状结肠者,应口服与局部应用美沙拉嗪联合或用口服及局部制剂,可明显提高疗效。各种口服氨基水杨酸制剂的释放部位也略有差别,如柳氮磺胺吡啶、奥沙拉嗪和巴柳氮主要在结肠释放;美沙拉嗪缓释剂及颗粒剂主要在末端回肠和结肠释放;

美沙拉嗪控释剂在十二指肠、空肠和结肠释放。

2. 糖皮质激素

在国内，糖皮质激素按化学成分可分为泼尼松、甲基强的松龙、氢化可的松、地塞米松和局部起效的激素布地奈德（Budesonide）；按剂型可分为静脉给药的针剂和口服给药的片剂。国外市场上还有直肠局部给药的灌肠剂、泡沫剂和栓剂。

若 UC 患者经足量氨基水杨酸类制剂治疗 2～4 周后，症状仍控制不佳，尤其对于病变较广泛者，应及时改用糖皮质激素治疗。首先，应给予糖皮质激素口服，推荐给予泼尼松 0.75～1.00mg/（kg·d），在达到症状缓解后开始逐渐缓慢减量直至停药。需注意，快速减量会导致早期复发。当糖皮质激素口服效果不佳时，应考虑静脉激素治疗，推荐氢化可的松 300～400mg/d，其剂量增大也不会增加疗效，但剂量不足则会降低疗效。

糖皮质激素也是中重度活动性 CD 患者治疗的首选药物，可采用泼尼松口服或氢化可的松静脉滴注。如果 CD 病变局限在回肠末段、回盲部或升结肠，则可考虑用布地奈德治疗。布地奈德为局部作用糖皮质激素，对中重度活动性 CD 的疗效不如全身作用糖皮质激素好，但其全身不良反应显著少于全身作用糖皮质激素。

3. 免疫抑制剂

免疫抑制剂包括硫唑嘌呤（Azathioprine，AZA）、6-巯基嘌呤（6-mercaptopurine，6-MP）等嘌呤类药物，氨甲蝶呤（Methotrexate，MTX）和环孢素（Cyclosporine，CsA）。

对于诱导活动性 UC 症状缓解，硫唑嘌呤与激素有协同作用，但起效慢，一般要用药 12～16 周才能达到最大疗效。因此，其主要作用是激素诱导症状缓解，并在撤离激素后继续维持症状的缓解，适用于激素抵抗或依赖的 UC 患者。嘌呤类药物也适用于中重度 CD 患者的维持治疗。AZA 欧美推荐的目标剂量为 1.5～2.5mg/（kg·d）；亚裔人种剂量宜偏低，如 1mg/（kg·d）。硫唑嘌呤副作用较多，最常见的副作用包括胃肠道反应、白细胞下降及肝功能损害。

对于硫唑嘌呤无效或不能耐受者，可考虑换用氨甲蝶呤[27]。国外研究推荐，在诱导缓解期，氨甲蝶呤的剂量为 25mg/ 周，肌肉或皮下注射；至 12 周达到临床缓解后，可改为 15mg/ 周，肌肉或皮下注射；也可改为口服，但疗效可能降低。在服用硫唑嘌呤后，早期胃肠道反应常见，应常规同时口服叶酸，以减轻胃肠道反应；白细胞计数降低和肝功能损害也是比较常见的副作用；妊娠为硫唑嘌呤的禁忌证，用药期间及停药后数月内应避免妊娠。

在给予环孢素治疗时，应十分谨慎。因其治疗剂量与中毒剂量接近，并且容易出现肾功能损害等严重且不可逆转的不良反应。环孢素一般仅限于激素抵抗或依赖的 UC 患者的短期转换治疗；待症状缓解后改为口服，再继续使用一段时间；然后就应该逐渐过渡到硫唑嘌呤维持治疗。在使用环孢素期间，需定期监测血药浓度（有效浓度为 100～200ng/mL），并严密监测不良反应。

4. 生物制剂

生物制剂包括各种抗肿瘤坏死因子（Tumor necrosis factor，TNF）抗体［如英夫利西单抗（Infliximab）、阿达木单抗（Adalimumab）和赛妥珠单抗（Certolizumab）等］及各种抗整合素（Integrin）

抗体[如维多珠单抗(Vedolizumab)和那他珠单抗(Natalizumab)等]。目前,英夫利西单抗是我国唯一被批准用于 CD 治疗的生物制剂,阿达木单抗正在进行上市前Ⅲ期临床试验。

英夫利西单抗使用方法为 5～10mg/kg 静脉滴注,在第 0、2、6 周给予诱导缓解;随后,每隔 8 周给予相同剂量作长程维持治疗。对原先已使用免疫抑制剂无效者,没必要继续合用免疫抑制剂;但对于在接受英夫利西单抗治疗前未接受过免疫抑制剂治疗者,英夫利西单抗与硫唑嘌呤合用可提高不依赖激素的临床缓解率及黏膜愈合率,但联合用药发生机会性感染、淋巴瘤等的风险也会较单用英夫利西单抗更高。

5.3.2　治疗药物的选择

1. 诱导缓解药物的选择

早期积极治疗有可能提高疾病缓解率,并降低缓解期复发率。

氨基水杨酸类药物、激素、免疫抑制剂和生物制剂均可用于 IBD 患者的诱导缓解。这几类药物的疗效依次逐渐增加,副作用也逐渐增加。因此,应根据患者的疾病部位、疾病行为、严重程度等选择合适的治疗药物,可采用"升阶梯治疗"或"降阶梯治疗"。

近年来,有学者开始提倡"降阶梯治疗",也就是不必经过"升阶梯治疗"阶段,在诱导缓解治疗一开始就给予更强的药物[28]。然而,"降阶梯治疗"的治疗成本更高,药物副作用更大,并不适用于所有 CD 患者。因此,对于有"病情难以控制"(Disabling disease)高危因素的 CD 患者,可以采用"降阶梯治疗"。所谓"病情难以控制",一般指患者病情在短时间内复发而需要重复激素治疗或发生激素依赖,或者有在较短时间内需行肠段切除术等预后不良的表现[14]。目前,较受认同的预测"病情难以控制"的高危因素包括:合并肛周病变,广泛性病变(累计病变累及肠段长度 > 100cm),食管、胃、十二指肠病变,发病年龄轻,首次发病即需要激素治疗等[14]。

2. 维持缓解药物的选择

糖皮质激素治疗只能用于 IBD 活动期诱导治疗的患者,不能用于维持治疗,因为激素维持治疗的疗效不明确且副作用大。

能用于 IBD 患者维持治疗的药物包括氨基水杨酸类药物、免疫抑制剂及生物制剂。维持治疗药物的选择视诱导缓解时的用药情况而定:以氨基水杨酸类药物诱导缓解者,继续以氨基水杨酸类药物维持缓解;如果给予患者激素才能诱导缓解,则一般需要免疫抑制剂才能维持缓解,氨基水杨酸类药物对激素诱导缓解后维持缓解的疗效不确定;在给予生物制剂诱导缓解后,可采用生物制剂和(或)免疫抑制剂维持缓解。

3. CD 患者合并肛瘘的治疗的药物选择

对无症状的单纯性肛瘘患者无须处理[29];对有症状的单纯性肛瘘患者首选抗生素(如环丙沙星、甲硝唑)治疗,并以硫唑嘌呤或 6-巯基嘌呤维持治疗;对复杂性肛瘘患者,应用英夫利西单抗、抗感染药物及联合外科治疗的效果较好。

4. CD 患者术后预防复发的药物选择

为预防 CD 回结肠切除术后内镜及临床复发,可应用美沙拉嗪、硫嘌呤类药物、英夫利西单抗及甲硝唑进行治疗[30]。硫嘌呤类药物及英夫利西单抗对预防 CD 术后复发的效果均优于美沙拉嗪，但硫嘌呤类药物和英夫利西单抗的不良反应较多，且价格昂贵，两者均适用于术后早期有复发高危因素的患者，即有吸烟史、肛周病变及肛周病变史、穿透性疾病表型或肠段切除术史的患者。长期使用甲硝唑患者多不能耐受该药（大多是因为胃肠道或周围神经系统的副作用），一般在术后 3 个月内与硫唑嘌呤合用，继以硫唑嘌呤维持，可显著降低 CD 术后复发率。对于术后早期有复发高危因素的患者，宜尽早（术后 2 周内）积极干预，于术后半年、1 年及之后定期行肠镜复查，根据内镜复发与否及程度给予药物或调整药物治疗。

参考文献

［1］ Hanai H, Takeuchi K, Iida T, et al. Relationship between fecal calprotectin, intestinal inflammation, and peripheral blood neutrophils in patients with active ulcerative colitis［J］. Dig Dis Sci, 2004, 49（9）: 1438-1443.

［2］ Schoepfer AM, Beglinger C, Straumann A, et al. Ulcerative colitis: correlation of the Rachmilewitz endoscopic activity index with fecal calprotectin, clinical activity, C-reactive protein, and blood leukocytes［J］. Inflamm Bowel Dis, 2009, 15（12）: 1851-1858.

［3］ Sandborn WJ, Loftus EV, Colombel JF, et al. Evaluation of serologic disease markers in a population-based cohort of patients with ulcerative colitis and Crohn's disease［J］. Inflamm Bowel Dis, 2001, 7（3）: 192-201.

［4］ Zhou F, Xia B, Wang F, et al. The prevalence and diagnostic value of perinuclear antineutrophil cytoplasmic antibodies and anti-Saccharomyces cerevisiae antibodies in patients with inflammatory bowel disease in mainland China［J］. Clin Chim Acta, 2010, 411（19-20）: 1461-1465.

［5］ Nikolaus S, Schreiber S. Diagnostics of inflammatory bowel disease［J］. Gastroenterology, 2007, 133（5）: 1670-1689.

［6］ Satsangi J, Silverberg MS, Vermeire S, et al. The Montreal classification of inflammatory bowel disease: controversies, consensus, and implications［J］. Gut, 2006, 55（6）: 749-753.

［7］ Cosnes J, Gower-Rousseau C, Seksik P, et al. Epidemiology and natural history of inflammatory bowel diseases［J］. Gastroenterology, 2011, 140（6）: 1785-1794.

［8］ Truelove SC, Witts LJ. Cortisone in ulcerative colitis: final report on a therapeutic trial［J］. Br Med J, 1955, 2（4947）: 1041-1048.

［9］ Stange EF, Travis SP, Vermeire S, et al. European evidence-based consensus on the diagnosis and management of ulcerative colitis: definitions and diagnosis［J］. J Crohns Colitis, 2008, 2（1）: 1-23.

［10］ Wang Y, Ouyang Q. Ulcerative colitis in China: retrospective analysis of 3100 hospitalized patients［J］. J Gastroenterol Hepatol, 2007, 22（9）: 1450-1455.

［11］ Gisbert JP, Chaparro M. Systematic review with meta-analysis: inflammatory bowel disease in the elderly［J］. Aliment Pharmacol Ther, 2014, 39（5）: 459-477.

［12］ Thia KT, Loftus EV, Sandborn WJ, et al. An update on the epidemiology of inflammatory bowel disease in Asia

［J］. Am J Gastroenterol, 2008, 103(12): 3167-3182.

［13］ Adler J, Dong S, Eder SJ, et al. Perianal Crohn's disease in alarge multicenter pediatric collaborative［J］. J Pediatr Gastroenterol Nutr, 2017, 64(5): e117-e124.

［14］ Van Assche G, Dignass A, Panes J, et al. The second European evidence-based Consensus on the diagnosis and management of Crohn's disease: definitions and diagnosis［J］. J Crohns Colitis, 2010, 4(1): 7-27.

［15］ Cosnes J, Cattan S, Blain A, et al. Long-term evolution of disease behavior of Crohn's disease［J］. Inflamm Bowel Dis, 2002, 8(4): 244-250.

［16］ Harvey RF, Bradshaw JM. A simple index of Crohn's-disease activity［J］. Lancet, 1980, 1(8167): 514.

［17］ Best WR, Becktel JM, Singleton JW, et al. Development of a Crohn's disease activity index. National Cooperative Crohn's Disease Study［J］. Gastroenterology, 1976, 70(3): 439-444.

［18］ Juillerat P, Mottet C, Pittet V, et al. Extraintestinal manifestations of Crohn's disease［J］. Digestion, 2007, 76(2): 141-148.

［19］ Thia KT, Sandborn WJ, Harmsen WS, et al. Risk factors associated with progression to intestinal complications of Crohn's disease in a population-based cohort［J］. Gastroenterology, 2010, 139(4): 1147-1155.

［20］ Burke JP, Mulsow JJ, O'Keane C, et al. Fibrogenesis in Crohn's disease［J］. Am J Gastroenterol, 2007, 102(2): 439-448.

［21］ Lichtenstein GR, Olson A, Travers S, et al. Factors associated with the development of intestinal strictures or obstructions in patients with Crohn's disease［J］. Am J Gastroenterol, 2006, 101(5): 1030-1038.

［22］ Neufeld D, Keidar A, Gutman M, et al. Abdominal wall abscesses in patients with Crohn's disease: clinical outcome［J］. J Gastrointest Surg, 2006, 10(3): 445-449.

［23］ Eglinton TW, Barclay ML, Gearry RB, et al.The spectrum of perianal Crohn's disease in a population-based cohort［J］. Dis Colon Rectum, 2012, 55(7): 773-777.

［24］ Ingle SB, Loftus EV. The natural history of perianal Crohn's disease［J］. Dig Liver Dis, 2007, 39(10): 963-969.

［25］ Peyrin-Biroulet L, Loftus EV, Colombel JF, et al. Long-term complications, extraintestinal manifestations, and mortality in adult Crohn's disease in population-based cohorts［J］. Inflamm Bowel Dis, 2011, 17(1): 471-478.

［26］ Jess T, Loftus EV, Velayos FS, et al. Risk of intestinal cancer in inflammatory bowel disease: a population-based study from olmsted county, Minnesota［J］. Gastroenterology, 2006, 130(4): 1039-1046.

［27］ Wahed M, Louis-Auguste JR, Baxter LM, et al. Efficacy of methotrexate in Crohn's disease and ulcerative colitis patients unresponsive or intolerant to azathioprine/mercaptopurine［J］. Aliment Pharmacol Ther, 2009, 30(6): 614-620.

［28］ D'Haens G, Baert F, van Assche G, et al. Early combined immunosuppression or conventional management in patients with newly diagnosed Crohn's disease: an open randomised trial［J］. Lancet, 2008, 371(9613): 660-667.

［29］ Buchmann P, Keighley MR, Allan RN, et al. Natural history of perianal Crohn's disease. Ten year follow-up: a plea for conservatism［J］. Am J Surg, 1980, 140(5): 642-644.

［30］ Doherty G, Bennett G, Patil S, et al. Interventions for prevention of post-operative recurrence of Crohn's disease ［J］. Cochrane Database Syst Rev, 2009,(4): CD006873.

第6章 炎症性肠病的外科治疗概述

（练 磊 兰 平）

炎症性肠病（Inflammatory bowel disease，IBD）的治疗强调多学科相结合的综合治疗模式。外科干预是 IBD 治疗的重要部分。尽管治疗 IBD 的新药不断涌现，但仍有相当一部分患者需要手术治疗。国外临床经验总结表明，近 70% 的克罗恩病（Crohn's disease，CD）患者以及约 30% 的溃疡性结肠炎（Ulcerative colitis，UC）患者最终需要外科手术干预[1]。有经验的外科医生在治疗时能够准确掌握手术时机，采用正确的手术方法，这对 IBD 患者的治疗效果至关重要。总体来说，UC 患者可经全结直肠切除术治愈，而 CD 的手术治疗常常仅是对其并发症的处理，并不能治愈疾病本身，且术后疾病的复发率相当高（一年内达 28.0%～93.0%）[2]。本章将分 UC 与 CD 两个部分进行阐述。

6.1 溃疡性结肠炎的外科治疗

医学界对 UC 病因的认识不断深入，UC 的外科治疗方式也经历了将近一个世纪的探索和演变[3]。UC 的特征是起源于直肠的慢性炎症，并不同程度地累及近端结肠，累及长度不一。目前，理论上认为，完全切除所有可能的病变组织可以治愈 UC。

UC 的手术方案根据急诊手术和择期手术而在策略上有所差别。急诊手术的指征包括对内科治疗无反应的急性发作以及威胁生命的并发症（如中毒性巨结肠、穿孔、出血等）。手术方式有：Blow-hole 结肠造口＋袢式回肠造口，次全结肠切除（Subtotal colectomy，STC）＋末端回肠造口，（Total proctocolectomy，TPC）＋末端回肠造口。择期手术根据病情不同而采用以下不同的术式：STC＋末端回肠造口，TPC＋末端回肠造口，TPC＋回结肠吻合（Ileal-rectal anastomosis，IRA），TPC＋回肠储袋肛管吻合术（Ileal pouch-anal anastomosis，IPAA），TPC＋可控性回肠造口。其中，吻合器"J"形 IPAA 是 UC 患者的首选手术方式（见图 6-1）。

6.1.1 手术指征

在大部分情况下，手术治疗对患者并发症的发生率、患者死亡率以及生活质量有显著的影响[4,5]。内科治疗失败（即难治性 UC）仍然是 UC 最常见的手术指征。由于患者症状无法控制、生活质量差、长期药物治疗（尤其是长期糖皮质激素治疗）存在的风险或副作用、治疗依从性差、生长发育迟缓等种种原因，患者可能在择期情况下选择手术[6]。

目前,临床上对 UC 中单灶性扁平低度不典型增生的处理仍存在争议。其进展为高度不典型增生的发生率为 0%～53%[7-10]。一项涉及 20 个研究的荟萃分析研究了 508 例伴有扁平低度不典型增生的 DALM(Dysplasia-associated lesion or mass)病例,其癌变风险为不伴有不典型增生 UC 病例的 9 倍(OR,9.0;95% CI,4.0～20.5),发展为其他进展期病变的风险为 12 倍(OR,11.9;95% CI,5.2～27.0)[11]。Bernstein 等[12]认为,低度不典型增生的癌变风险为 19%;在其随访的患者中,未经治疗的低度不典型增生患者有高达 29%发展为 DALM、高度不典型增生或者癌症。因此,该文作者建议对这

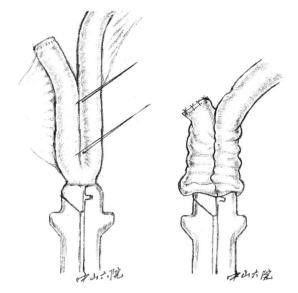

图 6-1 采用线性切割闭合器两次激发,制作"J"形储袋

部分患者应立即施行结肠切除术。而在另一项研究中,涉及了 60 例经内镜监测在扁平黏膜中发现低度不典型增生的病例,平均随访时间达 10 年,44 例(约 73%)病例在之后反复的结肠镜检查中可发现多处低度不典型增生,然而进展为高度不典型增生或者 DALM 者仅有 11 例(约 18%)[7]。由于不同组织病理学家对低度不典型增生的诊断差异较大,导致结果和建议较为混杂[9,13-15]。因此,在实际临床工作中,应告知患者持续内镜监测与外科治疗各自潜在的风险和获益,让患者作出选择[16]。

6.1.2 手术方式

1. 全结肠切除＋回直肠吻合术

全结肠切除＋回直肠吻合术要求有相对正常的直肠黏膜来保障吻合口的安全。因此,严重的直肠炎性改变和直肠扩张功能明显减退是该手术的禁忌证。尽管该术式相对简单,但其长期疗效欠理想,6 年以上的失败率为 12%～15%,且术后残留直肠在理论上存在癌变的可能性,术后仍应每年行内镜监测。对于无条件行 TPC＋IPAA 的老年患者或有生育要求的年轻女性患者,可考虑行此术式。

2. 全结直肠切除＋回肠造口术

伦敦伯明翰大学的 Brooke 医生于 1952 年首先报道了全新的并沿用至今的造口方法[17]。自 Brooke 报道其一期行全结直肠切除＋回肠造口术获得良好效果后,该术式便得到了普遍的认可。目前,该术式是 UC 的传统标准式式,在评价其他手术方式时应以此术式作为参照。尽管早期回肠造口相关并发症较多且 TPC＋IPAA 在近 30 年来已被广泛接受,但全结直肠切除＋回肠造口术对那些具有储袋失败高危因素(如肛管括约肌功能减弱,既往有肛门、阴道疾病)的患者仍为首选[18]。虽然该术式有不少并发症(如小肠梗阻,感染或瘘,持续性腹痛,性功能障碍,膀胱功能障碍及不孕等),但其远期并发症较 IPAA 少。

3. 全结直肠切除＋可控性回肠造口术

20 世纪 50 年代以后,全结直肠切除＋回肠造口术已成为 UC 的治愈性手术方式,但回肠造口患者需要长期佩戴收集粪便的器具,尽管 90%的患者接受佩戴粪袋,但多达 40%的患者仍然希望能

有所改进[19]。于是，一种体内"储袋"的手术方式应运而生。1969 年，瑞典的 Nils Kock 医生发明了 Kock 储袋[20]，并为 IPAA 的产生奠定了基础。早期的 Kock 储袋并没有设计可控性的活瓣样结构，后逐渐演变成年人为逆行性肠套叠构建可控性活瓣，并采用尿管排出液状的储袋内容物。Kock 储袋曾经一度在临床上得到较为广泛的使用，但该手术术后并发症较多，25% 的患者可出现早期并发症（如感染与梗阻），其远期并发症发生率更是高达 50%（主要为继发于活瓣滑脱或功能失调性的大便失禁和肠梗阻等），其中有 60% 的患者需再行活瓣修复术[21]。后来，虽亦有多种储袋固定及构建方式的探索[22-24]，但在 IPAA 出现后，该术式在临床上的应用还是变少了。

然而，可控性回肠造口术仍有临床应用价值，目前仅用于肛管括约肌功能不良、IPAA 手术失败需再次手术者以及不愿行 Brooke 回肠造口者[18]。

4. 全结直肠切除＋回肠储袋肛管吻合术

在 Kock 储袋的启发下，TPC ＋ IPAA 应运而生。1978 年，在动物实验的基础上，Parks 成功施行了 5 例"S"形回肠储袋肛管吻合术[25]。后来，日本的 Utsunomiya 报道了"J"形储袋[26]，由于其构建方式简便、疗效优越，迅速被广大结直肠外科医生所接受。目前，吻合器"J"形储袋（J-Pouch）IPAA 已成为 UC 患者的首选手术方式（见图 6-2）。该重建性术式恢复了消化道的连续性，保留了肛门括约肌的功能，避免了术后永久性造口的痛苦，开创了 UC 外科治疗的新时代。

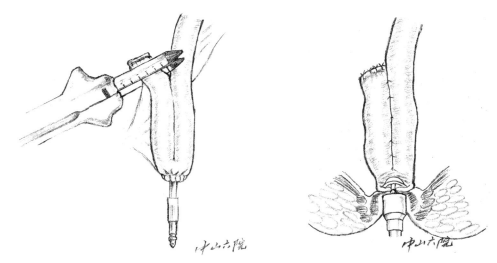

图 6-2　切除多余的"J"形储袋顶端，并做适当包埋后，经肛门置入圆形吻合器完成储袋肛管吻合。

目前，IPAA 是治疗 UC 的首选手术方式。该术式安全有效，并发症发生率约为 19%～27%，手术死亡率仅为 0.2%～0.4%，患者术后的生活质量接近正常人[18]。IPAA 的并发症主要为储袋相关并发症（如储袋炎）[27]和结直肠手术的一般并发症，由于盆腔分离，所以术后不孕及性功能障碍的发生率有所升高[28]。

（1）IPAA 的适应证和禁忌证。择期行 IPAA 的适应证包括药物治疗无效的顽固性 UC，激素依赖或不耐受，以及在结肠炎基础上发生黏膜不典型增生或恶变。合并严重并发症或药物治疗无效的 UC 急性发作通常需要急诊行结肠全 / 次全切除术，然后分期行直肠切除及 IPAA[18]。进展期低位直肠癌、肛门括约肌功能障碍及病理学确诊的 CD 是 TPC ＋ IPAA 的禁忌证。此外，尽管年龄不是绝对禁忌,但肛门括约肌的静息压和收缩压通常随着年龄的增长而下降。因此,对60岁以上的老年病例尤其需要加以注意,慎行IPAA。

（2）腹腔镜在IPAA中的应用。近年来,腹腔镜IPAA手术的开展率不断提高,腹腔镜手术的优点也开始体现。多项研究显示,虽然腹腔镜IPAA手术时间较长,但与开腹手术相比,腹腔镜IPAA可缩短患者术后禁食和住院的时间,降低术后腹腔和肺部感染的发生率,降低术后并发症的总体发生率。腹腔镜IPAA手术指征沿用已经明确的IPAA手术指征即可,并可根据技术条件进行病例选择[29, 30]。

6.1.3 手术时机

有条件时,可择期行IPAA。对于有下列情况者,应考虑先施行结肠全/次全切除及回肠造口术,再分期行直肠切除及IPAA:可疑CD,术前需要大剂量激素治疗,中毒性巨结肠,严重肥胖及重度营养不良患者。随着英夫利西单抗等生物制剂的广泛应用,需要考虑术前使用生物制剂所带来的额外风险。建议,对于最后一次使用英夫利西单抗距离手术时间不足12周的患者,应先行结肠次全切除术,以避免术后感染性并发症的发生。对于90%以上行IPAA的患者,需要行临时性回肠造口,一般于3个月后关闭造口。在关闭回肠造口前,应常规对储袋行造影和内镜检查,以明确储袋和吻合口的完整性。储袋手术涉及全结直肠切除、盆腔分离、储袋选择与制作等方面,ECCO指南建议应该在病例相对集中的中心进行,有经验的医生每年应开展储袋手术的例数在10例以上。

6.2 克罗恩病的手术治疗

CD的病因、临床表现及历史发展较UC更为复杂。CD的治疗方法经历了近100年的发展,但由于CD病因不明、临床表现复杂、患者之间异质性大,至今仍需不断探索更为合适的治疗手段[31]。20世纪30年代,在CD正式为人们所认识以后,其手术方式主要经历了为"转流病变肠段"而实施的"短路、旷置手术""广泛肠切除术"以及"切除病变肠段后端端吻合术"三个阶段。

大多数患者病变在小肠,伴或不伴结肠病变。约1/3的患者病变仅限于结肠或直肠。70%的患者在病程中至少接受过一次手术治疗,且可能因复发而需多次手术[32],而广泛切除小肠常导致短肠综合征的发生。因此,"保留肠管"是CD手术治疗策略的核心理念。对于存在严重结肠病变的患者,可慎重选择全结直肠切除或结直肠切除,视病变情况行结肠造口或回肠造口术,但因CD属透壁性炎症且有复发倾向,故一般不应行IPAA。目前,由于CD仍不可治愈,因此其手术的目的不是治疗疾病本身,而是针对并发症采取干预措施。CD的临床治疗应根据具体病情以药物治疗为主,而在有适应证的情况下,通过外科手术干预,可以达到消除或缓解症状,改善病情,提高患者生活质量的目的。然而,鉴于术后复发率和再手术率较高,外科医生应与消化科等多学科的医生展开协作,在充分了解患者病情的情况下,准确掌握手术适应证,选择合理有效的手术方式及最佳手术时机。

6.2.1 手术适应证

急性并发症、慢性并发症及内科治疗失败是CD的三大主要手术适应证。急性并发症是指中毒性结肠炎伴或不伴巨结肠、腹腔感染、出血、穿孔。慢性并发症是指不典型增生、生长迟缓、慢性肠梗阻以及肠外表现等。内科治疗无效有几种情况,包括药物治疗无反应、不完全反应、不良反应以及顺应性差。外科治疗的目的是解决并发症症状,提高患者的生活质量。而并发症的发生往往伴随着患者全身情况较差的状态,因此,必须做好充分的术前准备,如感染控制、营养支持等。除伴有大出血外,一般不宜施行急诊手术,而且除急诊手术外,择期手术都应在非活动期进行。此外,10%的 CD 患者会合并肛周病变,包括肛瘘、肛裂、皮赘等,如没有临床症状或症状较轻,则可不做处理,予以随访观察[33]。

6.2.2 手术方式

1. 肠段切除术

肠段切除术一般是首选手术方式。但复发与肠管保留是手术治疗 CD 必须权衡的两个问题。两者之间联系密切,且关系到患者最终的治疗效果和生活质量。总的来说,由于 CD 本身的疾病特点,外科手术偏于保守。虽然大部分患者保留 100cm 长的肠管即可维持生理需要,但复发的可能性常随着时间的推移而上升,患者最终可能需行多次肠段切除。而每一次切除都会增加患者出现短肠综合征以及相关代谢性并发症的风险。因此,对于已有肠段切除史的患者,慎行第二次肠段切除术。

对外科医生来说,切除范围是首要问题。不少医生对切缘与复发的关系进行了研究。1985 年,Krause 等[34]分析了 186 例 CD 病例,根据切缘(大于或小于 10cm)对患者进行分组比较,他们发现短切缘组的复发率为 83%,而长切缘组的复发率为 31%。然而,同年,Hamilton 等[35]通过术中冰冻切片发现,肉眼切缘与组织学切缘对术后复发或再手术率并无影响。目前,有关这方面的最佳证据来自于 1996 年 Fazio 等[36]进行的一项前瞻性随机对照研究,将 131 例病例分为短切缘组(切缘 2cm)以及长切缘组(切缘 12cm),虽然结果显示长切缘组复发率较低,但两组差异并无统计学意义。对于局限于回盲部的 CD 合并肠梗阻,局限性切除即可得到缓解。目前,认为并无必要进行扩大切除。基于保守的手术策略,短肠综合征的发生率已较以往大为降低。因此,对切除标本的病理检查不需要报告显微镜下切缘情况。

2. 狭窄成形术

虽然肠段切除术是治疗梗阻性 CD 的首选术式,但是由于 CD 具有复发倾向,多次的肠段切除必然会使患者承受短肠综合征的风险。为了避免多次肠段切除所造成的不良后果,非切除的外科技术也在具有短肠综合征风险的患者中不断地探索发展。针对肠道狭窄的狭窄成形术便是其中的代表术式之一。

1982 年,Lee 等[37]借鉴结核性肠狭窄的治疗经验,在 CD 患者中第一次使用狭窄成形术。此后,狭窄成形术在 CD 的治疗中开始得到应用。1994 年,梅奥医院的 Spencer 等[38]回顾性分析了 244 例因并发症行剖腹探查的 CD 病例,其中 35 例病例共接受了 71 次狭窄成形术,3 年内有症状复发的概率是 20%。1996 年,克利夫兰医院的 Ozuner 等[39]回顾性分析了 162 例行狭窄成形术的 CD 病例,同样认为在经选择的 CD 肠道狭窄患者中施行狭窄成形术是安全有效的。

目前,狭窄成形术的应用指征为:①广泛空肠回肠炎伴单个或多个较短的纤维化性狭窄;②既往有多次或者广泛肠段切除,有短肠综合征风险;③既往肠段切除后 1 年内复发狭窄;④单一的回结肠吻合狭窄；⑤十二指肠狭窄。对腹腔感染（合并脓肿、瘘管）、可疑肿瘤以及营养较差者，一般不宜行狭窄成形术。当在较短的肠段内有多个狭窄时，狭窄成形术往往难以达到解除梗阻的目的。狭窄成形术在 CD 合并肠梗阻中的应用尚存在争议。仅有小部分梗阻性 CD 患者可用狭窄成形术。对梗阻性 CD 患者行狭窄成形术所造成的问题有：①可能增加吻合口瘘的风险，复发率更高；②可能遗漏癌变，应考虑是否对病变进行活检以排除癌变；③远期有癌变的风险；④对狭窄成形术所保留的有疾病的肠管的吸收功能也存在疑问。虽然已有多项研究证明狭窄成形术的安全性，但在 CD 合并肠梗阻时，运用仍需慎重。

在狭窄成形术术式的选择上：对于较短的狭窄（狭窄段长度≤10cm），可采用 Heineke-Mikulicz 方式，即纵切横缝；对于狭窄段长度在 10～20cm 的狭窄段，可考虑使用侧侧狭窄成形术（Finney）。考虑到在行这种狭窄成形术后，从肠管伸出的憩室样囊腔可能导致细菌过度繁殖，且靠近憩室的输入段可能复发狭窄。改进而来的侧侧同向蠕动成形术则适用于狭窄段长度在 20cm 以上的狭窄患者。

3. 腹腔镜在 CD 中的应用

早年，腹腔镜的应用被认为因存在免疫抑制以及 CD 特殊的病理特点（如肠系膜短厚、粘连、组织脆性高等），会使手术难度升高，术后并发症增加。然而，2003 年 Bergamaschi 等[40]分析了 92 例行腹腔镜下和开放性回结肠切除术的 CD 病例，结果显示腹腔镜手术组术后 5 年小肠梗阻发生率（11.1％）较开放性手术（35.4％）低，且两者在复发率上没有差异。腹腔镜手术术后即使无法评价腹腔粘连的程度，再次手术时也可发现腹壁与肠管粘连较少，且再次手术时间缩短，出血量少，伤口美观。

复发性 CD 曾被认为是腹腔镜手术的禁忌证，主要原因是中转开腹风险高，术后并发症多。然而近期研究表明，采用腹腔镜手术治疗的原发性 CD 与复发性 CD 两组之间，发生肠瘘、中转开腹及术后并发症的差异无统计学意义。因此，对复发性 CD 仍可以考虑采用腹腔镜手术。

鉴于腹腔镜手术有中转开腹的可能性，有必要对相关影响因素进行评价。一般认为，年龄大于40 岁、腹部触及包块、术前营养不良、肠瘘等都是相关的危险因素，因此在选择手术方式时应当了解患者有无这些危险因素，尽量避免中转开腹。

6.2.3 肛周 CD 的外科治疗

2005 年，CD 的蒙特利尔分型方法也开始把肛周病变作为一个独立分类因素来考虑，现已经得到临床的普遍认可[41]。CD 的肛周病变可早于肠道症状出现[42]，包括肛周皮肤病变（皮赘、痔）、肛裂、肛管溃疡、狭窄、肛周脓肿、肛瘘、直肠阴道瘘、赘生物等，临床上引起肛周不适、疼痛、有渗出物等，对患者生活质量造成不同程度的影响。

肛周 CD 病变进展较慢，常无症状，部分可自愈。其治疗效果不佳常常是因为未使用最佳的药物治疗方案，肛门失禁大多由于手术造成。Alexander Williams 早在 1980 年就指出，肛周 CD 患者失禁的主要原因是手术过于积极，而非病变本身[43]。肛周 CD 肛瘘治疗的理想效果是使瘘管持续完全闭合，无脓肿形成，避免手术，改善患者生活质量。肛周 CD 的治疗应遵循以下原则：①主张多学科综合治疗；②个体化治疗；③如肠道 CD 处于活动期，则需首先或同时控制肠道活动性病变；④在肛周 CD 未引起临床症状或症状较轻时，则无须处理，但应予以随访观察；⑤外科手术应尽量保守。

　　肛周 CD 常需要联合药物与手术治疗。5-氨基水杨酸（5-Aminosalicylic acid，5-ASA）类药物以及糖皮质激素对肛周 CD 肛瘘的闭合作用不大。甲硝唑或环丙沙星有一定疗效，两者之间无显著性差异[44]。多数情况下，甲硝唑单药治疗对肛周 CD 肛瘘即有治疗作用[45, 46]，也可联合使用环丙沙星。硫唑嘌呤（AZA）或 6-巯基嘌呤（6-MP）在初治患者中的有效率接近 50%，但起效较慢[47]。生物制剂治疗（如抗肿瘤坏死因子抗体）可使一半以上患者的瘘管完全静止[48]。

　　对于肛周脓肿应给予充分引流。肛瘘主要采用非切割线挂线引流术。其他诸如直肠黏膜瓣前移术、臀大肌转移肌瓣术等适用于其他治疗失败的病例。对 CD 肛裂患者不应施行肛裂切除术，如 CD 肛裂患者同时存在直肠炎，应避免手术[49]。CD 肛周皮赘最为常见，常持续存在，但属良性病变，其大小、形状、性质各异。所以一般可见两种类型的肛周皮赘：①发绀色皮赘，较大，伴有水肿，质硬；②"象耳"皮赘，即扁平、基底较宽或者窄、质软的无痛性皮赘。前者常常是肛瘘或肛裂痊愈后遗留下的病变，手术切除后伤口难以愈合，因此是手术禁忌[50]；后者可能影响肛周卫生，可以安全切除[51]。

　　痔常无特殊不适，但如 CD 引起严重腹泻则可引起相应症状。由于手术切除常常导致伤口不愈合、感染、肛门狭窄等，所以一般也应避免包括外剥内扎、微创痔疮手术、套扎等在内的痔手术。在无任何肛门直肠 CD 的情况下，对经过审慎选择的患者也可进行手术切除或套扎[52]。

参考文献

［1］ Keswani RN, Cohen RD. Postoperative management of ulcerative colitis and Crohn's disease［J］. Curr Gastroenterol Rep, 2005, 7: 492-499.

［2］ 练磊, 沈博. 克罗恩病术后复发的治疗［J］. 医学新知杂志, 2010, 20（1）: 1-6.

［3. 练磊, 吴小剑, 谢明颢, 等. 炎性肠病外科百年历程［J］. 中华胃肠外科杂志, 2016, 19（1）: 31-36.

［4］ Sands BE. Fulminant colitis［J］. J Gastrointest Surg, 2008, 12: 2157-2159.

［5］ Pal S, Sahni P, Pande GK, et al. Outcome following emergency surgery for refractory severe ulcerative colitis in a tertiary care centre in India［J］. BMC Gastroenterol, 2005, 5: 39.

［6］ Cima RR. Timing and indications for colectomy in chronic ulcerative colitis: surgical consideration［J］. Dig Dis, 2010, 28: 501-507.

［7］ Befrits R, Ljung T, Jaramillo E, et al. Low-grade dysplasia in extensive, long-standing inflammatory bowel disease: a follow-up study［J］. Dis Colon Rectum, 2002, 45: 615-620.

［8］ Lim CH, Dixon MF, Vail A, et al. Ten year follow up of ulcerative colitis patients with and without low grade dysplasia［J］. Gut, 2003, 52: 1127-1132.

［9］ Connell WR, Lennard-Jones JE, Williams CB, et al. Factors affecting the outcome of endoscopic surveillance for cancer in ulcerative colitis［J］. Gastroenterology, 1994, 107: 934-944.

［10］ Ullman T, Croog V, Harpaz N, et al. Progression of flat low-grade dysplasia to advanced neoplasia in patients with ulcerative colitis［J］. Gastroenterology, 2003, 125: 1311-1319.

［11］ Thomas T, Abrams KA, Robinson RJ, et al. Meta-analysis: cancer risk of low-grade dysplasia in chronic ulcerative colitis［J］. Aliment Pharmacol Ther, 2007, 25: 657-668.

［12］ Bernstein CN, Shanahan F, Weinstein WM. Are we telling patients the truth about surveillance colonoscopy in ulcerative colitis?［J］. Lancet, 1994, 343: 71-74.

［13］ Eaden J, Abrams K, Ekbom A, et al. Colorectal cancer prevention in ulcerative colitis: a case-control study［J］. Aliment Pharmacol Ther, 2000, 14: 145-153.

［14］ Odze RD, Goldblum J, Noffsinger A, et al. Interobserver variability in the diagnosis of ulcerative colitis-associated dysplasia by telepathology［J］. Mod Pathol, 2002, 15: 379-386.

［15］ Gorfine SR, Bauer JJ, Harris MT, et al. Dysplasia complicating chronic ulcerative colitis: is immediate colectomy warranted?［J］. Dis Colon Rectum, 2000, 43: 1575-1581.

［16］ Ullman TA, Loftus EJ, Kakar S, et al. The fate of low grade dysplasia in ulcerative colitis［J］. Am J Gastroenterol, 2002, 97: 922-927.

［17］ Brooke BN. The management of an ileostomy, including its complications［J］. Lancet, 1952, 2: 102-104.

［18］ Ross H, Steele SR, Varma M, et al. Practice parameters for the surgical treatment of ulcerative colitis［J］. Dis Colon Rectum, 2014, 57: 5-22.

［19］ Pemberton JH, Phillips SF, Ready RR, et al. Quality of life after Brooke ileostomy and ileal pouch-anal anastomosis. Comparison of performance status［J］. Ann Surg, 1989, 209: 620-626, 626-628.

［20］ Kock NG. Intra-abdominal "reservoir" in patients with permanent ileostomy. Preliminary observations on a procedure resulting in fecal "continence" in five ileostomy patients［J］. Arch Surg, 1969, 99: 223-231.

［21］ Lepisto AH, Jarvinen HJ. Durability of Kock continent ileostomy［J］. Dis Colon Rectum, 2003, 46: 925-928.

［22］ Fazio VW, Tjandra JJ. Technique for nipple valve fixation to prevent valve slippage in continent ileostomy［J］. Dis Colon Rectum, 1992, 35: 1177-1179.

［23］ Barnett WO. Improving the continent ileostomy［J］. J Miss State Med Assoc, 1983, 24: 31-34.

［24］ Kaiser AM, Stein JP, Beart RJ. T-pouch: a new valve design for a continent ileostomy［J］. Dis Colon Rectum, 2002, 45: 411-415.

［25］ Parks AG, Nicholls RJ. Proctocolectomy without ileostomy for ulcerative colitis［J］. Br Med J, 1978, 2: 85-88.

［26］ Utsunomiya J, Iwama T, Imajo M, et al. Total colectomy, mucosal proctectomy, and ileoanal anastomosis［J］. Dis Colon Rectum, 1980, 23: 459-466.

［27］ Penna C, Dozois R, Tremaine W, et al. Pouchitis after ileal pouch-anal anastomosis for ulcerative colitis occurs with increased frequency in patients with associated primary sclerosing cholangitis［J］. Gut, 1996, 38: 234-239.

［28］ Counihan TC, Roberts PL, Schoetz DJ, et al. Fertility and sexual and gynecologic function after ileal pouch-anal anastomosis［J］. Dis Colon Rectum, 1994, 37: 1126-1129.

［29］ Causey MW, Stoddard D, Johnson EK, et al. Laparoscopy impacts outcomes favorably following colectomy for ulcerative colitis: a critical analysis of the ACS-NSQIP database［J］. Surg Endosc, 2013, 27: 603-609.

［30］ 吴小剑, 何晓生, 周旭毓, 等. 腹腔镜与开腹手术治疗溃疡性结肠炎的安全性和有效性对照研究的系统评价［J］. 中华胃肠外科杂志, 2008, 11（5）: 408-413.

［31］ Micic D, Rubin DT. Describing the clinical phenotypes of Crohn's disease: lessons from the past: commentary on: the broadening conception of regional ileitis［J］. Dig Dis Sci, 2014, 59: 6-8.

［32］ Shaffer VO, Wexner SD. Surgical management of Crohn's disease［J］. Langenbecks Arch Surg, 2013, 398: 13-27.

［33］　Strong S, Steele SR, Boutrous M, et al. Clinical practice guideline for the surgical management of Crohn's disease［J］. Dis Colon Rectum, 2015, 58: 1021-1036.

［34］　Krause U, Ejerblad S, Bergman L. Crohn's disease. A long-term study of the clinical course in 186 patients［J］. Scand J Gastroenterol, 1985, 20: 516-524.

［35］　Hamilton SR, Reese J, Pennington L, et al. The role of resection margin frozen section in the surgical management of Crohn's disease［J］. Surg Gynecol Obstet, 1985, 160: 57-62.

［36］　Fazio VW, Marchetti F, Church M, et al. Effect of resection margins on the recurrence of Crohn's disease in the small bowel. A randomized controlled trial［J］. Ann Surg, 1996, 224: 563-571, 571-573.

［37］　Lee EC, Papaioannou N. Minimal surgery for chronic obstruction in patients with extensive or universal Crohn's disease［J］. Ann R Coll Surg Engl, 1982, 64: 229-233.

［38］　Spencer MP, Nelson H, Wolff BG, et al. Strictureplasty for obstructive Crohn's disease: the Mayo experience［J］. Mayo Clin Proc, 1994, 69: 33-36.

［39］　Ozuner G, Fazio VW, Lavery IC, et al. Reoperative rates for Crohn's disease following strictureplasty. Long-term analysis［J］. Dis Colon Rectum, 1996, 39: 1199-1203.

［40］　Bergamaschi R, Pessaux P, Arnaud JP. Comparison of conventional and laparoscopic ileocolic resection for Crohn's disease［J］. Dis Colon Rectum, 2003, 46: 1129-1133.

［41］　Satsangi J, Silverberg MS, Vermeire S, et al. The Montreal classification of inflammatory bowel disease: controversies, consensus, and implications［J］. Gut, 2006, 55: 749-753.

［42］　Gray BK, Lockhartmummery HE, Morson BC. Crohn's disease of the anal region［J］. Gut, 1965, 6: 515-524.

［43］　Buchmann P, Keighley MR, Allan RN, et al. Natural history of perianal Crohn's disease. Ten year follow-up: a plea for conservatism［J］. Am J Surg, 1980, 140: 642-644.

［44］　Thia KT, Mahadevan U, Feagan BG, et al. Ciprofloxacin or metronidazole for the treatment of perianal fistulas in patients with Crohn's disease: a randomized, double-blind, placebo-controlled pilot study［J］. Inflamm Bowel Dis, 2009, 15: 17-24.

［45］　Bernstein LH, Frank MS, Brandt LJ, et al. Healing of perineal Crohn's disease with metronidazole［J］. Gastroenterology, 1980, 79: 357-365.

［46］　Brandt LJ, Bernstein LH, Boley SJ, et al. Metronidazole therapy for perineal Crohn's disease: a follow-up study［J］. Gastroenterology, 1982, 83: 383-387.

［47］　Dejaco C, Harrer M, Waldhoer T, et al. Antibiotics and azathioprine for the treatment of perianal fistulas in Crohn's disease［J］. Aliment Pharmacol Ther, 2003, 18: 1113-1120.

［48］　Present DH, Rutgeerts P, Targan S, et al. Infliximab for the treatment of fistulas in patients with Crohn's disease［J］. N Engl J Med, 1999, 340: 1398-1405.

［49］　Singh B, George BD, Mortensen NJ. Surgical therapy of perianal Crohn's disease［J］. Dig Liver Dis, 2007, 39: 988-992.

［50］　Keighley MR, Allan RN. Current status and influence of operation on perianal Crohn's disease［J］. Int J Colorectal Dis, 1986, 1: 104-107.

［51］　Singh B, Mcc MN, Jewell DP, et al. Perianal Crohn's disease［J］. Br J Surg, 2004, 91: 801-814.

［52］　Wolkomir AF, Luchtefeld MA. Surgery for symptomatic hemorrhoids and anal fissures in Crohn's disease［J］. Dis Colon Rectum, 1993, 36: 545-547.

第二部分

炎症性肠病病理鉴别诊断

第7章 感染性肠炎

（李 君 许晶虹 Katherine Sun 石雪迎）

7.1 常见病毒性肠炎

病毒性肠炎（Viral enteritis）十分常见，其多见于儿童及青少年，且在免疫缺陷及慢性肠道病变人群中的感染率也不低。引起肠炎的病毒种类繁多。儿童病毒性肠炎多由轮状病毒（Rota virus）、呼肠孤病毒（Reo virus）等引起。青少年及成年患者多因感染诺沃克类病毒（Nowalk virus）及夏威夷病毒（Hawaii virus）而致病。此外，嵌杯样病毒（Calici virus）、肠腺病毒（Enteric adeno virus）、星状病毒（Astrovirus）、柯萨奇病毒（Coxsackievirus）、冠状病毒（Coronavirus）等亦可引起胃肠炎。除了上述这些病毒感染以外，还有免疫功能低下者合并的机会性感染，主要包括巨细胞病毒（Cytomegalovirus，CMV）、EB病毒（Epstein-Barr virus，EBV）、人细小病毒B_{19}（Human parvovirus B_{19}）和疱疹病毒（Herpesvirus，HSV）感染。这些病毒感染具有肠道侵袭性，可能造成原有疾病的迁延和加重，甚至导致严重的并发症。虽然病毒不是炎症性肠病（Inflammatory bowel disease，IBD）的病因，但感染病毒后，IBD的病情会加重。因此，在IBD的发展过程中，病毒感染会与其互相影响。在IBD治疗效果不佳尤其是治疗过程中病情突然恶化时，应高度警惕某些病毒感染的可能。此外，越来越多的研究发现上述几类条件致病病毒感染在免疫正常的人群中亦可发生[2]。

各种病毒性肠炎的临床表现十分相似，大多表现为一般性的消化道症状，如恶心、呕吐、腹胀、腹痛及不同程度的腹泻。腹泻以排水样便或稀便为主。部分患者可有发热及全身不适等症状。免疫功能正常者感染病毒后一般病程短，有自限性，及时治疗则病死率低；而免疫功能低下者病程往往反复，迁延不愈，有时表现为肠道巨大溃疡，甚至出现穿孔及严重出血等肠道病变。多数病毒性肠炎的病理改变缺乏特异性，仅表现为肠上皮细胞变性、坏死及再生，吸收细胞及成熟杯状细胞减少，绒毛变短，伴有不同程度的淋巴细胞浸润或糜烂、溃疡等非特异性改变。因此，除个别病毒（如CMV）感染以外，大多难以仅靠形态变化来确定引起肠炎的病毒类型。病毒性质的确定以往有赖于血清学检查、病毒分离或电镜观察等，近年来开展的肠黏膜活检加相关病毒的免疫组织化学染色或原位杂交亦可明确病毒的类型。

7.1.1 轮状病毒肠炎

轮状病毒是6个月龄～2岁婴幼儿秋冬季腹泻的主要病原。其由内、外两层衣壳及含11个片段的双股 RNA 核心组成。根据组成内层衣壳的主要蛋白质（VP6，即病毒 6 号蛋白）的抗原性不同，通过酶联免疫吸附试验（Enzyme-linked immuno sorbent assay, ELISA）及补体结合试验等，可将病毒分为 A、B、C、D、E 等属。引起婴幼儿秋冬季腹泻的轮状病毒为 A 属，引起成年人腹泻的轮状病毒为 B 属。此外，B 属及其他属轮状病毒与动物感染相关。轮状病毒主要侵犯十二指肠及空肠近端黏膜上皮细胞，使绒毛顶端上皮脱落，绒毛变短，脱落上皮被隐窝新生的上皮取代，固有层可见淋巴细胞浸润。这些新生上皮细胞不够成熟，缺乏双糖酶。腹泻发生机制与绒毛破坏影响吸收、双糖酶缺乏、上皮细胞损伤、进入肠腔的分泌物有所增加有关。其确诊主要依据大便轮状病毒抗原的检测。

7.1.2 腺病毒肠炎

腺病毒肠炎主要见于儿童，临床表现主要为急性腹泻，少数情况可因回肠淋巴组织增生造成肠套叠而需要外科介入。免疫缺陷患者［如艾滋病（Acquired immune deficiency syndrome, AIDS）和接受器官移植的患者］及炎症性肠病的患者亦可发生腺病毒感染[3]，且后者往往（约 75%）合并巨细胞病毒感染。其在显微镜下表现为非特异性炎症，可伴上皮的损伤。仔细观察可发现，受感染的上皮细胞内出现暗紫色污迹样或核内包涵体，这些包涵体呈新月形、镰刀形，周围有不显眼的透明空晕（见图 7-1）。其确诊可依据免疫组化及原位杂交的检测（见图 7-2）。

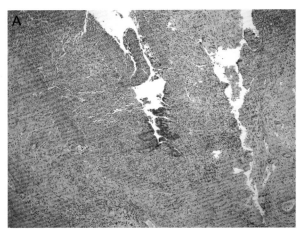

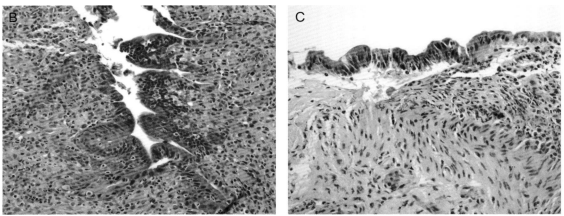

图 7-1　1 岁婴儿小肠腺病毒感染。A：镜示黏膜上皮糜烂缺失，间质非特异性炎症（100×）。B：Smudgy 核（400×）。C：凋亡小体和 Smudgy 核（400×）。

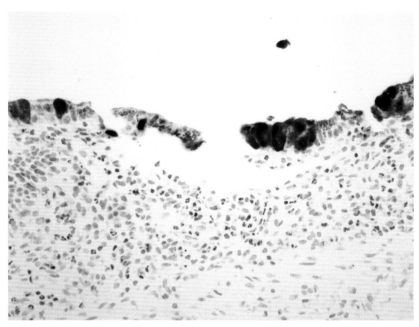

图 7-2　1 岁婴儿小肠的腺病毒免疫组织化学染色结果（400×）。

7.1.3　巨细胞病毒肠炎

巨细胞病毒（CMV）肠炎是最常见的病毒性肠炎之一。正如上所述，巨细胞病毒肠炎不仅发生于免疫功能低下的患者，还可发生于免疫功能正常的人群，后者以老年人多见[4]，这与所谓的免疫衰老（CD4[+]自然杀伤细胞减少、CD4/CD8 细胞比例倒置和 CD8[+]细胞功能受损）有关。潜伏性感染的巨细胞病毒复活可能进一步损害老年人的免疫系统，从而加快巨细胞病毒感染的发展。不同人群感染巨细胞病毒肠炎的临床症状相似，表现为非特异性腹泻、腹痛、便血、黑便或发热等，严重时可因溃疡导致大量出血或穿孔，而出现全身症状。病变可累及胃肠道任何部分，其中最常累及结肠。

免疫功能正常的巨细胞病毒肠炎患者内镜检查往往显示黏膜水肿、出血、孤立性或多发表浅溃疡，有时病变非常微小，难以察觉。CT 扫描可显示肠壁增厚，不太常见的肠腔扩张或狭窄。这些患者预后较好，大多病程呈自限性，部分经治疗后痊愈，仅极少的患者会死于其他合并症。

免疫功能缺陷/低下的患者在感染 CMV 后，内镜检查可表现为孤立、多发性甚至深在性溃疡，弥漫性急性炎性或缺血性肠病改变，少数情况肉眼观可似正常黏膜。

CMV 是 IBD 患者尤其是溃疡性结肠炎（Ulcerative colitis，UC）患者最常见的病毒感染，且 UC 患者合并 CMV 感染时并没有特异性的肠镜表现，通过内镜观察难以区分是单纯的活动性 UC 还是合并有 CMV 活动性感染。一般认为，广泛的黏膜缺损、极易出血性、凿斑样溃疡、纵形溃疡及鹅卵石样改变在 CMV 感染中更易出现。UC 患者合并 CMV 感染的镜下表现（见图 7-3）与 UC 镜下表现相似：肠黏膜正常或出现糜烂，可伴溃疡形成，肠腺体可减少甚至消失，残留上皮可见较多凋亡小体，表面偶见假膜形成。间质炎症从轻微到严重均可见，浸润的炎症细胞可以是以大量中性粒细胞、嗜酸性粒细胞和活化的淋巴细胞为主的急性炎症细胞，也可以由是激活淋巴细胞、小淋巴浆细胞组成的慢性炎症细胞。大部分被 CMV 感染的病例会出现具有特征性改变的细胞。这类细胞体积明显增大，尤以核增大为明显，核内可见巨大的嗜异染性的包涵体，大者直径可达到 30μm 以上，包涵体周围可见空晕；胞浆内亦可见到大小不一的包涵体。这些细胞包括肠腺上皮细胞、血管内皮细胞及间质组织细胞等（见图 7-4～图 7-7）。少数情况下，CMV 包涵体可见于中性粒细胞或神经细胞等细胞核。这些感染细胞多见于黏膜血管周围及溃疡基底部。应用 CMV 抗体作免疫组化，不仅可确定包涵体内的 CMV（见图 7-8），而且在没有包涵体的细胞中亦可证实 CMV 的存在，所以这是一种既具有特异性又对 CMV 十分敏感的检测方法。

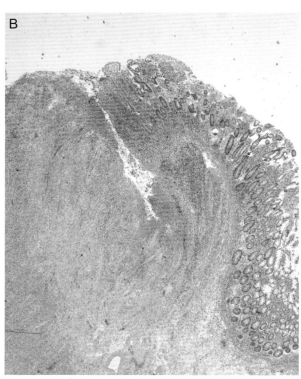

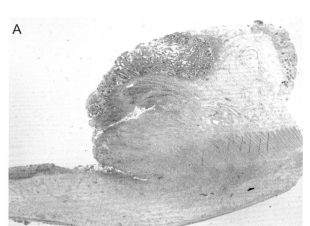

图 7-3　UC 患者合并 CMV 感染。A：黏膜缺失，溃疡形成（20×）。B：黏膜缺失，溃疡形成，间质有较多炎症细胞浸润（40×）。

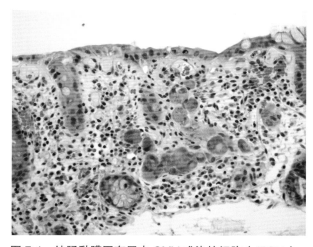

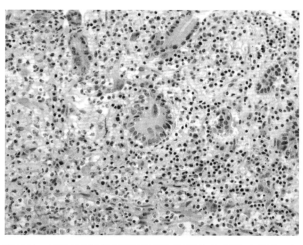

图 7-4　结肠黏膜固有层内 CMV 感染的细胞（400×）。

图 7-5　CMV 感染性肠炎受感染的腺上皮细胞（400×）。

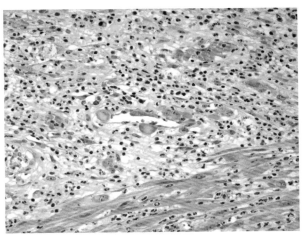

图 7-6 CMV 感染的血管内皮细胞（400×）。

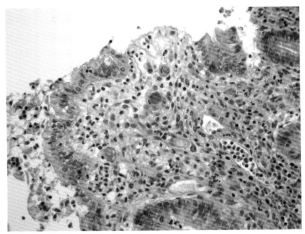

图 7-7 CMV 感染的固有层内间质细胞（400×）。

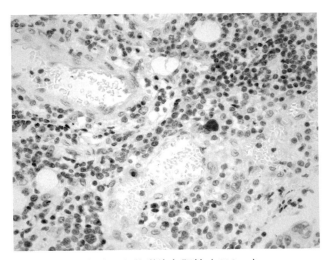

图 7-8 CMV 免疫组织化学染色阳性（400×）。

7.1.4 EB 病毒肠炎

EB 病毒（EBV）不仅以潜伏感染的形式广泛存在于健康人群，而且与传染性单核细胞增多症、Burkitt 淋巴瘤、霍奇金淋巴瘤、NK/T 细胞淋巴瘤等一些感染性疾病或肿瘤关系密切。除此之外，EBV 还与一些可能介于肿瘤和非肿瘤之间的淋巴组织增殖性疾病有关，如慢性活动性 EB 病毒感染（Chronic active Epstein-Bar virus infection, CAEBV）。CAEBV 是一组或一类疾病，在临床表现、病理形态、细胞克隆性方面都呈现出多样性和谱系样特征，其中病理学上表现为大量淋巴细胞增生和浸润，这些细胞可呈多克隆、寡克隆或单克隆性[5]。正常人群感染 EBV 表现为传染性单核细胞增多症，其中一部分患者可出现 EBV 相关性胃炎和结肠炎的并发症。IBD 患者如有腹泻，同时出现发热、咽炎和颈部淋巴结肿大等症状，则临床需排除 EBV 感染的可能。其中，UC 患者肠道 EBV 感染率大于克罗恩病（Crohn's disease, CD）患者。EBV 感染可导致 IBD 的病情加重，这时需减少免疫抑制剂的使用，而不是加用免疫抑制剂，同时需行抗病毒治疗。因此，区别是 EBV 感染累及胃肠道还是 IBD 本身的病情加重，意义重大。内镜可见肠黏膜多发糜烂或溃疡，镜下肠黏膜、黏膜下层和肌层有一些核轻度异型、中到小淋巴细胞浸润，同时伴有一些组织细胞、中性粒细胞和浆细胞混杂浸润（见图 7-9 和图 7-10）。这些改变并不特异，容易被误诊为炎症性疾病。免疫标记显示，这些核轻度异型的细胞为 T 细胞，且 EBV 编码的小 RNA（Epstein-Barr virus-encoded small RNA, EBER）呈阳性（见图 7-11）。这些肠道病变可以是自限性的，也可能是 CAEBV 的肠道表现。病理医生不能只根据形态，还必须要结合临床特征、免疫表型和 EBV 感染情况综合分析，才能作出正确诊断。重要的是，在考虑 EBV 感染性肠病时，一定要排除肠道相关的淋巴瘤。①肠道结外鼻型 NK/T 细胞淋巴瘤：这类淋巴瘤临床上浸润性强，进展迅速，鼻咽部常受累及，病理上往往呈浸润性生长，如不治疗，预后差。②非特殊型外周 T 细胞淋巴瘤：特点是很少出现中度以上发热。多数病例的淋巴细胞有明显异型性，常有透明细胞。所有病例呈 CD4$^+$、CD8$^-$，很少表达细胞毒性分子（颗粒酶 B、TIA-1）。很少能检测到 EBER 阳性淋巴细胞。

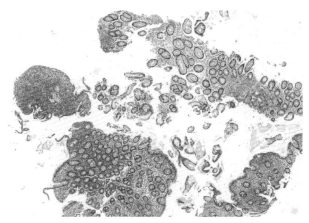

图 7-9　EBV 感染性肠炎，镜示肠黏膜部分糜烂，间质炎症细胞浸润（50×）。

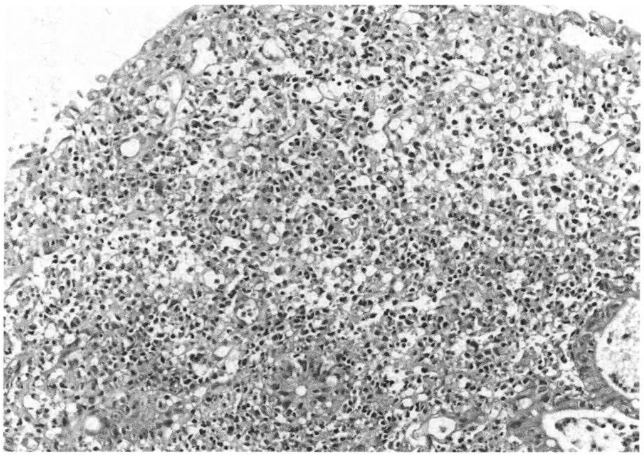

图 7-10　EBV 感染性肠炎，镜示肠黏膜炎症细胞不均一，可见一些核轻度异型、中到小淋巴细胞浸润（400×）。

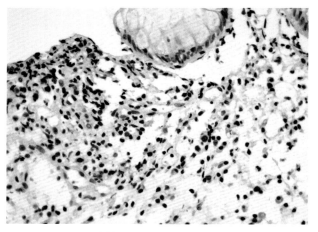

图 7-11　EBV 感染性肠炎，镜示部分淋巴细胞 EBER 阳性（400×）。

7.1.5　单纯疱疹病毒肠炎

不管是免疫缺陷患者还是免疫功能正常者，胃肠道的单纯疱疹病毒（HSV）感染最常引起 HSV 食管炎。广泛的 HSV 肠炎在成年人中较为罕见。仅有数例 HSV 肠炎的文献报告，其均与内源性或外源性免疫抑制剂的使用相关[6]。HSV 感染的临床表现是非特异性的，目前较可靠的诊断方法为组织学和 HSV-DNA PCR 技术及免疫组化法。

7.2　常见细菌性肠炎

多种细菌可引起肠炎，包括弯曲菌、沙门菌、志贺菌、大肠杆菌、分枝杆菌、金黄色葡萄球菌、淋球菌及耶尔森菌等。虽然引起肠炎的细菌种类繁多，但所导致的形态改变基本可以归为以下 3 类：①不引起或仅导致轻微组织学改变的（如霍乱）；②引起急性自限性肠炎或局灶性活动性肠炎的（如弯曲菌、志贺菌）；③引起诊断性组织学改变的（如假膜性肠炎、肉芽肿性炎）。产生毒素的病原菌所导致的形态学改变通常比直接侵入肠黏膜的病原菌轻微。总体上，组织学评估虽然有助于提示感染，但仅少数诊断性组织学改变对感染的病原体种类有具体提示意义。因此，感染性结肠炎的诊断应根据临床表现、组织学特征、实验室检查结果和治疗反应综合考虑。

本节仅介绍以急性肠炎和局灶性活动性肠炎模式为主要表现的普通急性细菌性肠炎的基本特征，以及可引起诊断性组织学改变的难辨梭状芽孢杆菌结肠炎和肠结核。

7.2.1　普通急性细菌性肠炎

大多数细菌感染引起的腹泻表现为急性起病，水样或血性腹泻，可有发热等全身症状，多数呈自限性，部分迁延时间稍长，在临床表现、内镜下和影像学表现上均可以类似于活动性 IBD，临床医生往往希望病理医生对此两种疾病加以鉴别。

1. 组织学改变

在显微镜下，病变可以表现为急性肠炎模式和局灶性活动性肠炎模式，包括黏膜水肿、炎症细胞密度增加。炎症细胞浸润往往呈带状，首先累及黏膜上层和中层。浸润的炎症细胞包括中性粒细胞和淋巴浆细胞，以中性粒细胞为主。中性粒细胞常围绕在毛细血管和隐窝周围，也可浸润上皮，引起隐窝炎和隐窝脓肿，但隐窝脓肿比 UC 中少见。黏膜表面仍保持原有结构或略有变形，隐窝上皮黏液缺失、变扁平或呈反应性改变（见图 7-12）。隐窝仍保持平行排列，上部可有扩张[7, 8]。局灶性活动性肠炎是指黏膜活检标本中有呈片状分布的炎症，而某些区域保持基本正常的结构，局部区域的炎症细胞增加，伴有局灶结构变形。该种黏膜炎症模式可见于 CD、局部缺血、NSAIDs 使用者以及肠镜检查前的肠道准备所致，但更多见于急性感染性肠炎患者[9-11]。

2. 与 IBD 的鉴别诊断

普通急性细菌性肠炎表现为急性肠炎模式者，由于炎症连续弥漫分布，存在隐窝炎、隐窝脓肿等，常需要与 UC 鉴别[8]；而表现为局灶性活动性肠炎模式者，由于炎症呈间断、灶状分布，需要与 CD 或治疗后的 UC 相鉴别[10, 11]（见表 7-1）。最重要的组织学鉴别特征包括以下几个方面。①隐窝结构的变化。当患有急性感染性结肠炎时，尽管腺上皮可被破坏，但隐窝外形轮廓基本结构保持正常，隐窝仍整齐且相互平行地排列在黏膜肌层上；如出现非淋巴滤泡部位的隐窝结构扭曲,结肠表面呈绒毛状结构,则应考虑IBD。②炎症细胞分布特点。当患有急性感染性结肠炎时,炎症细胞主要分布于固有膜上部,而缺乏IBD特征性的基底部淋巴细胞聚集和浆细胞增多现象。③炎症细胞类型。急性细菌性肠炎和IBD活动期均可表现为混合性炎症细胞浸润,但前者常以中性粒细胞浸润为主,在固有膜和隐窝内均可见,形成隐窝脓肿的数量较少。单纯的中性粒细胞浸润一般不见于IBD。④化生和萎缩。急性细菌性肠炎缺乏幽门腺化生和Paneth细胞化生等慢性炎症表现,没有隐窝密度减低和短缩现象。

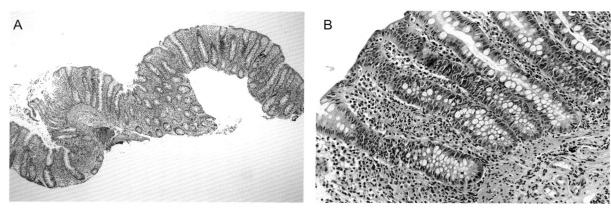

图7-12 普通急性细菌性肠炎。A：低倍镜示黏膜局灶糜烂,但结构基本保存,隐窝平行排列,无变形。黏膜间质增宽,弥漫性炎症细胞浸润,无基底浆细胞增多现象,可见新鲜出血。B：高倍镜示固有膜内中性粒细胞、淋巴细胞和浆细胞浸润,以黏膜中上部为著。中性粒细胞多位于间质内,部分浸润上皮形成隐窝炎,未见隐窝脓肿。

表7-1　普通急性细菌性肠炎与IBD的组织学鉴别

病变特征	IBD	普通急性细菌性肠炎
黏膜和隐窝结构变化		
黏膜表面绒毛状	＋	－
隐窝扭曲变形	＋＋	－
腺体萎缩	＋	－
间质水肿、出血	－	＋
炎症细胞浸润		
单纯中性粒细胞浸润	－	＋
急慢性炎症细胞混合存在	＋	＋/－
基底淋巴细胞聚集	＋＋	－
基底浆细胞增多	＋＋	－
肉芽肿	＋	＋/－
上皮化生	＋	－

7.2.2　难辨梭状芽孢杆菌结肠炎

难辨梭状芽孢杆菌是医源性腹泻最常见的原因。服用任何有利于难辨梭状芽孢杆菌生长的抗生素均可能导致抗生素相关性腹泻,以克林霉素、氨苄青霉素和头孢菌素导致者最多见,口服比注射更易导致腹泻。免疫缺陷的患者对难辨梭状芽孢杆菌尤其易感[12]。另外,化疗也可能引起难辨梭状芽孢杆菌相关性腹泻[13]。难辨梭状芽孢杆菌感染的临床表现多样,可以是无症状携带,也可以是典型的假膜性结肠炎、严重的中毒性巨结肠等[14]。症状通常发生在抗生素治疗期间,偶尔也可以延迟[15]。

1. 大体病理和组织学表现

在疾病的早期,黏膜表面可见局灶性斑块样黄白色的假膜,直径为 2～10mm。斑块基底部黏膜呈红斑样,小的病变可类似 CD 的阿弗他溃疡;严重的病例斑块相互融合,覆盖于较大面积的肠黏膜表面[16]。直肠和乙状结肠是最易受累的肠段,但约 10% 病例的病变局限于近段结肠,偶尔也可累及小肠远端[17]。显微镜下,结肠隐窝表浅部分可见片块状坏死,坏死物和上皮细胞与炎症渗出物在隐窝内聚集,导致受累的隐窝扩张,最终渗出物和坏死细胞碎片喷出至黏膜表面,形成喷射状或蘑菇云状外观,坏死的核碎屑和中性粒细胞常在渗出物中呈线状排列(见图 7-13)。由于渗出物中含有较多纤维素,可相互联结形成假膜,覆盖在坏死隐窝和邻近相对正常的结肠黏膜表面,与缺血性肠炎所见类似,但真正的缺血性肠炎常有更广泛的固有层玻璃样变[18, 19],革兰氏染色可见阳性芽孢杆菌。早期病变或诊断性病灶之间的黏膜偶尔可呈局灶性活动性结肠炎模式。病变后期,假膜斑片相互融合,隐窝完全坏死,仅在原有隐窝部位残留下扩张的空腔。隐窝上皮破坏虽严重,但外形轮廓无变形,排列整齐,境界清楚。严重者可以发生中毒性巨结肠和穿孔[15]。急性缺血性肠病后期当发生再灌注和继发感染时,与假膜性结肠炎几乎无法区分。通常,有灶状纤维化的区域则更倾向于缺血性肠病;若内镜下可见连续的假膜形成,则更倾向难辨梭状芽孢杆菌感染[18]。

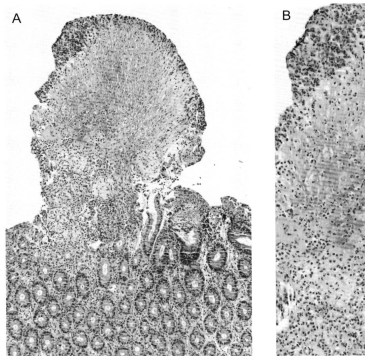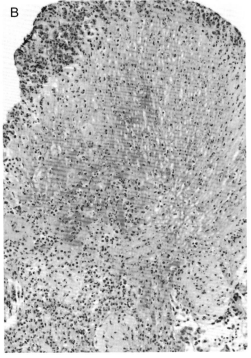

图 7-13 假膜性肠炎。A:中倍镜示结肠黏膜局灶隐窝表浅部破坏糜烂,坏死细胞碎片和渗出物喷出至黏膜表面,形成蘑菇云状外观。B:为 A 图的高倍镜,显示坏死的核碎屑和中性粒细胞在渗出的纤维素中呈线状排列。

尽管形态学上有一定的提示作用，但难辨梭状芽孢杆菌感染的确诊应该依据粪便检查结果。检测方法包括用 PCR 法检测难辨梭状芽孢杆菌基因，用酶联免疫法检测细菌毒素 A、B 及细菌产生的谷氨酸脱氢酶，以及细菌培养。目前，用 PCR 检测细菌基因的方法已成为优先推荐的确诊手段[20, 21]。极少数难辨梭状芽孢杆菌感染患者可以自愈，但多数需要甲硝唑或万古霉素等药物治疗。近来，粪菌移植治疗法逐渐引起重视[20, 21]。

2. IBD 与难辨梭状芽孢杆菌感染的鉴别

虽然 IBD 患者发生难辨梭状芽孢杆菌感染的风险增高[22-26]，但 IBD 发作与难辨梭状芽孢杆菌感染的区分却非常困难，因为两者的临床症状和化验室检查结果相似，且 IBD 患者发生的难辨梭状芽孢杆菌感染性肠炎常不出现普通人群感染时的典型表现，例如，缺乏抗生素应用史[27]，内镜下常无假膜形成[28, 29]，组织学检查仅可见 IBD 的背景特征等。因此，诊断更依赖于粪便 PCR 检查。

7.2.3 肠结核

结核病是我国的重大传染病之一。虽然从 2001 年开始，政府全面推行现代结核病控制策略，使我国结核病疫情上升势头得到有效遏制，痰涂片阳性的肺结核患病率 10 年间下降了 63%[30, 31]，但我国仍是全球 22 个结核病高负担的国家之一，年发患者数约为 130 万，占全球发病人数的 14%，位居全球第二位。绝大多数肠结核患者继发于空洞性肺结核和痰结核菌阳性，少数因饮用未经充分消毒的含有结核杆菌的牛奶而引起原发性肠结核。结核菌侵入肠道内首先累及肠壁淋巴组织，可引起小肠结肠炎、出血、穿孔、梗阻、瘘管形成、狭窄、吸收障碍和分泌性腹泻，需要与 CD、白塞病、癌症等相鉴别。

1. 大体病理和组织学表现

大体上，肠结核病变呈节段性，可累及肠道各部位，但以回盲部最常见（约占 90%），回盲瓣常因受累而结构不清。其他受累部位依次为升结肠、直肠、回肠、降结肠、乙状结肠和十二指肠，与肠道淋巴组织分布的规律大致相同[32]。经典的肠结核分为溃疡型和增殖型两种。溃疡型肠结核较多见，典型者细菌沿肠壁环形淋巴管扩散形成环形溃疡，溃疡长轴与肠管的长轴垂直，溃疡边缘呈潜掘状，底部附有干酪性坏死物。这种溃疡的形态特点不同于 CD 的纵行溃疡，有助于鉴别。增殖型结核相对少见，病变以受累肠壁高度增厚、肠腔狭窄为特点，黏膜可发生糜烂、形成息肉。部分病例表现为两种形态的混合，即在肠壁增厚、肠腔狭窄的基础上出现溃疡。

组织学上，干酪样坏死性上皮样肉芽肿是肠结核的诊断性特征（见图 7-14）。其他在 CD 中常见的组织学改变，诸如黏膜糜烂、溃疡、淋巴组织增生、炎症累及肠壁全层、溃疡周围慢性炎症改变（包括幽门腺化生等），亦可见于结核病。活检如未能取到肉芽肿或肉芽肿缺乏中心干酪样坏死，则鉴别诊断就会非常困难。因此，经常需要对临床怀疑肠结核的病例进行连续切片，努力寻找肉芽肿，同时进行抗酸染色和结核杆菌 PCR 检测，以寻找病原学证据。手术切除标本诊断相对容易，可见肉芽肿分布于整个肠壁，包括肠系膜淋巴结。多数病例肉芽肿中可找到数量不等的干酪样坏死。溃疡相对宽大，通常没有深凿状的裂隙溃疡。全层炎仅见于溃疡部位，远离溃疡处缺乏炎症改变。

2. 结核病肉芽肿的鉴别诊断

尽管干酪样坏死是鉴别结核病肉芽肿与 CD 肉芽肿的重要线索，但活检标本中并不是总能出现干酪样坏死。如果肉芽肿数量多、体积大并相互融合，则更支持结核病的诊断而不是 CD[32-34]（见表 7-2 和图 7-15）。需要注意的是，有些经过治疗的肠结核患者由于肠腔狭窄无法缓解而行手术切除时，可因结核病不处于活动期，切除标本内肉芽肿稀少且缺乏干酪样坏死，病原学检查往往也呈阴性，而易被误诊为 CD。因此，诊断时需结合病史，避免误诊。

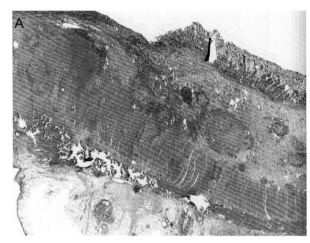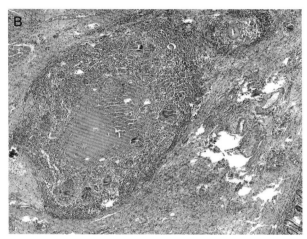

图 7-14 肠结核。A：肠结核切除标本可见肉芽肿分布于肠壁全层，肉芽肿周围淋巴细胞套明显。B：高倍镜示肉芽肿中央的干酪样坏死。

表 7-2 活检标本 CD 肉芽肿与结核病肉芽肿的鉴别要点

鉴别要点	CD 肉芽肿	结核病肉芽肿
位置	位于隐窝间或黏膜下	位于黏膜下或上皮样细胞在肉芽组织周边栅栏样排列
大小	较小，直径多小于 200μm，可见微小肉芽肿	较大，直径多大于 400μm
每节段活检中的数量	多小于 5 个	常大于 5 个
分布	多孤立，散在	可相互融合
干酪样坏死	无	有
抗酸染色 /PCR	－	＋ / －

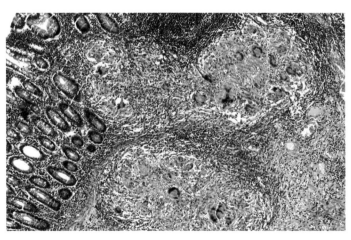

图 7-15 肠结核活检标本。尽管缺乏干酪样坏死，但肉芽肿数量多、体积大并相互融合均提示为结核病。

　　耶尔森菌感染是另外一种经常导致肉芽肿性炎的病因，在西欧和北欧相对多见，寒冷季节高发。其主要因食用被污染的食物所致。猪是人类感染的主要宿主，猫、狗也可传播本病[35]。多数感染为自限性，体弱和免疫功能低下者病情较严重。病变以累及回盲部和阑尾区域为主，大体表现为肠壁增厚、充血、溃疡和水肿，黏膜溃疡可呈口疮样、局限性或弥漫性，但相对表浅，肠系膜淋巴结可肿大。组织学上可见黏膜溃疡、隐窝炎、淋巴组织增生和全壁炎，炎症成分多样。具有诊断特征的是伴有中心坏死的化脓性肉芽肿，多位于黏膜层和黏膜下层，也可出现在浆膜层。小肠绒毛可以发生萎缩，但缺乏隐窝变形等慢性炎症改变[36]。细菌培养、血清学检查和细菌基因 PCR 检测等病原学检查可确诊。同样需要注意的是，尽管肠结核肉芽肿发生的坏死多为干酪样坏死，但靠近肠腔面的肉芽肿可因继发感染而发生化脓性炎症，形成类似耶尔森肠炎的化脓性肉芽肿（见图 7-16），需加以鉴别。

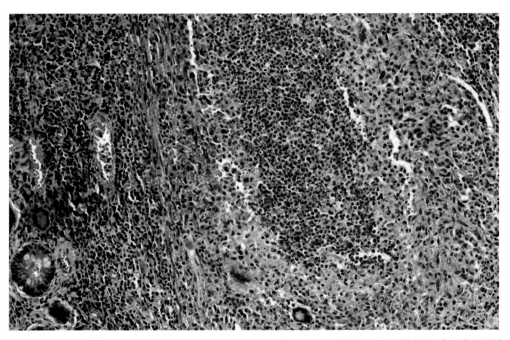

图 7-16　肠结核切除标本。可见靠近肠腔面的肉芽肿中央并非典型的干酪样坏死，而是小脓肿，类似耶尔森菌感染的肉芽肿形态。

7.3　常见真菌性肠炎

　　有临床意义的肠真菌感染主要见于免疫抑制患者，极少见于免疫正常的患者[37]。常见的致病真菌有组织胞浆菌、隐球菌、念珠菌、毛霉菌和曲霉菌等。总之，在诊断真菌性肠炎时，需高度怀疑其是否与细菌性结肠炎重叠。

　　肉芽肿是组织胞浆菌和隐球菌感染的特征。念珠菌、毛霉菌和曲霉菌会导致广泛的血管侵犯，肠壁透壁性梗死。对可疑标本，可行特殊染色（如 PAS、六胺银染色）帮助诊断。

7.3.1　组织胞浆菌病

组织胞浆菌病是由荚膜组织胞浆菌引起的肉芽肿性疾病。荚膜组织胞浆菌富含于被蝙蝠、鸟类粪便污染的土壤中。疾病或局限于肺，或播散累及多个器官。80% 以上的播散病例有消化道的累及，偶见仅有肠道感染的病例[38]。肠道任何位置都可受累，最常见为回肠末端和盲肠受累，有时类似于肠道受累 CD，多见于免疫功能低下患者。临床过程多为慢性，常见症状为腹泻、消化道出血、发热，可表现为溃疡、肿块或狭窄。

在显微镜下，组织胞浆菌病呈大量致密的淋巴组织细胞浸润或结节形成。较轻病例表现为黏膜固有层泡沫样巨噬细胞聚集，在小肠可见轻度绒毛缩短，有些类似于 Whipple 病的改变[39]。严重病例可见伴大量病原体的弥漫性组织细胞浸润（多为免疫功能低下患者）（见图 7-17）；或形成含少量病原体的非干酪样肉芽肿（多为免疫正常患者）（见图 7-18），可伴坏死，累及黏膜和黏膜下层，甚至更深。病原体位于细胞内，呈圆形或椭圆形酵母型，HE 染色荚膜组织胞浆菌中心轻微嗜碱性，周围细胞壁不染呈空晕；大小较一致，直径为 $2\sim5\mu m$；PAS 染色、六胺银染色等糖蛋白染色均呈阳性。

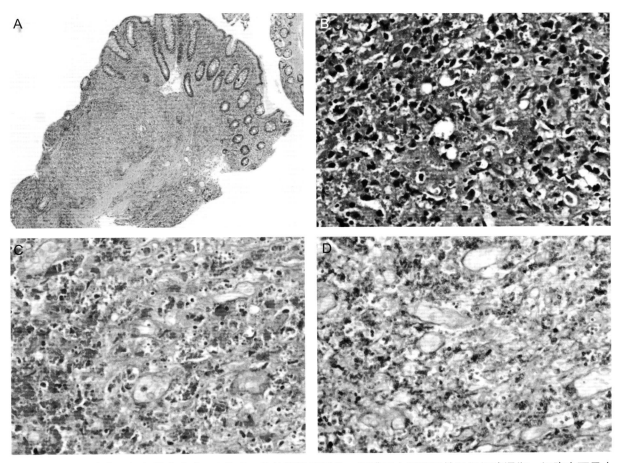

图 7-17　AIDS 患者肠组织胞浆菌病。A 和 B：升结肠溃疡活检，黏膜层内见弥漫性组织细胞浸润，细胞中可见大量病原体（HE 染色）。C：PAS 染色示大量组织胞浆菌。D：PASM 染色示大量组织胞浆菌。

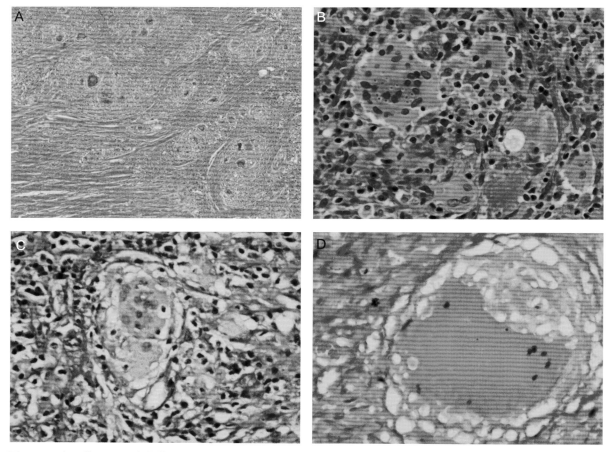

图 7-18　十二指肠组织胞浆菌病。A 和 B：十二指肠溃疡，肠壁见大量非干酪样肉芽肿形成，明显多核巨噬细胞，细胞中可见少量病原体（HE 染色）。C：PAS 染色示多核巨噬细胞中有少量组织胞浆菌。D：PASM 染色示多核巨噬细胞中有少量组织胞浆菌。

7.3.2　隐球菌病

肠道隐球菌感染非常少见，主要见于播散性病例，常并发肺或脑膜感染。隐球菌病组织学表现与组织胞浆菌病类似。隐球菌病原体呈圆形、椭圆形，大小不很一致，直径为 4～7μm，比组织胞浆菌略大，外周空晕为黏蛋白样荚膜，可由 PAS、六胺银、爱尔辛蓝、黏液卡红等染色证实。

7.3.3　念珠菌病

典型的肠念珠菌病是由白色念珠菌引起的。白色念珠菌是一种常见的条件致病菌，能导致肠溃疡继发性感染，并可能因播散而导致败血症。肠念珠菌病主要见于长期应用广谱抗生素、糖皮质激素、化疗等免疫抑制患者。其大体表现多样，可呈溃疡、假膜或炎性包块等；组织学多呈中性粒细胞浸润，罕见肉芽肿形成，有时可见血管侵犯致栓塞、坏死及梗死[40]。念珠菌假丝酵母型的假菌丝直径为 3～4μm，常见空泡样（见图 7-19）。

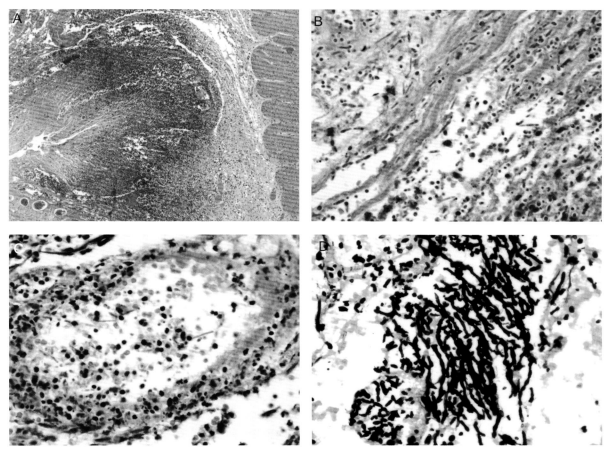

图 7-19　肠念珠菌病。A 和 B：肠溃疡，黏膜层及黏膜下层大片坏死，坏死组织中见孢子及假菌丝。C：血管中见病原体。D：PASM 染色示孢子和假菌丝。

7.3.4　毛霉菌病

毛霉菌在自然界中广泛存在。毛霉菌感染在消化道中罕见，多发生于恶性血液病化疗致中性粒细胞减少、长期使用糖皮质激素及其他慢性消耗性疾病患者[41]。毛霉菌呈无隔的宽菌丝，伴不规则、直角分支；血管侵袭性明显，可致急性血管炎、栓塞、缺血性坏死。

7.3.5　曲霉菌病

肠道曲霉菌感染在免疫功能低下患者中几乎都有发生，多合并肺部感染。炎症反应可见坏死，或以中性粒细胞为主的浸润，偶见肉芽肿形成。血管侵犯可致栓塞和梗死。病原体呈有隔菌丝，锐角分支。

7.4　常见寄生虫性肠炎

7.4.1　原生动物类

1. 阿米巴

痢疾阿米巴是一种致病寄生虫,会致结肠炎和阿米巴肝脓肿。阿米巴感染在发展中国家更多见,好发于免疫功能不全和 AIDS 患者。约90%感染者无症状。婴儿、老年人和孕妇感染痢疾阿米巴易呈暴发性,出现严重腹泻、腹部痉挛、发热。感染者可偶有腹部肿块形成,似恶性肿瘤,伴胃肠道出血和梗阻[42]。

内镜下,病变最早呈多个针尖大小的阿弗他样溃疡,常伴红晕,周围黏膜水肿质脆。然后,溃疡变大、不规则,最后相互融合,形成地图样溃疡。典型病变为伴有黄白色渗出的界清的烧瓶样溃疡。病变最常见于盲肠、大肠任何部位,阑尾及阑尾周围组织也可累及。累及的部位多为局灶性,溃疡之间的黏膜一般正常,需要与 CD 相鉴别。暴发性病变会弥漫性地累及直肠,又类似于 UC[43]。

肠炎表现为弥漫性淋巴浆细胞、嗜酸性粒细胞和中性粒细胞等炎症细胞浸润,溃疡倾向累及黏膜下层,边界清楚。组织学诊断的关键是发现典型的阿米巴滋养体。阿米巴滋养体可见于坏死组织或碎片中。阿米巴滋养体形似巨噬细胞,泡沫样胞浆,含有单个圆形的偏心性核,胞浆内红细胞(PAS, PAS-D 染色或 Masson 三色染色)阳性(见图 7-20)。但阿米巴滋养体在高达 2/3 的病例活检中可缺乏,因此确诊可能需要多次活检,并注意在活检时检取坏死组织。

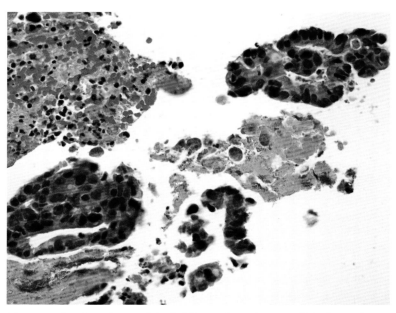

图 7-20　溶组织阿米巴。残余黏膜片断和坏死分泌物,伴有典型阿米巴滋养体。

2. 蓝氏贾第鞭毛虫

蓝氏贾第鞭毛虫可感染免疫功能低下的患者,也可感染免疫功能正常者。最常见的病变部位是十二指肠，但也可见于胃肠道其他部位。患者主要症状为腹泻，也可无症状。

组织学上，贾第鞭毛虫病的肠黏膜异常改变不明显。一些病例改变类似于乳糜泻的基础病变。一般没有或只有轻微的炎症浸润。罕见情况下，非乳糜泻病例可呈轻度绒毛缩短伴活动性炎症（中性粒细胞浸润）。黏膜腔面可见贾第鞭毛虫滋养体，数量有少有多。滋养体通常见于免疫功能低下的患者。其在黏液中附着于绒毛顶或绒毛间。HE 染色呈浅蓝色或灰色，大小与肠细胞核差不多。根据标本切片切面的方向，寄生虫呈镰刀形、新月形或梨形（见图 7-21）。

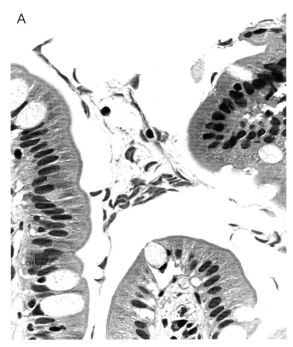
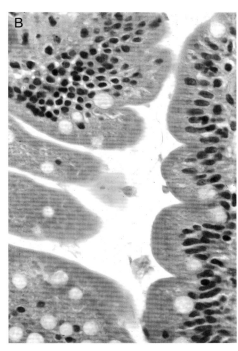

图 7-21　蓝氏贾第鞭毛虫。A：多个长三角形（包括月牙形）滋养体。B：单个滋养体。

在免疫功能低下的患者中，可依据临床背景和胃肠道症状寻找感染源，如通过粪便常规检查寻找寄生虫，或在活检标本中寻找寄生虫。特殊染色还可帮助病理医生辨别寄生虫类型[44]。通过姬姆萨、三色或 CD117 染色，可显示贾第鞭毛虫滋养体。此外，当患者表现为不能解释的轻中度绒毛结构改变伴腹泻时，需考虑贾第鞭毛虫感染。

3. 隐孢子虫

小球隐孢子虫是感染人类的最常见的隐孢子虫，常见于空肠。其在免疫功能低下的患者中可致轻度腹泻，但在 AIDS 患者中可致严重肠炎[45]。组织学诊断需病理医生在高倍镜下仔细查找肠标本切片。HE 染色见细胞表面小蓝点，为成簇的子孢子，呈小圆形或椭圆形，嗜碱性。虽然病原体看上去在肠上皮腔面，但经电镜证实它们实际上是在细胞内，由一层细胞膜包裹着。偶尔也可由上皮细胞胞浆形成的膜包绕，而表现为表面"空泡"（见图 7-22）。

在小肠，病原体最明显的是在小肠绒毛顶端成簇分布，而在隐窝处散在分布。在大多病例中，小肠黏膜背景较正常。少量病例可见轻度绒毛萎缩或局灶性炎症（中性粒细胞浸润，隐窝脓肿形成）。在大肠，病原体主要见于隐窝；黏膜呈轻度黏液减少，固有层单核细胞增多；部分病例可见固有层中性粒细胞浸润，隐窝脓肿形成。

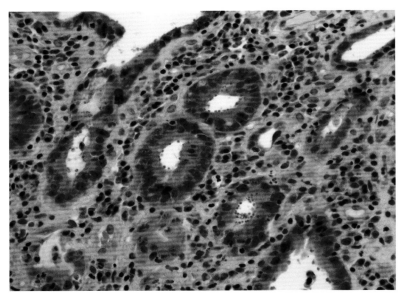

图 7-22　隐孢子虫。多个小圆形孢子吸附在小肠上皮细胞表面。

7.4.2　吸虫类

血吸虫

　　肠血吸虫病主由日本血吸虫和曼氏血吸虫导致。人体通过皮肤直接接触污染水而被感染。肠血吸虫病可累及肠道任何部位,多见于乙状结肠和直肠[46]。患者表现为腹泻、血便,伴贫血、体重下降和蛋白质丢失性肠病。内镜下可见黏膜发红、质脆,呈颗粒状、点状溃疡,出血,炎性息肉形成。成熟血吸虫不会引起炎症反应。但血吸虫卵会导致明显炎症反应,包括嗜酸性粒细胞和(或)中性粒细胞浸润,形成脓肿及肉芽肿性炎。虫卵多沉积在黏膜下,在慢性病例中可见血吸虫卵钙化,黏膜萎缩和纤维化(见图 7-23)。

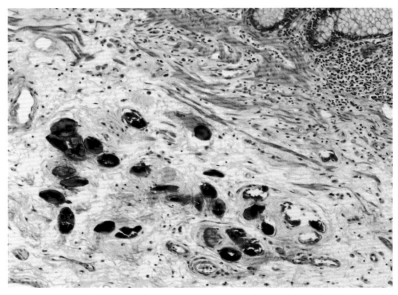

图 7-23　钙化血吸虫卵沉积于肠黏膜下层,并伴有局部纤维化。

7.4.3　线虫类

粪类圆线虫

粪类圆线虫可感染免疫功能正常和免疫功能低下的患者[47]。土壤中的幼虫经由皮肤使人感染，然后通过循环系统转至肺，由呼吸道咳出，接着吞咽入消化道。幼虫可侵入空肠和十二指肠黏膜，发育为成虫。免疫功能正常的患者可无症状；对于免疫功能低下（如营养不良、恶性肿瘤、糖尿病和免疫缺陷等）的患者，粪类圆线虫可致重传染，症状表现为恶心、呕吐、腹泻，甚至麻痹性肠梗阻。粪类圆线虫结肠感染症状类似于 IBD，但通常缺乏明显隐窝结构扭曲；结肠镜见黏膜较脆，有溃疡，伴黄白色结节性病变；大体检查有时可见成虫或幼虫；镜下有时可在大肠隐窝内见成虫或幼虫（见图7-24），有时可在黏膜、固有肌层或浆膜见围绕厚角质层幼虫的肉芽肿，也可见嗜酸性微脓肿。

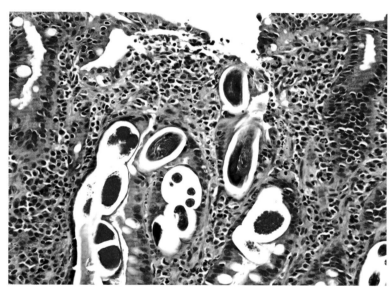

图 7-24　粪类圆线虫感染。

参考文献

［1］ Middleton PJ. Viruses that multiply in the gut and cause endemic and epidemic gastroenteritis［J］. Clin Diagn Virol, 1996, 6(2-3): 93-101.

［2］ Lidar M, Langevitz P, Shoenfeld Y. The role of infection in inflammatory bowel disease: initiation, exacerbation and protection［J］. Isr Med Assoc J, 2009, 11(9): 558-563.

［3］ Sumagin R, Parkos CA. Epithelial adhesion molecules and the regulation of intestinal homeostasis during neutrophil transepithelial migration［J］. Tissue Barriers, 2015, 3(1-2): e969100.

［4］ Bontà J, Zeitz J, Frei P, et al. Cytomegalovirus disease in inflammatory bowel disease: epidemiology and disease characteristics in a large single-centre experience [J]. Eur J Gastroenterol Hepatol, 2016, 28(11): 1329-1334.

[5] Lam GY, Halloran BP, Peters AC, et al. Lymphoproliferative disorders in inflammatory bowel disease patients on immunosuppression: Lessons from other inflammatory disorders [J]. World J Gastrointest Pathophysiol, 2015, 6 (4): 181-192.

[6] Cottone M, Renna S. IBD: incidence of HSV and HPV with azathioprine [J]. Nat Rev Gastroenterol Hepatol, 2009, 6(8): 444-445.

[7] Schumacher G, Kollberg B, Sandstedt B. A prospective study of first attacks of inflammatory bowel disease and infectious colitis. Histologic course during the 1st year after presentation [J]. Scand J Gastroenterol, 1994, 29(4): 318-332.

[8] Nostrant TT, Kumar NB, Appelman HD. Histopathology differentiates acute self-limited colitis from ulcerative colitis [J]. Gastroenterology, 1987, 92(2): 318-328.

[9] Saunders DR, Haggitt RC, Kimmey MB, et al. Morphological consequences of bisacodyl on normal human rectal mucosa: effect of a prostaglandin E$_1$ analog on mucosal injury [J]. Gastrointest Endosc, 1990, 36(2): 101-104.

[10] Shetty S, Anjarwalla SM, Gupta J, et al. Focal active colitis: a prospective study of clinicopathological correlations in 90 patients [J]. Histopathology, 2011, 59(5): 850-856.

[11] Lamps LW. Update on infectious enterocolitides and the diseases that they mimic [J]. Histopathology, 2015, 66 (1): 3-14.

[12] Collini PJ, Kuijper E, Dockrell DH. Clostridium difficile infection in patients with HIV/AIDS [J]. Curr HIV/ AIDS Rep, 2013, 10(3): 273-282.

[13] Stewart DB, Yacoub E, Zhu J. Chemotherapy patients with C. difficile colitis have outcomes similar to immunocompetent C. difficile patients [J]. J Gastrointest Surg, 2012, 16(8): 1566-1572.

[14] Hookman P, Barkin JS. Clostridium difficile associated infection, diarrhea and colitis [J]. World J Gastroenterol, 2009, 15(13): 1554-1580.

[15] Talbot RW, Walker RC, Beart RW Jr. Changing epidemiology, diagnosis, and treatment of Clostridium difficile toxin-associated colitis [J]. Br J Surg, 1986, 73(6): 457-460.

[16] Gebhard RL, Gerding DN, Olson MM, et al. Clinical and endoscopic findings in patients early in the course of clostridium difficile-associated pseudomembranous colitis [J]. Am J Med, 1985, 78(1): 45-48.

[17] Tedesco FJ, Corless JK, Brownstein RE. Rectal sparing in antibiotic-associated pseudomembranous colitis: a prospective study [J]. Gastroenterology, 1982, 83(6): 1259-1260.

[18] Dignan CR, Greenson JK. Can ischemic colitis be differentiated from C difficile colitis in biopsy specimens? [J]. Am J Surg Pathol, 1997, 21(6): 706-710.

[19] Wiland HO, Procop GW, Goldblum JR, et al. Interobserver variability and feasibility of polymerase chain reaction-based assay in distinguishing ischemic colitis from Clostridium difficile colitis in endoscopic mucosal biopsies [J]. Am J Clin Pathol, 2013, 139(6): 730-735.

[20] Surawicz CM, Brandt LJ, Binion DG, et al. Guidelines for diagnosis, treatment, and prevention of Clostridium difficile infections [J]. Am J Gastroenterol, 2013, 108(4): 478-498.

[21] McCollum DL, Rodriguez JM. Detection, treatment, and prevention of Clostridium difficile infection [J]. Clin Gastroenterol Hepatol, 2012, 10(6): 581-592.

[22] Nitzan O, Elias M, Chazan B, et al. Clostridium difficile and inflammatory bowel disease: role in pathogenesis

and implications in treatment［J］. World J Gastroenterol, 2013, 19（43）: 7577-7585.

［23］ Navaneethan U, Mukewar S, Venkatesh PG, et al. Clostridium difficile infection is associated with worse long term outcome in patients with ulcerative colitis［J］. J Crohns Colitis, 2012, 6: 330-336.

［24］ Jodorkovsky D, Young Y, Abreu MT. Clinical outcomes of patients with ulcerative colitis and co-existing Clostridium difficile infection［J］. Dig Dis Sci, 2010, 55: 415-420.

［25］ Issa M, Vijayapal A, Graham MB, et al. Impact of Clostridium difficile on inflammatory bowel disease［J］. Clin Gastroenterol Hepatol, 2007, 5: 345–351.

［26］ Ananthakrishnan AN, McGinley EL, Binion DG. Excess hospitalisation burden associated with Clostridium difficile in patients with inflammatory bowel disease［J］. Gut, 2008, 57: 205-210.

［27］ Issa M, Vijayapal A, Graham MB, et al. Impact of Clostridium difficile on inflammatory bowel disease［J］. Clin Gastroenterol Hepatol, 2007, 5: 345-351.

［28］ Jodorkovsky D, Young Y, Abreu MT. Clinical outcomes of patients with ulcerative colitis and co-existing Clostridium difficile infection［J］. Dig Dis Sci, 2010, 55: 415-420.

［29］ Ben-Horin S, Margalit M, Bossuyt P, et al. Prevalence and clinical impact of endoscopic pseudomembranes in patients with inflammatory bowel disease and Clostridium difficile infection［J］. J Crohns Colitis, 2010, 4（2）: 194-198.

［30］ Lin HH, Wang LX, Zhang H, et al. Tuberculosis control in China: use of modelling to develop targets and policies［J］. Bull World Health Organ, 2015, 93: 790-798.

［31］ Wang L, Zhang H, Ruan Y, et al. Tuberculosis prevalence in China, 1990–2010; a longitudinal analysis of national survey data［J］. Lancet, 2014, 383（9934）: 2057-2064.

［32］ Makharia GK, Srivastava S, Das P, et al. Clinical, endoscopic, and histological differentiations between Crohn's disease and intestinal tuberculosis［J］. Am J Gastroenterol, 2010, 105（3）: 642-651.

［33］ Kirsch R, Pentecost M, Hall Pde M, et al. Role of colonoscopic biopsy in distinguishing between Crohn's disease and intestinal tuberculosis［J］. J Clin Pathol, 2006, 59（8）: 840-844.

［34］ Du J, Ma YY, Xiang H, et al. Confluent granulomas and ulcers lined by epithelioid histiocytes: new ideal method for differentiation of ITB and CD? A meta-analysis［J］. PLoS One, 2014, 9（10）: e103303.

［35］ Cover TL, Aber RC. Yersinia enterocolitica［J］. N Engl J Med, 1989, 321（1）: 16-24.

［36］ El-Maraghi NR, Mair NS. The histopathology of enteric infection with Yersinia pseudotuberculosis［J］. Am J Clin Pathol, 1979, 71（6）: 631-639.

［37］ Maskarinec SA, Johnson MD, Perfect JR. Genetic susceptibility to fungal infections: what is in the genes?［J］. Curr Clin Microbiol Rep, 2016, 3（2）: 81-91.

［38］ Guimarães LC, Silva AC, Micheletti AM, et al. Morphological changes in the digestive system of 93 human immunodeficiency virus positive patients: an autopsy study［J］. Rev Inst Med Trop Sao Paulo, 2012, 54（2）: 89-93.

［39］ McCullough K, Damjanov I. Intestinal histoplasmosis mimicking Whipple's disease［J］. Histopathology, 2006, 48（3）: 306-307.

［40］ Maqsood K, Sarwar N, Eftekhari H, et al. Septic coronary artery embolism treated with aspiration thrombectomy: case report and review of literature［J］. Tex Heart Inst J, 2014, 41（4）: 437-439.

［41］ Riley TT, Muzny CA, Swiatlo E, et al. Breaking the mold: A review of mucormycosis and current pharmacological treatment options [J]. Ann Pharmacother, 2016, 50(9): 747-757.

［42］ Burgess SL, Petri WA Jr. The Intestinal Bacterial Microbiome and E. histolytica Infection [J]. Curr Trop Med Rep, 2016, 3: 71-74.

［43］ Geboes K. Crohn's disease, ulcerative colitis or indeterminate colitis—how important is it to differentiate? [J]. Acta Gastroenterol Belg, 2001, 64(2): 197-200.

［44］ Soares R, Tasca T. Giardiasis: an update review on sensitivity and specificity of methods for laboratorial diagnosis [J]. J Microbiol Methods, 2016, pii: S0167-7012(16)30224-X.

［45］ Cacciò SM, Chalmers RM. Human cryptosporidiosis in Europe [J]. Clin Microbiol Infect, 2016, 22(6): 471-480.

［46］ Olveda DU, Olveda RM, McManus DP, et al. The chronic enteropathogenic disease schistosomiasis [J]. Int J Infect Dis, 2014, 28: 193-203.

［47］ Beknazarova M, Whiley H, Ross K. Strongyloidiasis: a disease of socioeconomic disadvantage [J]. Int J Environ Res Public Health, 2016, 13(5). pii: E517.

第8章 缺血性肠炎与血管炎

(周炜洵　肖书渊)

8.1 缺血性肠炎

8.1.1 肠道血供

十二指肠的血供来自腹腔干分支后的胰十二指肠上动脉，及肠系膜上动脉分支的胰十二指肠下动脉，与胰头的血供关系密切。空肠和回肠的血供来自于肠系膜上动脉分支的多条肠动脉。肠动脉走行于小肠系膜内，邻近的动脉会互相吻合，形成动脉弓，靠近肠管处再发出小动脉，垂直穿入肠壁。小动脉在黏膜下层也形成黏膜下丛，继而发出小动脉供应黏膜。静脉与同名动脉伴行，数目略少于动脉，经肠系膜上静脉回流至门静脉。

升结肠和横结肠由肠系膜上动脉的三个分支供应，脾曲、降结肠和乙状结肠由肠系膜下动脉的分支供应。动脉在结肠系膜也形成动脉弓，但不如小肠的密集和复杂；在靠近肠管处，形成一条较大的边缘动脉，行走于腹膜后，贯通回盲部直至乙状结肠。边缘动脉发出短的垂直的小动脉穿入肠壁，在浆膜下和黏膜下层都有广泛的融合。直肠由肠系膜下动脉和髂内动脉的分支供应，血供丰富。

8.1.2 缺血性肠炎的病理生理

肠道的血供都相互交通。当肠系膜血管明显狭窄时，狭窄段远处的血压降低，导致侧支循环血管开放，尽量恢复正常血供。当较大血管极度狭窄或栓塞，致侧支循环无法补偿血供时，导致肠缺血。在肠系膜动脉中突然出现的血栓或栓子，容易导致急性梗死，因为侧支循环难以迅速建立；而缓慢发生的动脉狭窄则可能因广泛的侧支循环建立而无明显损伤。但靠近末端，比如垂直穿壁的小动脉发生狭窄，会引起黏膜慢性缺血损伤甚至溃疡。

胃肠道黏膜是承载胃肠道功能的最重要的部分，平时大约消耗胃肠道血供的 50%，而较为肥厚的肌层仅消耗胃肠道血供的 30% 左右。同时，黏膜也是对缺血损伤最敏感的部分。机体可通过黏膜下丛、丰富的毛细血管，以及小动脉的收缩调节机制等，尽量保持黏膜的血供。当系膜血压低于 30mmHg 时，才会出现明显的缺血表现。持续的缺血导致组织损伤，首先退变坏死的是上皮细胞，特别是表面上皮或小肠绒毛顶部上皮。完全缺血 30min，小肠绒毛开始受损；缺血 8～16h，可发生不可逆的全壁损伤。

8.1.3　急性肠缺血的临床表现

肠系膜可因动脉或静脉梗阻致血流突然减少,导致肠梗死。静脉缺血导致血管肿胀及出血性梗死。系统性低血压、血流缓慢等也可以导致非梗阻性缺血。一般来说,动脉栓塞导致急性剧烈的变化,静脉血栓或低血容量可致在几小时或几天内缓慢发生变化。早期,患者常出现腹痛,伴有肠道蠕动加快、恶心、呕吐或排便异常;逐渐转化为肠管麻痹,腹痛持续而广泛;进一步可能出现严重的水电解质平衡失调,甚至休克[1]。静脉血栓或低血容量致肠缺血的患者,主要症状为严重且持续的腹痛。

实验室检查多显示白细胞计数增高,代谢性酸中毒及多种酶(如乳酸脱氢酶、肌酸激酶、淀粉酶等)水平同时升高。目前,数字减影血管造影(Digital substraction angiography, DSA)被认为是检查系膜阻塞性疾病的金标准,不仅诊断迅速准确,而且还可以进行血管重建,立即治疗。但 DSA 不能检测出肠壁内小血管的阻塞。计算机断层扫描(Computerized tomography, CT)也是快速的检查手段,能检测出 85％ 的系膜动脉阻塞病例。在不明原因腹痛时进行 CT 检查,可以作出很好的鉴别诊断。

当临床诊断肠管急性缺血时,应迅速补液,寻找、纠正阻塞原因,争取尽快缓解缺血状态。但当外科医生判断可能发生肠坏死时,需剖腹探查,以明确有无肠管坏死,并尽早切除坏死段肠管。如处理不及时,可能导致患者休克及死亡。

8.1.4　慢性肠缺血的临床表现

慢性肠系膜缺血(又称肠绞痛)较为少见,主要见于动脉粥样硬化累及较大肠系膜动脉。纤维发育不良和大动脉血管炎是少见的原因。生理上,肠系膜血管有侧支循环互相吻合,因此只有 2～3 个肠系膜内动脉同时明显受累,才可能出现症状。临床表现为餐后腹痛,体重下降。造成餐后腹痛的主要原因可能是餐后肠道用血量增加,血液更多地流向非梗阻动脉。餐后腹痛可开始于餐后 15min,持续 1～2h 后缓解。体重下降主要是由于缺血导致肠道吸收功能下降,以及腹痛致食欲下降所致。其影像学诊断有重要意义,主动脉及选择分支的动脉造影可以显示明显的狭窄或梗阻。

8.1.5　肠缺血的病理表现

1. 大体表现

肠缺血大体表现因受累血管情况和局部血液循环状态的不同而不同。缺血性病变可表现为单灶、多灶或弥漫。肠系膜上动脉供应区为小肠至横结肠,肠系膜下动脉供应区为结肠脾曲以后的结直肠。相应血管受累,导致供应区肠管缺血。肠管缺血区呈斑片状、不规则形态,并不一定非常符合受累血管的供应区。当病变呈节段性分布时,与周围肠管界限较清晰(见图 8-1)。

缺血早期,病变肠管呈暗红色,浆膜仍

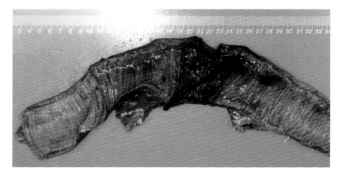

图 8-1　急性肠缺血大体表现。病变与周围肠管界限较清晰。

有正常的光泽(见图 8-2);继而肠管扩张、变薄,肠壁呈紫黑色,浆膜晦暗;进一步发展,肠壁增厚、僵硬,明显出血;如肌层被破坏,可能出现穿孔或腹膜炎。大体检查时,应仔细触摸肠系膜,做些血管横断面来寻找血栓。切面如能找到血栓,挤压血管能见到血栓从血管内被挤出。但是手术标本通常并不附带大片肠系膜,因而在肠系膜根部更容易出现的血栓常常不能被见到,造成不能明确病因。即使这样,相应的检查和取材仍需进行,有时能见到其他栓子或动脉狭窄等表现。

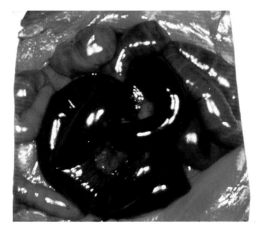

图 8-2　急性缺血肠坏死。受累小肠段浆膜面呈深红变。与其他肠段对比明显。

肠系膜静脉血栓形成导致的缺血大体表现,与动脉血栓形成导致的缺血表现相似,只是充血更明显,并常伴出血;有血栓形成的静脉明显增粗;坏死肠管与周围界限不如动脉阻塞者清晰。

黏膜表现与缺血的范围及严重程度有关。当损伤限于黏膜和黏膜下层时,病变黏膜明显充血及出血,散在糜烂;肠腔内含血性内容物;有时水肿明显,伴有溃疡,呈粗大的鹅卵石样改变;更为严重的缺血导致黏膜坏死,可形成假膜,与假膜性肠炎相似,但可呈暗绿色或暗褐色。当肠壁全层坏死时,肠壁坏疽,质脆,可见穿孔。肠壁部分坏死恢复后,黏膜由肉芽组织覆盖,继而由萎缩的黏膜修复。黏膜下层和肌层有纤维组织增生,易致肠腔狭窄。

2. 镜下表现

缺血性结肠炎是因血管炎或血栓引起肠段血供减少或终止而导致的黏膜坏死或透壁性坏死(梗死)。缺血对表浅黏膜的影响最重,而对隐窝或腺体基底部分的影响相对较轻,所以除那些透壁性梗死病例之外,黏膜基底带通常得以保留(见图 8-3A 和 B),但会呈现出独特的病理改变:腺体变小,上皮萎缩,有些腺体呈现一种"凋零"的图像("Withered"crypts);固有层实性变、纤维化。在经历较长时间不完全缺血后,黏膜出现隐窝或腺体的"缺失",在固有层留下由间质填充的"空隙"(见图 8-4)。

小肠缺血损伤首先破坏黏膜,最早的表现是黏膜和黏膜下层明显充血、出血及水肿,没有太多特点,不易被诊断。这时,如能纠正供血,黏膜会完全恢复,无瘢痕形成。持续的缺血会造成组织坏死。完全缺血 60min,电镜可见表面上皮细胞与基底膜间出现液体积聚[2]。显微镜下最早的表现为小肠绒毛尖部的表面上皮下间隙。当间隙持续增大后,表面上皮脱落,而隐窝仍保留。小肠持续完全缺血 4h,可出现绒毛顶部表面上皮坏死脱落[3](见图 8-5A 和 B);进一步,基底膜损伤破裂,固有膜破坏,血管充血及出血,绒毛形态短缩甚至有时会消失。若损伤持续,隐窝也不能幸免,黏液减少,凝固性坏死,最终脱落至腔面。完全持续缺血约 44h,黏膜才会出现完全坏死[3],表现为黏膜各种细胞坏死,仅留下结构的"鬼影"(见图 8-6)。严重病例的黏膜可能被完全破坏剥脱,混以黏液、出血、纤维素等形成假膜(见图 8-7)。残存的隐窝凋亡明显,上皮细胞脱落至腔面,有时呈印戒细胞样。黏膜及黏膜下层广泛出血,并可见到毛细血管内小血栓。早期仅有中等量中性粒细胞浸润,晚期有明显的急性炎症细胞浸润。

　　肌层坏死首先表现为染色变浅；继而细胞核消失，肌纤维变细，纤维组织增生，肌纤维间隙扩大。病变晚期才会出现典型的凝固性坏死（见图8-8）。

　　在实践中应当注意，缺血造成形态学改变需要一定时间，所以有时患者有明显症状，但因缺血能尽快纠正而没有明显的形态学改变。抑或术中见到肠管已变黑坏死，组织学却仅见到黏膜轻微的损伤。

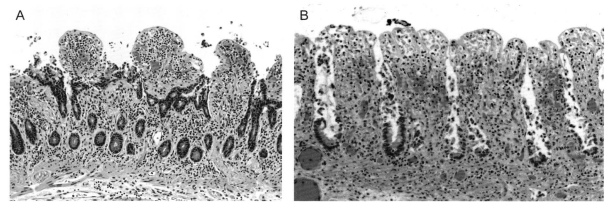

图8-3　急性缺血性肠炎组织学表现。A：小肠黏膜基底带保留腺体变小，靠近表面的黏膜损毁糜烂。绒毛上皮完全消失。B：结肠黏膜几乎全层坏死，仅保留隐窝基底部分。

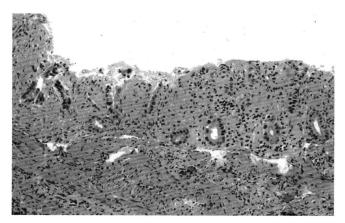

图8-4　慢性缺血。隐窝或腺体缺失，固有层明显纤维化。

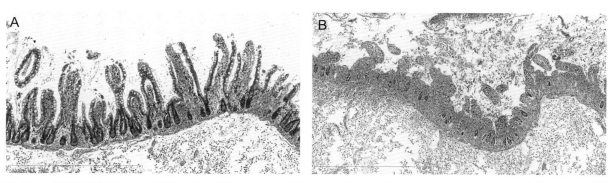

图8-5　小肠急性缺血。A：早期，绒毛表面上皮坏死脱落，上皮与固有膜分离，固有膜充血出血。B：上皮细胞坏死脱落，残留部分隐窝，固有膜充血出血。

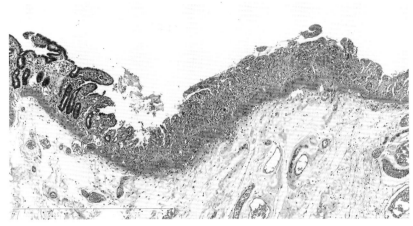

图 8-6　急性肠缺血。黏膜完全坏死，仅残存充血的固有膜。

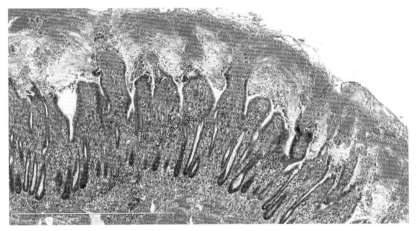

图 8-7　缺血急性渐进加重，绒毛部分萎缩。表面上皮坏死脱落，固有膜纤维
　　　　素渗出，炎症细胞浸润，黏液、出血、炎症细胞形成假膜样物。

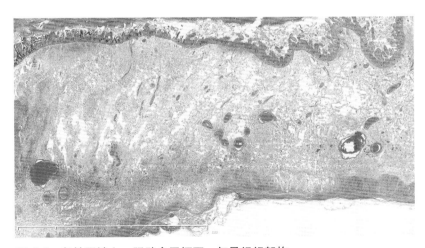

图 8-8　急性肠缺血。肠壁全层坏死，仅见组织架构。

　　系膜静脉血栓形成导致的缺血，形态学与动脉缺血类似，只是有时有更明显的全壁充血及出血。实际上，即使见到静脉内的血栓，也很难确定始发因素。如果见到血栓机化，则提示病变已持续一段时间，支持原发血栓而非人为假象或凝血。

　　缓解的病例或反复发生的慢性缺血主要表现为纤维组织增生（见图 8-9）。纤维组织增生常累及环周，肠壁全层均可出现，并易见含铁血黄素沉积。纤维组织增生易导致狭窄，狭窄可呈短或长节段，可单发或多灶，可伴灶状黏膜溃疡。组织学表现为不规则的隐窝伴轻度炎症，黏膜萎缩，与缓解状态的 IBD 难以区别（见图 8-10）。相对来说，肠缺血的炎症轻于 IBD，而充血及出血则比 IBD 更为明显，但还需密切结合临床病史、内镜、影像学等资料考虑。此外，缺血早期，黏膜下层因水肿充血增厚；晚期，会因纤维组织增生而明显增厚。若有较多吞噬含铁血黄素的巨噬细胞，一般更支持肠缺血的诊断，但这种情况在 IBD 患者中也可出现。但肠缺血不会出现透壁的淋巴细胞聚集。

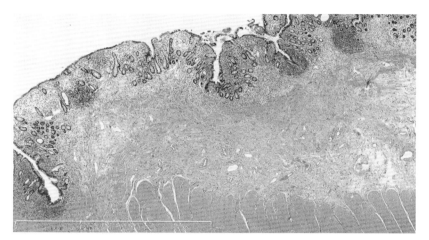

图 8-9　慢性肠缺血，黏膜下层纤维组织明显增生。

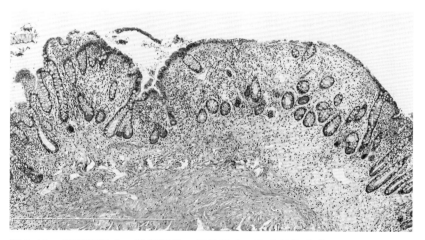

图 8-10　慢性肠缺血，黏膜萎缩，慢性炎症，隐窝结构紊乱。

　　对于结肠来说，最常见的缺血部位是脾曲。除动脉粥样硬化或血栓形成外，感染（感染巨细胞病毒、出血性大肠杆菌等）、药物甚至过度运动（马拉松）原因都可能导致肠缺血。其形态学与小肠缺血相似，首先受累的是表面上皮细胞，继而上皮萎缩、坏死、脱落，残留隐窝轮廓（见图 8-11）。

缺血性肠炎有其形态特点,但是也很容易与一些炎症性病变相混淆。固有膜玻璃样变是肠缺血的典型表现,疏松的富于细胞的固有膜被均匀粉染的玻璃样物质取代,可累及固有膜全层(见图8-12)。坏死物与炎症细胞、纤维素混杂,可形成假膜,需与假膜性肠炎仔细鉴别(见图8-7)。假膜性肠炎一般不出现固有膜玻璃样变;此外,充血、出血不如缺血性肠炎严重,而中性粒细胞浸润则更为明显。缓解病例或慢性肠缺血病例的黏膜出现隐窝结构的分支和缩短,分布不均匀,类似IBD的黏膜。但是相对来说,肠缺血的炎症表现不如IBD的炎症明显,而纤维组织增生则更为明显。有些血管疾病可以导致慢性渐进性肠缺血而引起裂隙状溃疡,在内镜下观察易与CD相混淆。

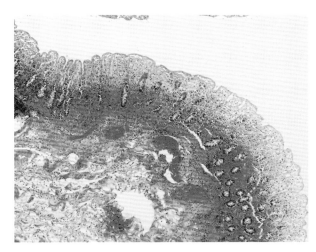
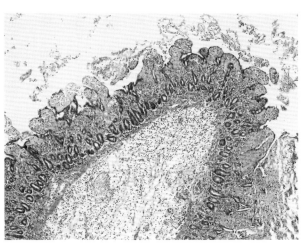

图 8-11　结肠缺血,黏膜出血坏死,残留隐窝。　　图 8-12　缺血病变,绒毛肿胀增宽,固有膜玻璃样变。

3. 缺血性结肠炎的活检诊断及鉴别诊断

急性重症缺血性肠炎的临床表现比较典型,常常需要手术干预。多数病例明确诊断并不困难,难以诊断的是反复发作的不太严重的缺血。此时,最具诊断意义的是固有膜内玻璃样粉染物质沉积和隐窝的萎缩。如果是老年患者,内镜下病变境界清楚,则更为支持肠缺血的诊断。但需注意的是,药物损伤、继发性肠缺血(包括粘连、腹膜肿瘤转移等)以及淀粉样变等都可能造成类似改变。

若涉及缺血性结肠炎诊断,则活检的部位将有助于判断。在结肠有两个标志性转折区域——乙状结肠和脾曲,这两个节段对缺血比较敏感。而直肠因为有双重血供,所以罕见缺血性直肠炎。

虽然缺血性肠炎的起因是血管炎或血栓,但在黏膜活检标本中很难见到血栓或其他血管阻塞。在活检中,缺血性损伤的正确诊断依赖于病理医生对显微镜下缺血模式的认识和对相关临床信息的把握,比如毒性/缺血性模式(Toxic-ischemic pattern,TIP)。在某些疾病,比如微血管病性溶血性贫血有多发性表浅的黏膜溃疡,活检时,在黏膜下层血管内见到微血栓就足以支持诊断(见图8-13A和B)。应该强调的是,由于黏膜表面有一种保护性屏障,任何原因造成表面缺损,固有层都会出现中性粒细胞浸润,这是机体对黏膜损伤的一种继发性改变,而不是原发的炎症性疾病。因此,在黏膜内看到中性粒细胞并不能排除TIP。在持续时间较长的TIP损伤情况下(比如缺血),固有层可见到纤维蛋白样物质或胶原沉积(早期纤维化)。

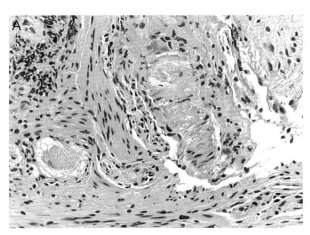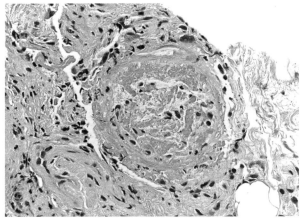

图 8-13　血栓性微血管病。A：小肠溃疡基底部多个小动脉坏死，伴血栓。B：高倍镜下，一个完全坏死栓塞的动脉横切面。

　　有时，组织学表现仅有坏死、溃疡、纤维组织增生或可能有吞噬含铁血黄素的巨噬细胞，都缺乏特异性。慢性肠缺血表现可以类似 IBD，隐窝分支、扭曲及萎缩，伴炎症细胞浸润固有膜及隐窝炎。因此，仍有一些病例单从组织学是无法鉴别的，需要密切结合临床表现及影像学检查，有时需要随诊疾病的发展情况才能最后确诊。

8.2　血管炎累及肠道

　　"血管炎"指血管的非感染性炎症。血管炎会累及胃肠道不同口径的血管，从而造成不同的表现，包括腹痛、恶心、呕吐、腹泻、出血及穿孔等。因为血管炎常为系统性疾病，所以还可出现乏力、发热及关节痛等表现。如患者有明确血管炎的病史和胃肠道表现，则容易诊断，血管造影、内镜、组织学检查都可以明确病变部位及损伤；但对于无血管炎病史的患者，要通过胃肠道表现诊断血管炎则非常困难，需要仔细寻找其他器官（如皮肤、眼、肾脏等）的病变，以及结合实验室和影像学检查，证实系统性受累的本质。

　　通过活检诊断血管炎则更为困难。因为活检组织最多只能取到少量黏膜下层组织，很难碰到受累的血管，而黏膜至多有缺血的表现。诊断血管炎至少需要：血管壁炎症细胞浸润和血管损伤。血管损伤的表现有内皮细胞肿胀、纤维素样坏死、纤维素沉积。此外，还可以出现红细胞漏出、水肿、血栓形成和管壁炎症细胞浸润。

　　还有一个问题是原发性血管炎与继发性血管改变的鉴别。在严重的炎症区域，局部血管会受到炎症损伤，从而出现管壁炎症细胞浸润、内膜增厚、血栓等改变，不应与真正的血管炎相混淆。因此，应通过观察远离明显炎症和坏死的区域来诊断血管炎。

　　血管炎的分类有多种，可以按病变形态学表现、病因或受累血管的大小来分类。实际上，有多种原因可造成血管的炎性病变（见表 8-1）。

表 8-1　常见血管炎分类[4]

累及的血管血管炎	血管炎	
血管炎累及大/中血管	颞动脉炎（巨细胞动脉炎）	
	高安动脉炎	
	Buerger 病	
	感染性血管炎	
血管炎累及中/小血管	结节性多动脉炎	
	川崎病	
	ANCA-相关血管炎	Churg-Strauss 综合征、Wegener 肉芽肿、显微镜下多动脉炎
	风湿性疾病相关血管炎	类风湿关节炎、系统性红斑狼疮、系统性硬化、皮肌炎、干燥综合征、结节病、自身免疫性肝炎、原发性胆汁性肝硬化、动脉纤维肌变性、白塞病、原发性混合型冷球蛋白血症
	感染性疾病相关血管炎	细菌（葡萄球菌、链球菌、螺旋体、支原体等）；病毒（乙肝病毒、丙肝病毒、人类免疫缺陷病毒、柯萨奇病毒等）；真菌（结合菌、曲霉菌）；寄生虫
	药物相关血管炎	抗风湿药（金、氯喹、青霉胺）；卡比马唑；右旋糖酐；血管紧张素转化酶抑制剂；细胞毒药物
	肿瘤旁血管改变	
小血管血管炎	过敏性紫癜	
	血栓性微血管病	

血管炎的临床表现因受累血管的数量、大小，受累为动脉或静脉，炎症程度等的不同，而有所不同。不同的血管炎出现胃肠道受累的概率不同[5]，应看作系统性病变的局部表现。血管损伤可导致血液的漏出，即水肿和出血。最常见的症状为腹痛，还可能出现消化道出血、溃疡、贫血、腹泻，慢性者可能出现肠梗阻等表现。

8.2.1　累及大血管的血管炎

1. 巨细胞动脉炎

巨细胞动脉炎好发于老年人，最常见的受累部位为颞动脉，因而又被称为颞动脉炎。巨细胞动脉炎累及大动脉，仅在手术标本中可见，胃肠道受累少见。受累动脉壁炎症表现为淋巴细胞、巨噬细胞和多核巨细胞浸润。动脉弹力膜被破坏，可见弹力纤维断裂及被巨噬细胞吞噬。病变分布不均匀，可呈灶状或节段性分布，胃肠道受累可表现为局部缺血、溃疡或穿孔。

2. 高安动脉炎

高安动脉炎（Takayasu arteritis）最常见于青年女性，常见累及主动脉弓及其主要分支，在约 10%～15% 患者可累及腹腔干和其分支，从而导致胃肠道受累。病理表现为包括淋巴细胞、巨噬细胞、巨细胞和浆细胞的慢性炎症从动脉外侧开始浸润，动脉外膜和中膜受累明显；中膜弹力纤维被破坏；内膜表现为水肿的结缔组织增厚，但炎症细胞较少；晚期纤维组织增生。

3. 血栓闭塞性脉管炎

血栓闭塞性脉管炎（Thromboangiitis obliterans, Buerger's disease）病因不清，是一种非粥样硬化的动脉内膜炎，累及中、小血管形成炎症和血栓，造成血管节段性梗阻，可累及动脉或静脉。其常见于中青年男性吸烟者，有家族性发生的情况，可发现对Ⅰ型及Ⅲ型胶原有细胞介导的超敏反应。在病理急性期，血管壁全层炎症细胞浸润，富于细胞的炎性血栓形成，血栓可有微脓肿；晚期，血栓机化，中膜、外膜血管化，血管周纤维化[6]。病变血管仍保持结构及内弹力膜的完好。常见肢体受累，而胃肠道表现少见，表现为节段性炎症、溃疡，甚至肠穿孔及腹膜炎。

大血管血管炎累及胃肠道的并不多见，多有胃肠道外典型表现，且通过动脉造影易于发现。

8.2.2 累及中等血管的血管炎

结节性多动脉炎

经典的结节性多动脉炎（Polyarteritis nodosa, PAN）是一种系统性、坏死性血管炎，主要累及肌性动脉，常形成局灶的动脉瘤，呈结节状。病理表现：肌性动脉的节段性受累，在不同时相有不同变化。早期，动脉壁退变，内、外弹力膜部分或全部被破坏，纤维素样物质沉积，以中性粒细胞为主的炎症细胞浸润血管壁及周围组织，也常有粒细胞的碎片及一些嗜酸性粒细胞。晚期，内膜增生，血栓形成，致缺血及溃疡，及以淋巴细胞、组织细胞及浆细胞为主的炎症浸润。胃肠道受累相对常见，胃、小肠、结肠受累均有报道，并且是系统性血管炎累及阑尾的常见病因，可致缺血、溃疡、肠梗死及出血。血管壁破坏易形成假动脉瘤，此即"结节性"名称的由来。影像学检查可见到这种多灶结节状小动脉瘤，对诊断很有帮助。此外，结节性多动脉炎常与乙肝病毒感染有关，这也是该疾病的一个特征。

8.2.3 累及中、小血管的血管炎

中等及小血管血管炎主要包括韦格纳肉芽肿（Wegener's granulomatosis）、变应性肉芽肿性血管炎（Churg-Strauss Vasculitis, CSS）及显微镜下结节性多动脉炎（Microscopic polyarteritis nodosa, MPA）。中等及小血管血管炎多数有抗中性粒细胞胞浆抗体（Anti-neutrophil cytoplastic antibodies, ANCA）阳性。三者的形态学相像，韦格纳肉芽肿特点为坏死性肉芽肿性炎，无哮喘；CSS特点为嗜酸性粒细胞增多及坏死性肉芽肿性炎，有哮喘；MPA则既无肉芽肿性炎，又无哮喘。

1. 韦格纳肉芽肿

典型病例有三联征：系统性坏死性血管炎、呼吸道坏死性炎症和坏死性肾小球肾炎。胃肠道受累并不多见，而有症状的受累更为少见。病理表现为系膜血管的坏死性小动脉炎[7]及坏死性肉芽肿性炎。

2. 变应性肉芽肿性血管炎

CSS患者有哮喘、血嗜酸性粒细胞增多及系统性血管炎的表现。胃肠道表现为多发溃疡，结肠可出现表浅不规则溃疡，有时像溃疡性结肠炎。肠道嗜酸性粒细胞增多，可有类似嗜酸性粒细胞胃肠炎表现。坏死性血管炎表现为血管壁嗜酸性粒细胞浸润，及血管壁和血管周肉芽肿病变。肉芽肿中心是退变的胶原纤维，可混杂碎裂的细胞碎片。活检标本难以见到血管炎，仅表现为固有膜纤维素样物质沉积，但因病变慢性反复发作，隐窝可出现分支等结构异常。

3. 显微镜下结节性多动脉炎

虽然被称作显微镜下结节性多动脉炎，但现在已明确，本病与经典的结节性多动脉炎没有关系。MPA 主要累及小血管，包括毛细血管、小静脉及小动脉，有时可累及中等动脉，表现为坏死性血管炎。

8.2.4　累及小血管的血管炎

过敏性紫癜（Henoch-Schönlein purpura，Anaphylactoid purpura）常见于儿童，累及小血管，易累及胃肠道、皮肤、关节及肾脏。胃肠道受累最易发生在十二指肠和末段回肠，有黏膜红斑、瘀点、多发溃疡或结节状表现，严重者可出现弥漫溃疡、血管瘤样隆起或狭窄[8]。受累小血管表现为白细胞碎裂性血管炎伴 IgA 沉积。IgA 沉积被证实对诊断很有帮助。胃肠道小静脉受累，血管壁有混合中性粒细胞、淋巴细胞及浆细胞的炎症细胞浸润，并有细胞核碎片，即"白细胞碎裂性血管炎"。

8.2.5　其他血管病变

1. 系统性红斑狼疮

系统性红斑狼疮（SLE）可致消化道缺血，主要累及肠系膜小血管。因严重程度不同，可导致肠道节段性水肿、溃疡、坏死和穿孔。常于肌层和浆膜下见黏膜下层水肿、弥漫轻度慢性炎症细胞浸润及出血[9]。小动脉炎及小静脉炎均有报道。浆膜下血管呈纤维素样坏死，管壁内白细胞碎裂，也有淋巴细胞浸润中膜和外膜。内皮增生致管腔狭窄，血栓形成。肌层内小静脉内纤维素性血栓，血管周出血。小静脉和毛细血管可见血管内和血管周纤维素样沉积。慢性期，血管纤维性增厚，管腔狭窄。

2. 系统性类风湿关节炎

系统性类风湿关节炎继发于类风湿关节炎的血管炎，形态主要是白细胞碎裂性血管炎，类似结节性多动脉炎。比较明显的见于中、小动脉及小静脉。血管壁纤维素样坏死，伴全壁炎症细胞浸润和中性粒细胞的碎片。内皮损伤引发血栓形成，从而致脏器梗死。血管壁坏死可致管壁破裂，表现为局部出血。比较有特征性的是中膜坏死，围以增生的内膜和外膜细胞呈放射状分布；当坏死累及血管壁全周时，形成类似类风湿结节的结构[10]。当在活检中不能见到血管炎时，若正常及坏死的血管周有混合急、慢性炎症细胞浸润，则也提示类风湿的血管受累。

3. 肠道淋巴细胞性静脉炎

肠 道 淋 巴 细 胞 性 静 脉 炎 （Enterocolic lymphocytic phlebitis）的特征为小肠及结肠静脉淋巴细胞性炎症，纤维素样坏死，继发血栓形成，但缺乏系统性受累。本病仅累及静脉，而相伴动

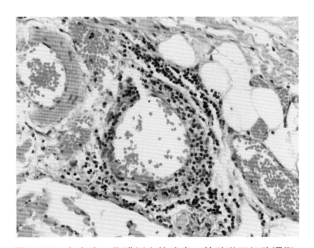

图 8-14　白塞病，浆膜侧小静脉炎，管壁淋巴细胞浸润。

脉完好。浸润的淋巴细胞为混合的 T、B 淋巴细胞。

4. 白塞病

白塞病（Behcet's disease）的病因不清，常见于东方人，可累及全身多处血管，易于累及胃肠道，血 ANCA 阴性。白塞病的血管炎可累及任何大小的血管，可累及胃肠道各节段，最常见的累及部位是回盲部，此外较为常见的是食管、升结肠及横结肠[11]。

受累肠管无明显增厚，常见境界清楚的深在溃疡。溃疡多为圆形或卵圆形，数量少，孤立分布，较为深大[12]。并不是在每个白塞病病例都能找到血管炎，且血管炎的形态无特异性。在黏膜下静脉或动脉多见淋巴细胞性血管炎（见图 8-14 和图 8-15），也可见中性粒细胞浸润比较明显的血管炎。病变也可因血管炎累及较大血管所致，表现为滋养血管明显炎症，大血管中膜破坏，内膜及外膜纤维增厚[13]，但在实际工作中较难见到。

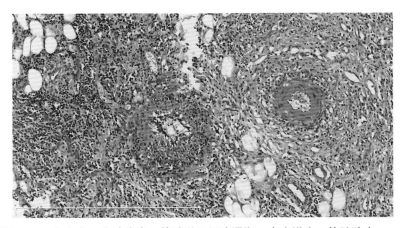

图 8-15　白塞病，小动脉炎，管壁淋巴细胞浸润，内皮增生，管腔狭窄。

白塞病与克罗恩病（Crohn's disease，CD）鉴别困难。文献报道，溃疡局灶，呈圆形，且溃疡数量通常少于 5 个，无铺路石样改变或阿弗他溃疡，则支持白塞病的诊断[14]。相对来说，白塞病的病变较为局限，溃疡深大而境界清楚（见图 8-16）；CD 的病变为节段性，有一段较长的节段肠壁增厚及狭窄（见表 8-2）。如能找到血管炎，则更支持白塞病的诊断。但实际上，单靠病理表现来确诊白塞病仍然非常困难，主要还需依赖全身系统性表现及临床白塞病的诊断。

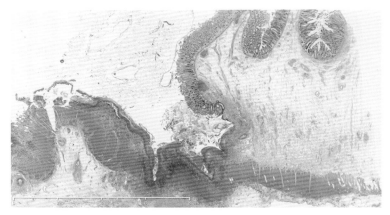

图 8-16　白塞病，结肠境界清楚的溃疡，溃疡周肠壁无明显全壁炎症。

表 8-2　白塞病与 CD 的鉴别诊断

鉴别点	白塞病	CD
腹部症状	腹痛、便血	腹泻、梗阻
好发部位	回盲部	回盲部
溃疡形态	近圆形[14]	纵行
溃疡数目	孤立，少于 5 个[14]	可多发
附近黏膜	光滑	铺路石样，阿弗他溃疡[14]
肠管改变	病变节段短，不易狭窄	病变节段长，增厚、狭窄
镜下表现	平底深溃疡，炎症相对较轻	全壁炎，裂隙状溃疡
特殊表现	血管炎	非干酪性肉芽肿
胃肠道外表现	系统性受累，口腔、外阴溃疡	关节病、结节性红斑、脓皮病等

5. 动脉纤维肌变性

动脉纤维肌变性（Fibromuscular dysplasia，FMD）是一种少见的、非炎症性、非粥样硬化的血管病。通常累及肾和颈内动脉[15, 16]，但是也可以累及系膜或肠壁内血管[17, 18]。多数受累的血管为中等大小的血管，常见于年轻或中年女性。当累及肠血管时，非常难以诊断，黏膜呈慢性缺血性坏死，或慢性活动性小肠炎、结肠炎，伴溃疡。后者与 CD[18]或严重的 NSAIDs 损伤可能无法鉴别。

组织学上，血管内膜、中膜或动脉周纤维肌增生，导致血管腔狭窄和逐渐梗阻（见图 8-17A 和 B）。FMD 有三种亚型，即中膜型（最常见）、内膜型和外膜型（也称动脉周型）。

6. 血栓性微血管病

血栓性微血管病（Thrombotic microangiopathy，TMA）的特征是血小板减少和微血管病性溶血性贫血，伴有弥漫的动脉毛细血管微血栓。TMA 实为微血管病相关贫血的谱系，包括溶血性尿毒症综合征（Hemolytic uremic syndrome，HUS）、HELLP 综合征（溶血、肝酶升高和血小板减少）和血栓性血小板减少性紫癜（Thrombotic thrombocytopenic purpura，TTP）[19]。这些疾病临床可有不同表现，包括中枢神经系统 / 眼部症状，肠缺血，心功能不全，肾衰竭和贫血。典型的成年人 HUS 由血浆因子 H 缺陷导致，多形成肾脏微血栓；而儿童 HUS 已被发现与暴露于志贺菌毒素有关。TTP 的病因是金属蛋白酶 ADAMTS13 缺陷，导致不能降解异常的大型多聚体 von Willebrand 因子，常造成系统性血小板血栓。另一种少见类型的 TMA 病理生理机制不清，多与干细胞移植或实体器官移植病史，及应用免疫抑制药物（如环孢菌素、他克莫司、丝裂霉素或奎宁等）有关，表现为系统性血栓，而相对较少累及肾脏[20]。这组疾病 ADAMTS13 水平正常或轻度减低。

当疾病显示胃肠道症状，内镜检查可显示多发半环形线状溃疡，溃疡底清洁，常见于十二指肠、空肠、食管和胃。溃疡活检可显示微血栓伴血管损伤（见图 8-17A 和 B）。TMA 的诊断，特别是 TTP 和 HUS，很大程度依赖于实验室检查，但如有胃肠道症状，内镜活检可支持 TMA 的诊断。

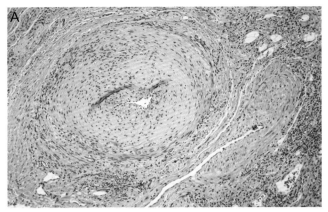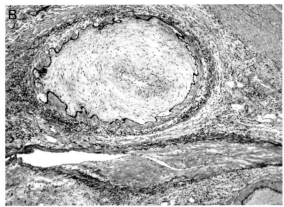

图 8-17　肠系膜动脉纤维肌增生。A：动脉血管因内中层纤维及平滑肌增生导致完全阻塞。B：弹力纤维染色，突出纤维肌增生。

8.3　非血管因素导致的肠黏膜缺血性病变

8.3.1　机械性原因导致肠黏膜缺血

机械性的挤压或牵拉等原因可导致血管闭塞，从而导致肠黏膜缺血，常见的原因有粘连、疝、肠扭转及肠套叠。

粘连是最常见的原因，多见于有手术史或腹膜炎病史的患者；或者由腹腔内肿瘤导致粘连，腹腔内增生的纤维组织牵拉、固定肠管，有时造成肠管及血管形成死角。

疝指肠管或腹腔内容物突出到腹壁薄弱处之外，常见的有腹股沟疝、股疝、脐疝及切口疝等。如果疝环较松，则疝内容物可以来回移动，并不危险；当疝内容物过多、疝环狭小时，就可能造成嵌顿，位于疝环处的血管受压。

肠扭转指部分肠管自行扭转，导致局部肠梗阻和肠管、血管受压，常见于小肠、乙状结肠、盲肠或升结肠。

肠套叠指一段肠管折叠套入附近肠管，常因较大息肉坠入。

这几种情况首先会挤压静脉，导致瘀血和水肿；然后挤压进一步加重，动脉供血受阻，导致低血液灌流状况，可伴有静脉及动脉内血栓形成。病理改变为比较典型的肠梗死。临床表现多为明显的腹痛，伴有腹胀、肠梗阻、腹膜炎甚至穿孔，多需急诊手术解除病变。病理检查大体表现为境界较清楚的肠梗死，肠管紫黑色、黏膜糜烂、脱落。镜下表现为血管扩张充血，依病变轻重和时间不同可观察到表面上皮、隐窝坏死脱落，炎症细胞浸润，纤维素渗出，及肌层坏死，有时可以见到系膜血管血栓。实际上，外科医生在术中多会对病因有明确的诊断，有时会保留扭转、套叠等情况送检，诊断不太困难。需注意的是，除明确直接机械性挤压的原因外，还需尽量考虑形成异常结构的原因，如在肠套叠时注意查找肠管息肉或肿瘤。此外，粘连可导致急性发作，也可表现为慢性反复发作，病理则表现为慢性缺血的改变，有时不易诊断，需仔细结合病史及发病规律等考虑。

8.3.2　药物或毒素造成的类似缺血性的肠黏膜损伤

细菌感染、药物、毒素等偶尔会引起肠道局部黏膜坏死，其显微镜下呈现与慢性或亚急性缺血非常相似的表现。在黏膜活检中，可以称之为毒性 / 缺血性损伤模式。引起这种病变的细菌包括出血坏死性大肠杆菌及难辨梭状芽孢杆菌肠炎（ *C. difficile* ）等。这些细菌以及某些药物所致的相关病理表现已在其他相关章节有详细描述，此处不再赘述。

参考文献

［1］ Stoney RJ, Cunningham CG. Acute mesenteric ischemia［J］. Surgery, 1993, 114（3）: 489-490.

［2］ Brown RA, Chiu CJ, Scott HJ, et al. Ultrastructural changes in the canine ileal mucosal cell after mesenteric arterial occlusion［J］. Arch Surg, 1970, 101（2）: 290-297.

［3］ Wagner R, Gabbert H. Morphology and chronology of ischemic mucosal changes in the small intestine. A light and electron microscopic investigation［J］. KlinWochenschr, 1983, 61（12）: 593-599.

［4］ Riddell R, Jain D. Lewin, Weinstein, and Riddell's gastrointestinal pathology and its clinical implications［M］. 2nd ed. Wolters Kluwer : Lippincott Williams & Wilkins, 2014.

［5］ Pagnoux C, Mahr A, Cohen P, et al. Presentation and outcome of gastrointestinal involvement in systemic necrotizing vasculitides: analysis of 62 patients with polyarteritis nodosa, microscopic polyangiitis, Wegener granulomatosis, Churg-Strauss syndrome, or rheumatoid arthritis-associated vasculitis［J］. Medicine（Baltimore）, 2005, 84（2）: 115-128.

［6］ Lee KS, Paik CN, Chung WC, et al. Colon ischemia associated with buerger's disease: case report and review of the literature［J］. Gut and Liver, 2010, 4（2）: 287-291.

［7］ Nay J, Menias CO, Mellnick VM, et al. Gastrointestinal manifestations of systemic disease: a multimodality review［J］. Abdom Imaging, 2015, 40: 1926-1943.

［8］ Zhang Y, Huang X. Gastrointestinal involvement in Henoch-Schönlein purpura［J］. Scandinavian Journal of Gastroenterology, 2008, 43: 1038-1043.

［9］ Ju JH, Min JK, Jung CK, et al. Lupus mesenteric vasculitis can cause acute abdominal pain in patients with SLE ［J］. Rheumatol, 2009, 5: 273-281.

［10］ Genta MS, Genta RM, et al. Systemic rheumatoid vasculitis: a review ［J］.Semin Arthritis Rheum, 2006, 36: 88-98.

［11］ Zeidan MJ, Saadoun D, Garrido M, et al. Behcet's disease physiopathology: a contemporary review［J］. Auto Immun Highlights, 2016, 7（1）: 4.

［12］ Skef W, Hamilton MJ, Arayssi T. Gastrointestinal Behçet's disease: a review ［J］. World J Gastroenterol, 2015, 21（13）: 3801-3812.

［13］ Ebert EC. Gastrointestinal manifestations of Behcet's disease［J］. Dig Dis Sci, 2009, 54: 201-207.

［14］ Lee SK, Kim BK, Kim TI, et al. Differential diagnosis of intestinal Behçet's disease and Crohn's disease by colonoscopic findings［J］. Endoscopy, 2009, 41: 9-16.

［15］ Luscher TF, Lie JT, Stanson AW, et al. Arterial fibromuscular dysplasia［J］. Mayo Clin Proc, 1987, 62: 931-952.

［16］ Slovut DP, Olin JW. Fibromuscular dysplasia［J］. N Engl J Med, 2004, 350: 1862-1871.

［17］ Patel NC, Palmer WC, Gill KR, et al. A case of mesenteric ischemia secondary to fibromuscular dysplasia（FMD）with a positive outcome after intervention［J］. J Interv Gastroenterol, 2012, 2（4）: 199-201.

［18］ Dolak W, Maresch J, Kainberger F, et al. Fibromuscular dysplasia mimicking Crohn's disease over a period of 23 years［J］. J Crohns Colitis, 2012, 6: 354-357.

［19］ Chang JC, Kathula SK. Various clinical manifestations in patients with thrombotic microangiopathy［J］. J Investig Med, 2002, 50: 201.

［20］ Moake JL. Thrombotic microangiopathies［J］. N Engl J Med, 2002, 347: 589-600.

［21］ Tamura S, Sugawara Y, Matsui Y, et al. Thrombotic microangiopathy in living-donor liver transplant［J］. Transplantation, 2005, 80（2）: 169-175.

第9章 药物及治疗所导致的肠炎

（许晶虹 Katherine Sun）

随着大量新化学复合物的合成和转化研究的进展，用于临床治疗的药物越来越多。其中，有些药物的临床应用时间还不够长，尚未累积足够时间的临床观察或经验，以至于难以认识到这些药物会导致哪些严重副作用。新制剂逐增的复杂性还会增加其与其他药物相互作用的危险性。另外，非处方药和药物使用的监管不良也增加了可疑药物病因鉴定的困难。对于怀疑药物所致病变的证实，一般是基于停药后相关症状消失，而再用此药后症状复发的情况[1]。药物和病理之间的关系有时并不明显，这可以解释为什么药物性疾病常常被忽视。药物引起的胃肠道损伤比较常见，且具有重要的临床意义[2-4]。对药物性胃肠道疾病的评估通常依赖于胃肠镜及活检。从组织学诊断的角度来看，化学物或药物所引起的改变有些是遍及全肠道的非特异性炎症，有些则是具有特征性的组织病理学改变而使病理医生有可能认识到这是药物性损伤[5,6]。但需注意的是，药物性损伤模式会与各种其他疾病模式类似或相重叠，而且特定制剂在不同患者或疾病背景下也可以导致多种损伤模式，如类似于乳糜泻、炎症性肠病（Inflammatory bowel disease，IBD）、感染及其他[6]。因此，确诊需依赖于临床与病理相结合，而且很多时候为排除性诊断。在本章，我们着眼于病理可辨认的，尤其在活检时可发现的药物性胃肠道损伤，以及近年报道的会引起胃肠道反应的药物，如奥美沙坦、霉酚酸酯、TNF-α拮抗剂等[7-9]。另外，其他与治疗相关的肠道病变也在此章一并讨论。

9.1 药物性肠炎

9.1.1 非甾体类抗炎药

非甾体类抗炎药（Nonsteroidal anti-inflammatory drugs，NSAIDs）常引起胃肠黏膜损伤，主要作用于胃，也可累及整个胃肠道。黏膜损伤是因为其对环氧化酶（Cyclooxygenase，COX）活性的抑制和黏膜前列腺素合成的减少而造成的[10]。NSAIDs还会改变黏膜和碳酸氢盐的分泌，降低黏膜血供，降低中性粒细胞在血管内皮上的黏附性及降低中性粒细胞活性等。细胞损伤源于腔面氢离子和胃蛋白酶漏入细胞，并且各种炎症细胞分泌的炎症介质、蛋白酶、促凝剂等参与其中。NSAIDs还通过干扰黏膜生长因子、降低上皮细胞增殖和血管生成及减缓肉芽组织成熟等机制干扰溃疡的愈合[11]。内镜下，约70%的慢性NSAIDs使用者可见胃红斑，或伴有散在黏膜糜烂；高达25%的NSAIDs使用者出现溃疡。NSAIDs 导致的溃疡谱可从小的浅表到巨大深火山口状。而急性出血并不少见。组织学上，胃黏膜损伤包括黏液缺失的胃小凹增生、反应性核深染、黏膜固有层瘀血、平滑肌增生，伴明显症状的溃疡常见于幽门和十二指肠球部。

最近研究发现，50% 以上的 NSAIDs 服用者有小肠黏膜损伤。其最常见于十二指肠和远端回肠[12]。内镜下有黏膜红斑、糜烂、浅表圆形溃疡、穿凿性溃疡、环形溃疡、不规则溃疡和穿孔溃疡等。组织学上，十二指肠损伤与胃内所见类似，即上皮反应性改变，有些伴糜烂和（或）

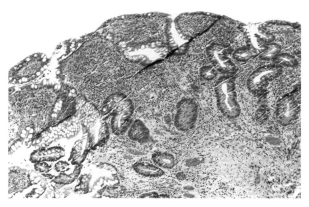

图 9-1　NSAIDs 相关小肠病变（局部狭窄）。局部小肠绒毛变钝缩短，隐窝增高。伴少许炎症细胞浸润，轻度平滑肌纤维增生。上皮细胞也有反应性改变。

溃疡[11]。NSAIDs 相关溃疡的组织学改变并不特异，但是通常没有大量慢性炎症细胞浸润。小肠其他部位 NSAIDs 损伤也会出现绒毛变钝（见图 9-1）。炎症浸润以嗜酸性粒细胞浸润为主，但这是药物损伤病理学的总体特征，对 NSAIDs 损伤也并无特异性。

膈膜样肠病（Diaphragm disease）是由于长期 NSAIDs 损伤致小肠黏膜和黏膜下损伤修复导致梗阻。发现这个病变对 NSAIDs 损伤具有诊断性的价值[13]。但是，由于对于远端小肠，内镜不易到达，且影像学改变轻微，所以该病在很长时期内诊断不足。顾名思义，该病变是由薄膈样的环形膜组成的，有时在顶端可见边界清楚的溃疡或浅表溃疡。虽然隔膜样肠病本质上是内镜诊断，但可在组织学上辨认：黏膜和黏膜下层的薄皱褶，其间是厚度不等的胶原纤维束，垂直于黏膜固有层，伴数量不等的平滑肌、神经节细胞和血管（见图 9-2），衬覆横膈的黏膜呈钝绒毛、炎症或顶端糜烂。长期服用 NSAIDs（通常超过一年）患者的横膈病会进展至明显狭窄而需要治疗（内镜球囊扩张或甚至节段切除）。另外，临床上常见慢性失血引起的缺铁性贫血，但罕见明显出血。横膈样狭窄的发病机制并不清楚。虽然首例报道在小肠，但类似病变最近在结肠也有发现，尤其是服用缓释制剂的患者。

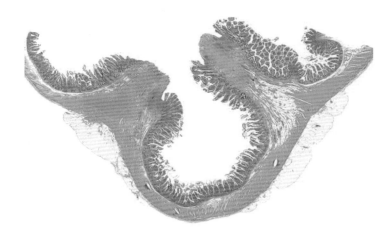

图 9-2　膈膜样肠病病理组织学改变。正常的小肠环状黏膜皱襞因炎性纤维化而增厚，往往由于皱襞顶部慢性缺血溃疡而诱发。

随着 NSAIDs 肠衣片和缓释剂的使用，NSAIDs 大肠病变越来越常见，损伤谱也较广。典型病例累及右半结肠，呈边界清楚的溃疡。倾向右半结肠是因为药物在近端结肠的浓度较高，但直肠和远端结肠也可累及。

NSAIDs 结肠炎的病理学改变包括局灶活动性和慢性结肠炎［类似感染性肠炎或克罗恩病（Crohn's disease，CD）］、胶原性或淋巴细胞性肠炎及非坏疽性缺血性肠炎[12]。此外，在个案报道中也有 NSAIDs 导致的嗜酸性粒细胞性肠炎和假膜性肠炎的病例。病理上，最常见回肠至直肠单个或数量有限的溃疡，这也是最大的诊断问题。因为其表现为非特异性，所以必须考虑其他原因导致的局限性大肠溃疡，如孤立性盲肠溃疡、继发于憩室的溃疡、局灶缺血、粪石性溃疡和孤立性直肠溃疡综合征。

需要注意的是，虽然典型 NSAIDs 结肠炎呈轻度炎症，无结构扭曲，但长期 NSAIDs 使用者会出现慢性小肠结肠炎，包括隐窝扭曲、假幽门腺化生、绒毛变钝，伴有片状慢性和活动性炎症（见图 9-3），类似于 IBD（尤其是 CD）。当与 IBD 鉴别时，较重要的信息是，患者是否有 NSAIDs 服用史。有研究评估了 17 位组织学证实有慢性肠炎而无或仅有轻微的胃肠道症状的患者，结果显示，8 位患者服用了 NSAIDs，且无患者发展成 IBD；两位患者停服 NSAIDs 后，随访活检，显示组织学恢复了正常。

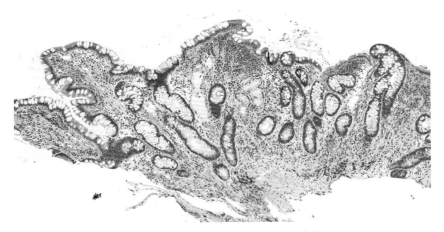

图 9-3　NSAIDs 所致末端回肠慢性溃疡，伴明显幽门腺化生。

9.1.2　ACE 抑制剂——奥美沙坦

奥美沙坦（Olmesartan）是用于控制高血压的 ACE 抑制剂。一般认为，奥美沙坦是较安全的药物，但有 1% 的患者会发生严重的腹泻。其组织学改变与乳糜泻非常相似（见图 9-4）。2012 年，Rubio-Tapia 及其同事首次报道了一组病例[14]：22 位患者表现为不能解释的乳糜泻样肠病，临床证实在停用奥美沙坦后均得以改善。大多数患者在出现腹泻前已服用奥美沙坦 40mg/d（范围 10～40mg/d）数月或数年。患者小肠表现为绒毛萎缩，伴不同程度的黏膜炎症。15 位患者见全部绒毛变钝，7 位患者见部分绒毛萎缩，7 位患者见上皮下胶原沉积厚带；对 15 位患者行结肠活检，其中 2 位呈淋巴细胞性结肠炎，3 位呈胶原性结肠炎；对 14 位患者行胃活检，其中 5 位呈淋巴细胞性胃炎，2 位呈胶原性胃炎，7 位呈慢性胃炎。按乳糜泻治疗无效，但停用奥美沙坦后，所有患者均见临床好转。随访后，对 18 名患者行十二指肠活检，其中 17 位组织学恢复。因此，结果显示这些组织学改变是由奥美沙坦引发的。奥美沙坦和其他血管紧张素受体拮抗剂被认为对肠免疫关键调节因子——转化生长因子β（Transforming growth factor β，TGF-β）有抑制作用。HLA-DQ2/8（Human leucocyte antigen-DQ2/8）使患者对奥美沙坦相关肠病有易感性。需要注意的是，在一项更大的研究——奥美沙坦与预防糖尿病微白蛋白尿的随机研究［The randomized olmesartan and diabetes microalbuminuria prevention（ROADMAP）study）］[15]中，2232 名患者服用奥美沙坦，每日一次，每次 40mg，服药中位时间为 3.2 年，结果均未显示出肠道副作用。此研究结论认为，奥美沙坦相关性的严重小肠黏膜损伤可能非常罕见。

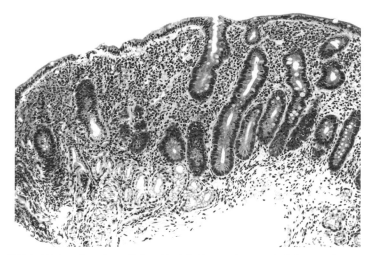

图 9-4　奥美沙坦肠病：十二指肠黏膜呈绒毛变钝和固有层细胞增多，上皮内淋巴细胞增多。

9.1.3　免疫抑制剂——霉酚酸酯和环孢菌素

1. 霉酚酸酯

霉酚酸酯（Mycophenolate mofetil，MMF）是一种免疫抑制剂，用于预防实体器官、骨髓和干细胞移植受者的免疫排斥反应。霉酚酸酯是一种前体药物，会转变成有代谢活性的霉酚酸，无竞争性地抑制嘌呤起始合成途径中的肌苷-5'-单磷酸脱氢酶及阻止细胞周期，从而影响 T 淋巴细胞和 B 淋巴细胞的产生，导致免疫抑制。霉酚酸酯有两种剂型，分别为吗替麦考酚酯（Mycophenolate mofetil，MMF）和麦考酚钠（Mycophenolate sodium，MPS）。MMF 在胃内吸收，而 MPS 则在小肠吸收。

多达 40% 的 MMF 服用者会有胃肠道症状，包括恶心、呕吐、腹泻和腹痛[16]。并发症包括轻度、间歇性不适，及威胁生命的吸收障碍、肠坏死、穿孔。与下消化道相比，上消化道受影响较少。MMF 相关胃肠道损伤的发病机制不明。有学者提出，局部组织损伤释放出的淋巴因子引发了免疫介导的黏膜损伤。也有人提出，淋巴细胞缺失致使黏膜易于感染；以及当嘌呤合成途径受抑制时，肠上皮细胞再生不足。

内镜下改变有弥漫性结肠炎、节段性黏膜损伤或缺血性结肠炎。有报道称，十二指肠有乳糜泻型改变。MMF 相关结肠炎的诊断特点是上皮细胞凋亡增加及凋亡微脓肿（"爆米花"样改变），见图 9-5。在十二指肠，每 100 个隐窝中有超过 2 个凋亡小体则被定义为上皮细胞凋亡增加。其他形态学特征包括固有层嗜酸性粒细胞数量增加、高嗜酸性退行性隐窝和隐窝扭曲（见图 9-6）。

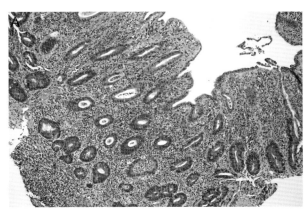
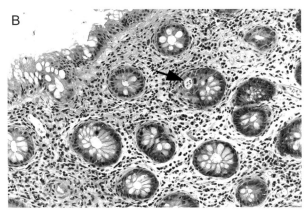

图 9-5　MMF 结肠炎。A：低倍视野显示缺血性肠炎表现，伴局部隐窝脓肿。B：隐窝细胞凋亡。

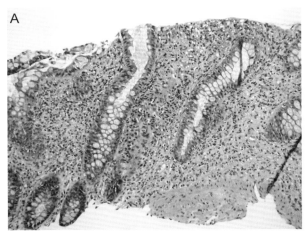
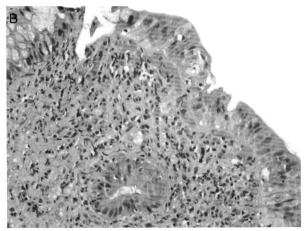

图 9-6　MMF 结肠炎。A：固有层嗜酸性粒细胞显著增加，隐窝局部缺失（200×）。B：固有层嗜酸性粒细胞显著
　　　　增加（400×）。

其他下消化道 MMF 相关肠道损伤的病理改变还包括移植抗宿主病（Graft-versus-host disease，GVHD）样结肠炎。虽然显微镜下无法甄别 MPA 毒性与下消化道 GVHD 之间的联系，但后者通常发生在骨髓和干细胞移植后早期，常伴随皮肤累及。而在实体器官移植中，GVHD 并不常见（约 5% 实体器官移植患者会发生 GVHD）。Star 等[17]报道，与 GVHD 患者相比，服用 MMF 的患者结肠活检固有层嗜酸性粒细胞密度更高、内分泌细胞聚集及凋亡微脓肿更少。该研究发现，服用 MMF 的患者每高倍镜视野多于 15 个固有层嗜酸性粒细胞，及缺少内分泌细胞聚集和凋亡微脓肿，这对于鉴别 MMF 相关肠道损伤与 GVHD 的敏感性和特异性分别为 76% 和 93%。此外，严重 GVHD 的特征性表现（如完全隐窝丢失和广泛黏膜溃疡）在服用 MMF 的患者中并未出现。

有报道称，在服用 MMF（3000mg/d）的患者中，有 6.5%～11.0% 会发生巨细胞病毒（CMV）结肠炎[18]。疾病早期如未能及时诊断，则会使 CMV 传播至重要脏器，包括感染肠道导致穿孔而带来严重后果。若服用 MMF 的患者出现发热、恶心、呕吐、腹泻，伴白细胞减少症和（或）肝酶增高的临床表现，则病理医生在检查活检标本时需高度怀疑 CMV 结肠炎。

2. 环孢菌素

环孢菌素（Cyclosporin）也是一种免疫抑制剂，用于肾脏、心脏或肝脏移植后预防器官排斥，及用于治疗严重银屑病或严重类风湿关节炎。静脉环孢菌素用于严重溃疡性结肠炎（Ulcerative colitis，UC）的治疗。据报道，相较于仅接受静脉激素的患者，接受静脉环孢菌素和静脉激素的患者更常见类似于异型增生的绒毛转化和上皮再生，且更严重[19]。对于这类疾病，排除异型增生的有利线索是黏膜表面的隐窝细胞胞浆增多，核成熟。此外，UC真正的异型增生多为局灶性，而环孢菌素导致的上皮不典型增生则较为广泛。

9.1.4 化疗药物——秋水仙碱和紫杉醇

秋水仙碱（Colchicine）和紫杉醇（Paclitaxel）均为生物碱制剂，通过抑制有丝分裂而发挥细胞毒性作用。两者均具有非完全靶向特异性，多个器官系统中的快速分裂细胞都易受其损伤。紫杉醇的组织学特征（紫杉醇效应）在化疗的患者中可以见到，但秋水仙碱的组织学特征只有在达到毒性水平（秋水仙碱毒性）时才能出现，且此种状况鲜有例外[20]。

1. 秋水仙碱

秋水仙碱可用于治疗多种疾病，包括痛风和其他风湿性疾病、家族性地中海热、银屑病、白塞综合征、心包炎和房颤等。秋水仙碱通过结合微管蛋白（微管的一种主要结构成分）而抑制微管的聚合。微管蛋白对于有丝分裂是必不可少的，所以秋水仙碱可作为"有丝分裂毒药"或"纺锤体毒药"而抑制炎症细胞和纤维母细胞的增生。高剂量的秋水仙碱的副作用主要是胃肠道不适。当达到毒性剂量时，可致小肠和胃窦部糜烂、多器官衰竭和死亡。毒性反应通常发生于肾衰竭患者。其组织学表现可见大量核分裂像，尤其是环状有丝分裂。活检可见核深染、复层、细胞极性消失、上皮拥挤、凋亡上皮细胞增加等，类似于异型增生，尤其在Barrett食管黏膜。但是其表面上皮较成熟，核浆比正常，核分裂活跃限于黏膜的增生区，如小肠的隐窝中部和大肠的隐窝底部（见图9-7）。

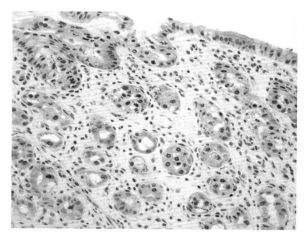

图9-7 秋水仙碱所致损伤。很多增大的上皮细胞可见有丝分裂中期核像，在细胞中心，染色质浓缩并形成环状；上皮复层且极性消失。表面上皮显著增生，而致增大扭曲的上皮细胞拥挤呈复层（400×）。

2. 紫杉醇

紫杉醇是用于治疗乳腺、食管和肺恶性肿瘤的化疗药物。秋水仙碱通过抑制微管蛋白的聚合而阻止有丝分裂的纺锤体形成；而紫杉醇则是通过稳定微管中GDP结合微管蛋白，阻止去聚合而抑制细胞分裂。因此，紫杉醇也是"纺锤体毒药"或"有丝分裂毒药"。紫杉醇的有丝分裂抑制作用优先靶向于增殖的恶性细胞。紫杉醇的毒性反应发生在疗程的早期,与给药时间相关[20]。食管是受累最明显的部位,但结肠的溃疡和穿孔也有报道。组织学上的特征为环状核分裂和凋亡增加,上皮的增殖区最为显著。

9.1.5 靶向治疗药物——依匹木单抗、抗代谢药物、TNF-α 拮抗剂

1. 依匹木单抗

依匹木单抗(Ipilimumab)是直接抗细胞毒性 T 淋巴细胞抗原-4(Cytotoxic T lymphocyte antigen-4,CTLA-4)的人源化单抗,用于治疗转移性恶性黑色素瘤和肾细胞癌患者。依匹木单抗可提高进展期恶性黑色素瘤患者的总生存率。但其也有潜在免疫相关严重副作用,包括表皮炎、结肠炎、甲状腺炎、垂体炎和肝炎等。依匹木单抗导致结肠炎的机制被认为是过度 T 淋巴细胞激活[22]。接受依匹木单抗治疗的转移性恶性黑色素瘤患者,在持续使用此药的过程中,需要消化科医生帮助处理严重自身免疫相关性肝炎和肠炎。其中,胃肠道受累的患者最多(约见于 20% 服用依匹木单抗的患者)。其次,腹泻也较常见,据报道发生率为 31%~46%。依匹木单抗相关结肠炎有导致肠穿孔的危险,死亡率约为 5%[23]。轻中度胃肠道症状可通过全身治疗解决,但严重的患者则需要糖皮质激素和英夫利西单抗等系统性免疫抑制治疗。在诊断检查中,内镜评估和结肠活检很重要,可以排除 CMV 结肠炎和其他机会性感染。内镜下,黏膜表现为从正常到弥漫性红斑和溃疡不等。活检示小肠黏膜绒毛变钝,固有层淋巴浆细胞增生,上皮内淋巴细胞及上皮凋亡增加。因此,依匹木单抗相关肠炎的组织学表现类似于乳糜泻和自身免疫性肠病。

概括来讲,依匹木单抗相关肠炎组织学上有以下几种主要模式:仅中性粒细胞浸润(占 46%),仅淋巴细胞浸润(占 15%),混合性浸润(占 38%),及其他(1%)。中性粒细胞炎症表型特征为隐窝炎、隐窝脓肿和肉芽肿,类似于 IBD。淋巴细胞炎症表型特征为隐窝上皮内 CD8[+]T 细胞增多,固有层 CD4[+] T 细胞增加。依匹木单抗相关结肠炎类似于 GVHD 及 IBD,如急性和慢性炎症改变、炎症呈斑片状(跳跃病变)。然而,GVHD 的典型特征(包括显著上皮细胞凋亡和腺管破坏)则在依匹木单抗相关结肠炎中不太明显。与 CD 或 UC 不同,依匹木单抗相关结肠炎累及降结肠多于乙状结肠、升结肠或直肠,且不伴有慢性改变(如隐窝扭曲、基底浆细胞增多、肉芽肿、潘氏细胞化生或幽门腺化生),见图 9-8。

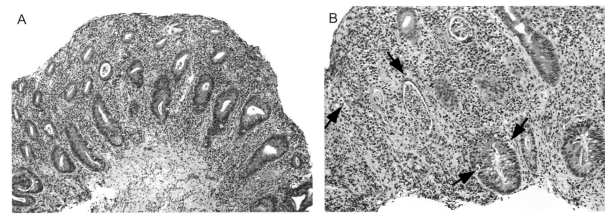

图 9-8 依匹木单抗相关结肠炎。A:结肠黏膜固有层细胞增多,上皮凋亡增加(100×)。B:固有层内浆细胞浸润和一些凋亡小体,以及凋亡导致个别隐窝消亡(400×)。

替西木单抗（Tremelimumab）是另一种用于治疗恶性黑色素瘤的细胞毒性T淋巴细胞相关抗原-4单抗，副作用同依匹木单抗。还有其他一些生物制剂也可致结肠异常。利妥昔单抗（Rituximab）是用于治疗类风湿性疾病（如类风湿关节炎和红斑狼疮）的CD20单抗。此抗体靶向于B淋巴细胞，使小肠B淋巴细胞群明显减少。有许多文献报道了利妥昔单抗的多种副作用，称其会加剧潜在结肠炎的病变。贝伐珠单抗（Bevacizumb）是拮抗血管内皮生长因子受体的人源性单抗，可抑制肿瘤新血管的形成，用于治疗转移性结肠癌和肺癌。然而，贝伐珠单抗与肠穿孔和结肠切除术后吻合口瘘增加相关[24]。

2. 抗代谢药物和 TNF-α 拮抗剂

有文献报道，服用抗代谢药物（如氨甲蝶呤和卡培他滨）和（或）TNF-α 拮抗剂（如依那西普和英夫利西）会引起腹泻性疾病[25, 26]。内镜下，部分患者黏膜正常，而部分则呈局灶性溃疡。组织学上呈凋亡性肠病表现，包括基底隐窝凋亡的增加，衬覆扁平和再生上皮的囊腔扩张，内含少量中性粒细胞的凋亡碎片及结构扭曲。

9.1.6 晶体沉积——阳离子交换树脂、司维拉姆、消胆胺、双磷酸盐

1. 阳离子交换树脂

聚苯乙烯磺酸钠（SPS）是一种阳离子交换树脂，用于常规治疗末期肾病患者及其他疾病导致的高钾血症患者（通过与钾结合排出钾）。聚苯乙烯磺酸钙是另一种阳离子交换树脂，可口服、经鼻胃管或作为灌肠剂给药。聚苯乙烯磺酸钠引起的损伤可发生在整个消化道，常见于食管、远端结肠和直肠。已有与这些树脂相关的缺血性肠炎病例报道，发病率显著，死亡率达36%[27]。这些病例绝大多数为术后、危重症及终末期肾病患者。但是最近发现，非术后患者和无明显血管损伤患者也有罹患此并发症的潜在风险。也有使用聚苯乙烯磺酸钠形成异物导致直肠狭窄的报道。其组织学特征包括糜烂、溃疡和透壁性坏死。晶体可出现在管腔，穿孔时可出现在浆膜面。聚苯乙烯磺酸钠和聚苯乙烯磺酸钙的晶体在显微镜下表现相同。晶体呈偏棱形、三角形或长方形，表现为特征性的内马赛克模式，类似鱼鳞。HE染色晶体呈紫色或浅嗜碱性，有折光，但无极性。PAS染色和Ziehl-Neelsen染色呈红色，表现为特征性的结晶马赛克模式（见图9-9）。

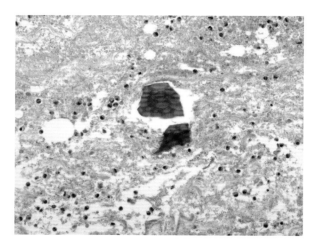

图 9-9 聚苯乙烯磺酸钠晶体呈紫色，表现为特征性的内马赛克模式，类似鱼鳞（HE，400×）。

2. 司维拉姆

司维拉姆（Sevelamer）是一种可与磷酸盐结合的阴离子交换树脂，用于治疗透析患者的高磷酸血症。晶体呈宽的、弯曲的、不规则的间隔，有内在裂隙（似鱼鳞），类似于聚苯乙烯磺酸晶体。但是，在HE染色下，司维拉姆产生的晶体在未损伤黏膜中呈现两种色调，黄色背景下呈亮粉红色线状，也可

呈深嗜伊红或锈棕色，尤其在溃疡黏膜中；PAS-D 染色呈紫色。晶体多在结肠中见到，也可在小肠中见到[28]。相关的黏膜异常有急性炎症、慢性黏膜损伤、炎性息肉、广泛溃疡、缺血和坏死（见图 9-10）。

3. 消胆胺

消胆胺（Cholestyramine）晶体一般与黏膜损伤无关，呈不规则、不透明、均一表现，缺少司维拉姆的内"鱼鳞"状表现。HE 染色呈亮橙色，PAS 染色阳性，PAS-D 染色呈灰色或桃红色（见图 9-11）。

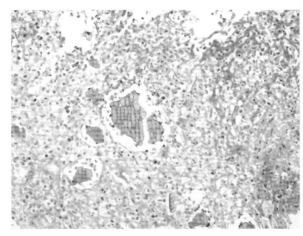

图 9-10　司维拉姆晶体呈现两种色调，黄色背景下呈亮粉红色线状，表现为特征性的内马赛克模式，类似鱼鳞（HE，400×）。

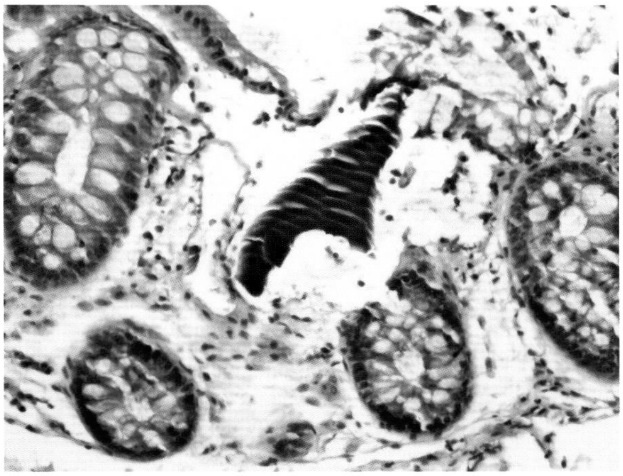

图 9-11　消胆胺晶体。

4. 双磷酸盐

双磷酸盐可抑制骨再吸收，用于治疗骨 Paget 病和骨质疏松。双磷酸盐的摄取与食管炎、食管溃疡、胃溃疡和十二指肠溃疡有关。若溃疡底部发现晶体，则需怀疑双磷酸盐导致溃疡。晶体呈浅黄色，偏振光下有折光，可伴有多核巨细胞。

9.2　放射性肠炎

放疗在盆腔恶性肿瘤（结直肠癌、前列腺癌、宫颈癌）的治疗中应用普遍，但其可引起下消化道的继发性毒性损伤，常见于直肠，在结肠和小肠也不少见[29]。其毒性与总剂量、频率以及照射总体积相关。这种损伤作用可以是急性的（3 个月以内发生），与直接导致细胞毒性有关；也可以是慢性的（放疗完成多年后发生），与进展性血管炎和缺血有关。

放射性肠炎内镜下黏膜呈颗粒状，质脆，有红斑、苍白、或明显黏膜下血管扩张。在慢性期，组织学可见毛细血管扩张、淋巴管扩张、血小板血栓形

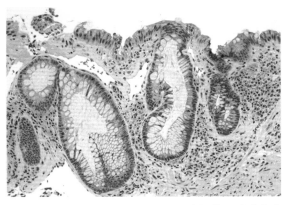

图 9-12　放射性肠炎。可见明显隐窝扭曲，黏膜内淋巴小管增生扩张，伴有慢性炎症细胞浸润。

133

成和透明样变小动脉狭窄，伴固有层纤维化（见图 9-12）。"放射反应性"纤维母细胞核大深染，胞浆嗜碱性，主要见于固有层；也可见不同程度的隐窝扭曲（见图 9-12）、隐窝萎缩、杯状细胞丢失、潘氏细胞化生等慢性特征；可见显著的黏膜下血管透明样变，伴神经元增生。

9.3 常见结肠黏膜损伤模式及相关治疗制剂

9.3.1 假膜性结肠炎

抗生素（如青霉素、林可霉素、先锋霉素和复方新诺明）可改变肠道菌群而使艰难梭菌易于定植感染。艰难梭菌是医院感染最常见的病原菌之一，尤其在老年患者中。近年来，发现质子泵抑制剂（Proton pump inhibitor，PPI）的应用也与社区获得性艰难梭菌结肠炎相关。因此，PPI 被认为是导致假膜性结肠炎重要的增强剂[30]。内镜下，假膜性结肠炎的特征是在结直肠黏膜表面见边界清楚的黄斑。组织学上，可见黄斑是在扩张的隐窝上覆盖了炎症细胞和崩解的细胞碎片。

9.3.2 缺血性结肠炎

据报道，缺血性结肠炎与一些药物有关，包括口服避孕药、麦角胺衍生物、可卡因等（见图 9-13），舒马曲坦的过度使用也是潜在因素[31, 32]。也有罕见病例报道，缺血性结肠炎与治疗慢性丙型肝炎和转移性癌的 IFN-α 有关[33]。还有一些与多种其他药物相关的个案报道，包括阿洛司琼、伪麻黄碱、多巴胺、二甲麦角新碱和非甾体类抗炎药（Non-steroidal anti-inflammatory drugs，NSAIDs）[34, 35]。洋地黄和利尿剂常在心力衰竭老年患者中导致低血流状态，引发缺血性结肠炎。在年轻患者中，缺血性结肠炎的诊断需考虑到药物引发的可能性，尤其是雌激素、可卡因和麦角胺。

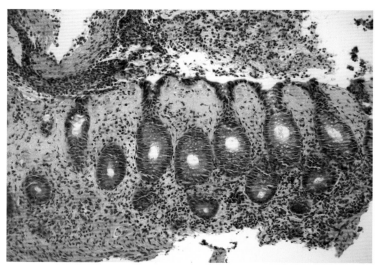

图 9-13 可卡因所致严重缺血性肠炎。

9.3.3 显微性结肠炎

有报道,药物应用的持续增长与显微性结肠炎相关[36, 37]。例如,NSAIDs 和兰索拉唑(一种 PPI)可致淋巴细胞性或胶原性结肠炎。其他可致淋巴细胞性结肠炎的药物有 3-羟基-3-甲基戊二酰辅酶 A(HMG CoA)还原酶抑制剂[Stains,如辛伐他汀(Simvastatin)](见图 9-14)、噻氯匹定(Ticlopidine)、雷尼替丁(Ranitidine)、氟他胺(Flutamide)、阿卡波糖(Acarbose)、卡马西平(Carbamazepine)、青霉素(Penicillin)和选择性 5- 羟色胺再摄取抑制剂(Selective serotonin re-uptake inhibitors,SSRIs),如舍曲林(Sertraline)。爱尔兰都柏林的圣文森大学医学院近期研究了 222 名显微性结肠炎患者[38],分析这些患者诊断时服用的药物,发现与显微性结肠炎有关的药物有 NSAIDs(22%)、阿司匹林(19%)、PPI(19%)、Statins(15%)、SSRIs(10%)和其他(15%)。最近,新型抗肿瘤药抗程序性死亡蛋白-1(Programmed death protein-1,PD-1)和抗程序性死亡配体 -1(Programmed death-ligand 1,PD-L1)也被认为有引起胃肠道损伤的作用(见图 9-15)。

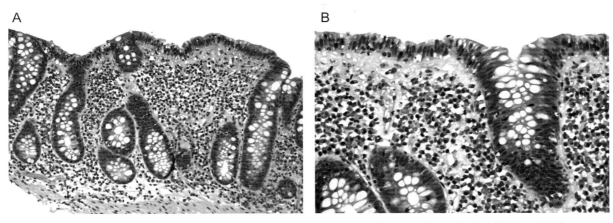

图 9-14 辛伐他汀引起的结肠炎。A:活检显示淋巴细胞性结肠炎的模式,但伴有局灶性中性粒细胞浸润。B:局部也有上皮下胶原层增厚,类似胶原性结肠炎。

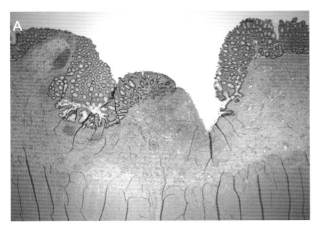

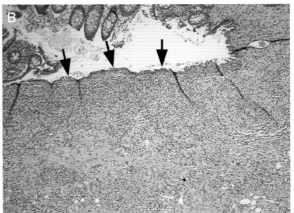

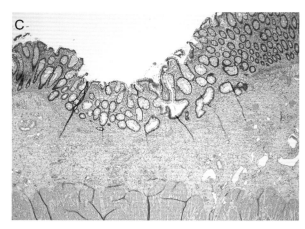

图 9-15　抗 PD-L1 治疗后多发性结肠溃疡。A：结肠可见多发表浅溃疡。相邻的黏膜只显示轻度异常，无明显炎症浸润。溃疡处有黏膜下纤维化。B：有些溃疡已经开始通过再上皮化愈合（见箭头所指）。C：有些溃疡已被修复，其特点为再生性黏膜伴扭曲的隐窝结构。

9.3.4　结肠积氧症

日本有文献报道，α- 葡萄糖苷酶抑制剂（治疗糖尿病的一类新型药物，如米格列醇、阿卡波糖和伏格列波糖）可导致结肠积氧症[39]。在结肠黏膜下或浆膜下，偶在肠旁软组织中见微小气囊肿。目前，其形成机制尚不清楚。

9.4　总　结

药物性黏膜损伤是导致胃肠道症状的常见原因。一些药物（如秋水仙碱）导致的黏膜损伤有特征性改变，易于鉴别。但是绝大多数药物所致的损伤为非特异性胃肠道损伤，如炎症性肠病、缺血性肠炎、显微镜肠炎和乳糜泻等。这要求病理医生不仅要熟悉药物导致肠道黏膜损伤的表现，而且要结合临床信息和内镜表现，以作出正确的诊断。因此，病理医生在识别新药物导致胃肠道损伤病理改变的过程中起到了必不可少的作用。

参考文献

［1］ Tilson H, Hines LE, McEvoy G, et al. Recommendations for selecting drug-drug interactions for clinical decision support［J］. Am J Health Syst Pharm, 2016, 73（8）: 576-585.

［2］ Shibagaki K, Taniguchi H, Goto D, et al. Dabigatran-induced asymptomatic esophageal mucosal injury［J］. Gastrointest Endosc, 2016, 83（2）: 472-473.

［3］ Lichtenberger LM, Bhattarai D, Phan TM. Suppression of contractile activity in the small intestine by indomethacin and omeprazole［J］. Am J Physiol Gastrointest Liver Physiol, 2015, 308（9）: G785-G793.

［4］ Viswanathan C, Truong MT, Sagebiel TL, et al. Abdominal and pelvic complications of nonoperative oncologic therapy［J］. Radiographics, 2014, 34（4）: 941-961.

［5］ Marginean EC. The ever-changing landscape of drug-induced injury of the lower gastrointestinal tract［J］. Arch Pathol Lab Med, 2016, 140（8）: 748-758.

［6］ Parfitt JR, Driman DK. Pathological effects of drugs on the gastrointestinal tract: a review［J］. Hum Pathol, 2007, 38（4）: 527-536.

［7］ Bhat N, Anupama NK, Yelsangikar A, et al. Olmesartan-related sprue-like enteropathy［J］. Indian J Gastroenterol, 2014, 33（6）: 564-567.

［8］ Nguyen T, Park JY, Scudiere JR, et al. Mycophenolic acid（cellcept and myofortic）induced injury of the upper GI tract［J］. Am J Surg Pathol, 2009, 33（9）: 1355-1363.

［9］ Schwabe RF, Brenner DA. Mechanisms of Liver Injury. I. TNF-alpha-induced liver injury: role of IKK, JNK, and ROS pathways［J］. Am J Physiol Gastrointest Liver Physiol, 2006, 290（4）: G583-G589.

［10］ Beck PL, Xavier R, Lu N, et al. Mechanisms of NSAID-induced gastrointestinal injury defined using mutant mice［J］. Gastroenterology, 2000, 119（3）: 699-705.

［11］ Hirofumi M, Osamu S, Tsuyoshi K, et al. The pathophysiology of non-steroidal anti-inflammatory drug（NSAID）-induced mucosal injuries in stomach and small intestine［J］. J Clin Biochem Nutr, 2011, 48（2）: 107-111.

［12］ Carlos S, Carla JG, Angel L, et al. Nonsteroidal anti-inflammatory drugs and upper and lower gastrointestinal mucosal damage［J］. Arthritis Res Ther, 2013, 15（Suppl 3）: S3.

［13］ Price AB. Pathology of drug-associated gastrointestinal disease［J］. Br J Clin Pharmacol, 2003, 56（5）: 477-482.

［14］ Rubio-Tapia A, Herman ML, Ludvigsson JF, et al. Severe spruelike enteropathy associated with olmesartan［J］. Mayo Clin Proc, 2012, 87（8）: 732-738.

［15］ Menne J, Ritz E, Ruilope LM, et al. The randomized olmesartan and diabetes microalbuminuria prevention（ROADMAP）observational follow-up study: benefits of RAS blockade with olmesartan treatment are sustained after study discontinuation［J］. J Am Heart Assoc, 2014, 3（2）: e000810.

［16］ Asad J, Bilal S, Jettie H, et al. Severe enteropathy from mycophenolate mofetil［J］. ACG Case Rep J, 2016, 3（2）: 101-103.

［17］ Star KV, Ho VT, Wang HH, et al. Histologic features in colon biopsies can discriminate mycophenolate from GVHD-induced colitis［J］. Am J Surg Pathol, 2013, 37（9）: 1319-1328.

［18］ Hambach L, Stadler M, Dammann E, et al. Increased risk of complicated CMV infection with the use of mycophenolate mofetil in allogeneic stem cell transplantation［J］. Bone Marrow Transplant, 2002, 29（11）: 903-906.

［19］ Stergios B, George P, Konstantinos K, et al. Systemic treatment-induced gastrointestinal toxicity: incidence, clinical presentation and management［J］. Ann Gastroenterol, 2012, 25（2）: 106-118.

［20］ Daniels JA, Gibson MK, Xu L, et al. Gastrointestinal tract epithelial changes associated with taxanes: marker of drug toxicity versus effect［J］. Am J Surg Pathol, 2008, 32（3）: 473-477.

［21］ Charity D, William DF, Alex S, et al. Peripheral neuropathy induced by paclitaxel: recent insights and future perspectives[J]. Curr Neuropharmacol, 2006, 4(2): 165-172.

［22］ De Felice KM, Gupta A, Rakshit S, et al. Ipilimumab-induced colitis in patients with metastatic melanoma[J]. Melanoma Res, 2015, 25(4): 321-327.

［23］ Lyle B, Keith L, Jonathan A, et al. Ipilimumab-induced colonic perforation[J]. J Surg Case Rep, 2014, 2014(3).

［24］ August DA, Serrano D, Poplin E, et al. "Spontaneous", delayed colon and rectal anastomotic complications associated with bevacizumab therapy[J]. J Surg Oncol, 2008, 97(2): 180-185.

［25］ Alexander S, Wieland V, Karin J. Chemotherapy-induced diarrhea: pathophysiology, frequency and guideline-based management[J]. Ther Adv Med Oncol, 2010, 2(1): 51-63.

［26］ David T, Peter H C, James W, et al. Differential effects of cyclosporin and etanercept treatment on various pathologic parameters in a murine model of irradiation-induced mucositis[J]. Curr Ther Res Clin Exp, 2012, 73(4-5): 150-164.

［27］ McGowan CE, Saha S, Chu G, et al. Intestinal necrosis due to sodium polystyrene sulfonate (Kayexalate) in sorbitol[J]. South Med J, 2009, 102(5): 493-497.

［28］ Swanson BJ, Limketkai BN, Liu TC, et al. Sevelamer crystals in the gastrointestinal tract(GIT): a new entity associated with mucosal injury[J]. Am J Surg Pathol, 2013, 37(11): 1686-1693.

［29］ Abobakr KS, Frank JS, Joseph DM, et al. Gastrointestinal radiation injury: symptoms, risk factors and mechanisms[J]. World J Gastroenterol, 2013, 19(2): 185-198.

［30］ Daniel EF, Julian A. Clostridium difficile infection in the community: are proton pump inhibitors to blame?[J]. World J Gastroenterol, 2013, 19(40): 6710-6713.

［31］ Nguyen TQ, Lewis JH. Sumatriptan-associated ischemic colitis: case report and review of the literature and FAERS[J]. Drug Saf, 2014, 37(2): 109-121.

［32］ Choon S, Young P, Se HP, et al. A case of oral-contraceptive related ischemic colitis in young woman[J]. Clin Endosc, 2011, 44(2): 129-132.

［33］ Punnam SR, Pothula VR, Gourineni N, et al. Interferon-ribavirin-associated ischemic colitis[J]. J Clin Gastroenterol, 2008, 42(3): 323-325.

［34］ Gallo-Torres H, Brinker A, Avigan M. Alosetron: ischemic colitis and serious complications of constipation[J]. Am J Gastroenterol, 2006, 101(5): 1080-1083.

［35］ Dalbeni A, Capoferro E, Bernardoni L, et al. Pancolitis with ischemic injury as a complication of immunosuppressive treatment in a patient with autoimmune hepatitis: a case report[J]. Case Rep Gastrointest Med, 2012, 2012: 698404.

［36］ Masclee GM, Coloma PM, Kuipers EJ, et al. Increased risk of microscopic colitis with use of proton pump inhibitors and non-steroidal anti-inflammatory drugs[J]. Am J Gastroenterol, 2015, 110(5): 749-759.

［37］ Beaugerie L, Pardi DS. Review article: drug-induced microscopic colitis-proposal for a scoring system and review of the literature[J]. Aliment Pharmacol Ther, 2005, 22(4): 277-284.

［38］ O'Toole A, Coss A, Holleran G, et al. Microscopic colitis: clinical characteristics, treatment and outcomes in an Irish population[J]. Int J Colorectal Dis, 2014, 29(7): 799-803.

［39］ Yilin V, Nikolaus JB, Michael S, et al. Pneumatosis cystoides intestinalis of the ascending colon related to acarbose treatment: a case report[J]. J Med Case Reports, 2009, 3: 9216.

第10章 小肠溃疡性疾病

（姜支农 薛 玲）

10.1 肠白塞病

白塞病是一种慢性风湿性疾病，主要发生于20～40岁的中青年人。其临床表现主要为机体的过度免疫反应所导致的复发性口腔溃疡、外生殖器溃疡和眼葡萄膜炎三联征。

以肠道损害为主要表现的白塞病被称为肠白塞病，其发病率较低。10%的白塞病患者有肠道受累，这部分患者则较少出现眼部病变和生殖器溃疡[1, 2]。肠白塞病的临床表现与克罗恩病（Crohn's disease, CD）相似，主要症状为右下腹痛、腹部包块、腹胀、嗳气、呕吐、腹泻及便血等。严重者表现为肠出血、肠麻痹和肠穿孔。

绝大多数肠白塞病患者肠镜下表现有溃疡，累及的部位以回盲部和末端回肠最多见（约占90%以上），也可累及升结肠。溃疡多呈圆形，深而呈穿凿状，周围黏膜略隆起。回肠溃疡多较回盲部溃疡小而浅，常多发，黏膜向溃疡集中。溃疡有时侵犯肌层血管而引发出血。肠白塞病患者最常见的内镜表现为回盲部局限性或多发性溃疡；溃疡周围呈水肿样肿胀，形成衣领样外观，在较大溃疡周围可见小的阿弗他溃疡；溃疡边界清楚，溃疡间黏膜常正常。仅极少数肠白塞病患者表现为弥漫性病变。

肠白塞病显微镜下表现有小静脉炎及静脉周围炎，可伴有动脉炎。血管的炎症浸润细胞可为淋巴细胞或中性粒细胞（见图10-1）。偶尔可见血管壁纤维素样坏死。黏膜活检常为非特异性炎症，可表现为血管内皮细胞肿胀，可见较多淋巴细胞或中性粒细胞浸润，很难见到血管炎表现（见图10-2）。肠白塞病的溃疡可与淋巴滤泡和Peyer's环相关，表现为阿弗他溃疡。

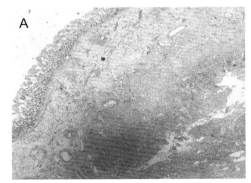
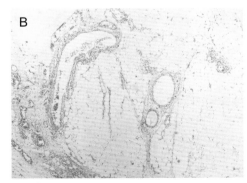

图10-1 一例肠白塞病。A：肠壁见深溃疡。B：小静脉炎症。

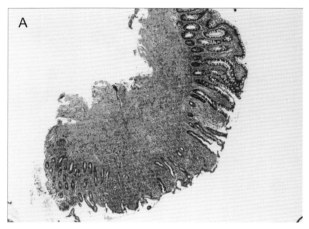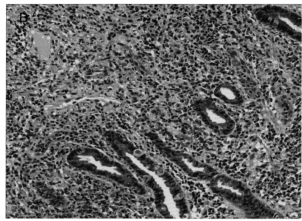

图 10-2　一例肠白塞病病例的肠黏膜活检标本。A：黏膜全层炎症，隐窝扭曲不明显，未见明确血管炎。B：见中性粒细胞、淋巴细胞等炎症细胞浸润。

肠白塞病与 CD 易混淆，因为两者均可有口腔溃疡、外阴炎、动脉炎表现，都常累及末端回肠和回盲部，直肠很少累及。但肠白塞病的肠道溃疡常位于肠系膜对侧[3]，一般无肠腔狭窄或肠壁增厚，很少见纵行溃疡和肉芽肿，溃疡周围缺乏炎症。与 CD 相比，肠白塞病在早期即可出现肠穿孔，可见游离穿孔，而 CD 罕见游离穿孔[4]。

10.2　隐源性多灶溃疡狭窄性肠炎

隐源性多灶溃疡狭窄性肠炎（Cryptogenic multifocal ulcerous stenosing enteritis，CMUSE）是临床上罕见的一种小肠慢性溃疡性疾病，目前病因尚不明确。

CMUSE 以反复发作的小肠不全性梗阻为主要临床表现，常伴有腹痛、黑便、缺铁性贫血、低蛋白血症、水肿及生长发育迟缓等症状[5]。

CMUSE 病变位于小肠，肠镜下可见多灶性的浅表溃疡。特征性的小肠病变包括 1～25cm 空肠或近端回肠部位不同程度的狭窄，其余部位小肠正常。镜下可见溃疡仅累及黏膜和黏膜下层，伴有嗜酸性粒细胞、淋巴浆细胞等非特异性炎症细胞浸润（见图 10-3）。半数以上病例伴有纤维性动脉内膜炎。曾有学者认为 CMUSE 可能是一种非典型的血管炎症。但也有观点认为，血管炎症仅是部分 CMUSE 的伴随症状而非 CMUSE 疾病本身[6]。这说明 CMUSE 可能代表病因不同但表现和预后类似的一类疾病。另外，肠壁或肠系膜血管改变在 CMUSE 病例切除标本中不容易见，其阳性率也与标本取出彻底程度有关。CMUSE 其他的镜下表现包括黏膜深部纤维组织增生和炎症细胞浸润，炎症细胞以中性粒细胞、嗜酸性粒细胞及浆细胞为主。

CMUSE 因发病率低、发病部位隐匿、临床症状不典型，常被误诊为 CD 或肠结核，但 CMUSE 无肉芽肿，无全壁炎，无明显淋巴滤泡形成及裂隙状溃疡等改变。据此，可将其与 CD 和肠结核相鉴别。

CMUSE 镜下表现与非甾体类抗炎药所致肠炎相似，均表现为病变表浅，黏膜肌增生，可有嗜酸性粒细胞浸润。因此两者较难鉴别，但 CMUSE 病例无非甾体类抗炎药用药史且常自幼小即起病[7]。

有文献报道，PLA2G4A 基因突变可能是 CMUSE 的病因，但 PLA2G4A 突变在 CMUSE 发病中的作用有待进一步研究[8]。我们对 4 例临床诊断为 CMUSE 的病例进行了突变检测，未发现有 PLA2G4A 基因突变（尚未发表）。

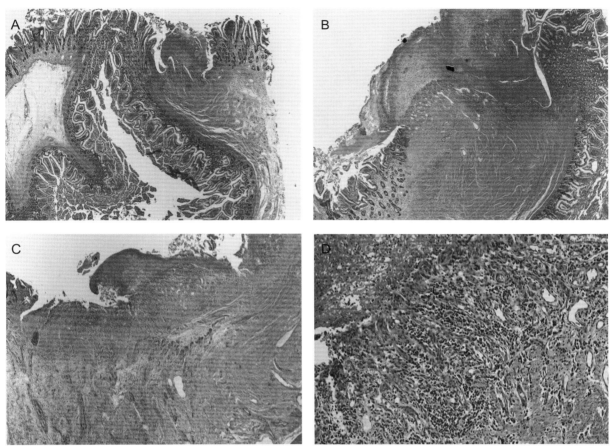

图 10-3　一例 CMUSE 小肠手术切除标本。A、B、C 显示三处小肠溃疡，溃疡浅表。D 显示溃疡处非特异性炎症细胞浸润。

10.3　孤立末端回肠溃疡病变

　　孤立末端回肠溃疡病变局限于末端回肠，表现为小溃疡或口疮样溃疡，不累及回盲瓣和结肠。孤立末端回肠溃疡病变病因不清，可能为感染性肠炎、药物性肠炎、CD 等疾病。系统随访研究发现，大部分孤立末端回肠溃疡病变无明显远期危害。临床上，患者可表现为腹痛、腹泻、便血，可伴有发热、体重下降、贫血等，但大部分患者无症状或症状轻微。

　　孤立末端回肠溃疡病变患者肠镜活检标本病理形态表现多样，常表现为非特异性活动性炎症：小肠黏膜上皮内中性粒细胞浸润，伴隐窝脓肿；黏膜上皮脱落伴炎性渗出；黏膜间质水肿，淋巴浆细胞及中性粒细胞浸润，有时会有较多嗜酸性粒细胞浸润（见图 10-4）。

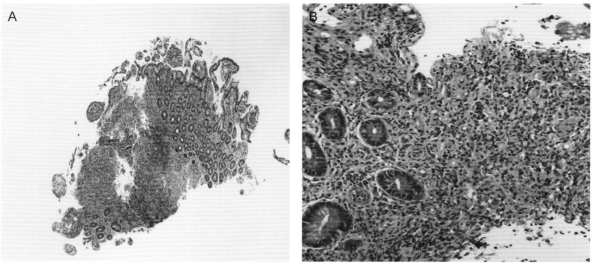

图 10-4　孤立回肠末端溃疡病变。A：小肠黏膜溃疡，溃疡旁黏膜隐窝及绒毛结构保存。B：溃疡旁黏膜见非特异性炎症细胞浸润，未见肉芽肿。

末端回肠也是 CD 的好发部位。孤立末端回肠溃疡病变可能是轻度早期的 CD 或是 CD 的前期改变。约 30% 的孤立末端回肠溃疡病变病例在随访过程中被诊断为 CD。据报道，无症状的孤立末端回肠溃疡病变很少进展为 CD：部分溃疡未经任何治疗即可在随访过程中消失；部分溃疡虽然存在，但没有进展或引起症状[9]。有症状的末端回肠溃疡，且存在以下一项或多项慢性黏膜改变的病例，进展为 CD 的概率较大[9]：隐窝排列杂乱，隐窝缩短或消失；黏膜基底部淋巴浆细胞增多；肉芽肿；幽门腺化生（见图 10-5）。

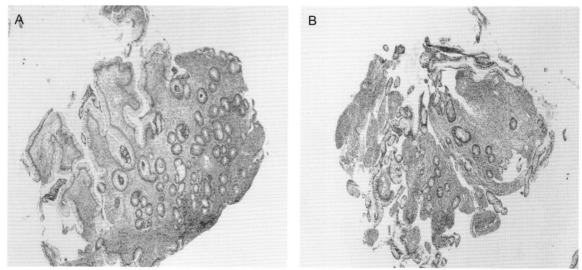

图 10-5　孤立性回肠末端溃疡的肠镜活检组织。A 和 B 均存在绒毛及隐窝萎缩，隐窝结构异常。该病例随访后显示为 CD。

有明显临床症状的慢性回肠炎需与以下疾病相鉴别：CD、慢性感染性疾病（如结核等）及药物性肠炎等。慢性回肠炎的组织学特征包括隐窝结构紊乱、黏膜基底部浆细胞增多及幽门腺化生等[9]。末端回肠溃疡病变患者如果同时存在慢性回肠炎和胃黏膜局灶增强性炎症，则其发生 CD 的可能性很大[10]。

10.4　胃肠道慢性肉芽肿病

慢性肉芽肿病（Chronic granulomatous disease，CGD）是一种少见的原发性吞噬细胞功能缺陷性疾病，其由于基因突变引起吞噬细胞还原型辅酶Ⅱ（NAPDH）氧化酶缺陷，导致吞噬细胞不能杀伤过氧化物酶阳性细菌与真菌，引起反复发生的严重的多部位感染及脏器肉芽肿形成。

慢性肉芽肿病的主要临床特征：婴幼儿期起病，常以反复发作的严重的细菌或真菌感染为突出表现，感染主要发生在肺、皮下组织、肝、淋巴结和胃肠道等；肉芽肿的形成为其典型表现，常见于皮肤、胃肠道及泌尿道等。

绝大部分慢性肉芽肿病患者在 5 岁以前确诊，但也有少数患者在成年后确诊。有文献报道了 11 例成年人慢性肉芽肿病，平均年龄为 22 岁[11]。

1/3～1/2 的慢性肉芽肿病患者存在胃肠道累及。慢性肉芽肿病患者的胃肠道表现有：结肠炎，脓肿，胃肠动力障碍，胃窦狭窄及胃排空延迟，肠梗阻，肠狭窄，窦道形成。大部分肠道累及的慢性肉芽肿病患者可有肛门直肠病变，少数可有瘘管形成[12,13]。患者可有腹痛、腹泻、恶心、呕吐、便血及便秘等症状[14,15]。

绝大部分胃肠道慢性肉芽肿病患者的标本在显微镜下存在炎症改变，病变呈节段性，可累及胃肠道的任何一部分，最常累及结肠[15]。

在近 2/3 胃肠道累及的病例中可见肉芽肿。这些肉芽肿通常为由 5～10 个类上皮细胞构成的微小肉芽肿。偶尔可有异物巨细胞、朗格汉斯巨细胞，肉芽肿周围有淋巴细胞套（见图 10-6）。罕见肉芽肿融合和坏死性肉芽肿[15]。若在病理切片上见到肉芽肿，应行特殊染色排除真菌和分枝杆菌感染。

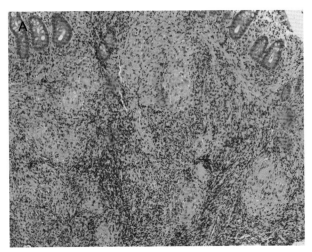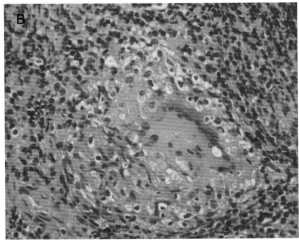

图 10-6　肠道慢性肉芽肿性疾病。A：肠黏膜及黏膜下层见多个非干酪样肉芽肿，周围丰富淋巴细胞浸润。B：肉芽肿由类上皮细胞及多核巨细胞构成，部分类上皮细胞内可见蓝灰色物质。

肉芽肿形成是慢性肉芽肿病的特征。原发性吞噬功能障碍或对病原体的异常吞噬反应可能是肉芽肿形成的原因。据报道，慢性肉芽肿病患者胃肠道黏膜的炎症改变并没有因抗生素和抗真菌药物的使用而消失，但激素可使炎症消退；而且在绝大部分的胃肠道慢性肉芽肿病患者中，没有发现存在真菌等病原体感染，这提示胃肠道慢性肉芽肿病不是感染所致，而是异常免疫反应的结果[16]。

除肉芽肿外，载色素巨噬细胞也是胃肠道慢性肉芽肿病的特征。在大部分病例的巨噬细胞胞浆内可见棕色色素。载色素巨噬细胞可散在分布，也可聚集成簇。色素的存在可能是巨噬细胞对体内物质消化不良所致。

部分胃肠道慢性肉芽肿病可有嗜酸性粒细胞增多，或表现为嗜酸性粒细胞微脓肿。在慢性肉芽肿病炎症反应过程中，血管内皮细胞特定细胞黏附分子的表达可能促进了嗜酸性粒细胞的浸润[17]。

结肠炎是导致慢性肉芽肿病患者出现消化道症状的主要原因。少部分病例黏膜活检可有中性粒细胞浸润伴隐窝炎和隐窝脓肿，溃疡形成。部分慢性肉芽肿病可有黏膜慢性改变，包括隐窝结构改变、潘氏细胞化生及黏膜基底部浆细胞增多。

胃肠道慢性肉芽肿病与 CD 可有相似的临床病理表现，内镜下可见多发性胃肠道溃疡，节段性病变，少数可有窦道、肛周脓肿，显微镜下可见非干酪样肉芽肿和肠黏膜慢性改变。因此，两者较易混淆。组织学上支持胃肠道慢性肉芽肿病诊断的病理改变有：载色素巨噬细胞和嗜酸性粒细胞浸润，少见中性粒细胞和淋巴滤泡，缺乏纤维化等。对于可疑病例，可通过中性粒细胞呼吸暴发试验确诊本病。

10.5　梗阻性肠炎

梗阻性肠炎指肠梗阻近端炎症溃疡性病变，病变与梗阻段间相隔一段长短不一的正常肠黏膜[18]。梗阻性肠炎的病因可能是肠梗阻致肠内压增高，肠壁缺血。另外，继发感染也有可能加重病情。梗阻性肠炎可见于肿瘤、嵌顿疝、憩室及肠狭窄等情况，临床表现为腹痛、便血、恶心、呕吐等症状。

大体上，梗阻性肠炎患者的梗阻近端肠管扩张，肠壁增厚，可见地图状、匐行性、纵行或横行等多种形状的溃疡，黏膜可呈颗粒状外观，也可有鹅卵石样改变，可见假息肉[19]。

组织学上，梗阻性肠炎可类似缺血性肠炎的表现，特别是修复期的缺血性肠炎。镜下可见黏膜上皮脱落，溃疡形成，溃疡多限于黏膜及黏膜下层，但裂隙状溃疡可深达肌层、浆膜层，偶尔可见穿孔。炎症多局限在溃疡附近，可有隐窝脓肿，溃疡间黏膜炎症常仅表现为轻度炎症[20,21]。除裂隙状溃疡周围外可能有全壁炎外，多数病例缺乏全壁炎。肠壁肌层部分肌纤维消失可形成肌层红白束状交替分布的图像（见图 10-7）。

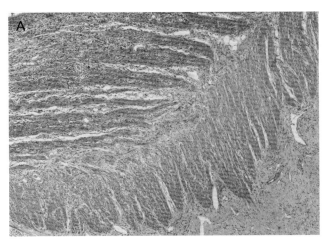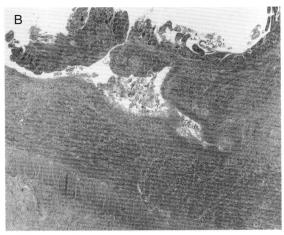

图 10-7　梗阻性肠炎，深部溃疡累及肌层。A：肌层炎症细胞浸润并呈束状红白交替的形态。B：裂隙状溃疡。

　　梗阻性肠炎可有线状纵行溃疡、裂隙状溃疡以及鹅卵石样改变，可能与 CD 相混淆，但梗阻性肠炎缺乏隐窝结构异常、淋巴滤泡增生和肉芽肿等改变，可据此对两者进行鉴别诊断。

参考文献

［1］　Sakane T, Takeno M, Suzuki N, et al. Behcet's disease［J］. New Eng J Med, 1999, 341（17）: 1284-1291.

［2］　Wang LY, Zhao DB, Gu J, et al. Clinical characteristics of Behcet's disease in China［J］. Rheumatol Int, 2010, 30（9）: 1191-1196.

［3］　Karakaya K, Comert M, Numanoglu G. Multiple perforations along the transverse colon as a rare presentation of intestinal behcet's disease: a case report［J］. Clinics, 2009, 64（12）: 1231-1233.

［4］　Kara T, Düşmez Apa D. Pathologic features of Behcet's disease in the tubuler gut［J］. Patholog Res Int, 2012, 2012: 216254.

［5］　文斌，张晓岚 . 隐源性多灶性溃疡性狭窄性小肠炎临床特征荟萃分析及 TNF-α 在其肠组织中的表达［D］. 石家庄：河北医科大学，2014.

［6］　Kohoutová D, Bures J, Tycová V, et al. Severe cryptogenic multifocal ulcerous stenosing enteritis: a report of three cases and review of the literature［J］. Acta Medica, 2010, 53（1）: 25-29.

［7］　胡艳，姜支农 . 原因不明的多灶性溃疡性狭窄性肠炎伴假膜性肠炎一例［J］. 中华病理学杂志，2015, 44（11）: 805-806.

［8］　Brooke MA, Longhurst HJ, Plagnol V, et al. Cryptogenic multifocal ulcerating stenosing enteritis associated with homozygous deletion mutations in cytosolic phospholipase A2-α［J］. Gut, 2014, 63（1）: 96-104.

［9］　Courville EL, Siegel CA, Vay T, et al. Isolated asymptomatic ileitis does not progress to overt Crohn disease on long-term follow-up despite features of chronicity in ileal biopsies［J］. Am J Surg Pathol, 2009, 33（9）: 1341-1347.

［10］ Petrolla AA, Katz JA, Xin W. The clinical significance of focal enhanced gastritis in adults with isolated ileitis of the terminal ileum［J］. J Gastroenterol, 2008, 43(7): 524-530.

［11］ Liese JG, Jendrossek V, Jansson A, et al. Chronic granulomatous disease in adults［J］. Lancet, 1996, 347: 220-223.

［12］ Kamal N, Ho N, Quezado M, et al. Gastrointestinal features of chronic granulomatous disease found during endoscopy. Clin Gastroenterol Hepatol, 2016, 14(3): 395-402.

［13］ Gopal L, Forbes J, Uzel G, et al. Gastrointestinal fistulae in chronic granulomatous disease［J］. Am J Gastroenterol, 2009, 104(8): 2112-2113.

［14］ Marciano BE, Rosenzweig SD, Kleiner DE, et al. Gastrointestinal involvement in chronic granulomatous disease［J］. Pediatrics, 2004, 114(2): 462-468.

［15］ Alimchandani M, Lai JP, Aung PP, et al. Gastrointestinal histopathology in chronic granulomatous disease: a study of 87 patients［J］. Am J Surg Pathol, 2013, 37(9): 1365-1372.

［16］ Brown JR, Goldblatt D, Buddle J, et al. Diminished production of anti-inflammatory mediators during neutrophil apoptosis and macrophage phagocytosis in chronic granulomatous disease(CGD)［J］. J Leukoc Biol, 2003, 73: 591-599.

［17］ Schappi MG, Klein NJ, Lindley KJ, et al. The nature of colitis in chronic granulomatous disease［J］. J Pediatr Gastroenterol Nutr, 2003, 36(5): 623-631.

［18］ Levine TS, Price AB. Obstructive enterocolitis: a clinico-pathological discussion［J］. Histopathology, 1994, 25: 57-64.

［19］ Gratama S, Smedts F, Whitehead R. Obstructive colitis: an analysis of 50 cases and a review of the literature［J］. Pathology, 1995, 27: 324-329.

［20］ Lu CC, Chen HH, Lin SE. Ischemic versus non-ischemic obstructive ileocolitis secondary to colorectal cancer: a review of 393 cases［J］. Jpn J Clin Oncol, 2010, 40(10): 927-932.

［21］ Tsai MH, Yang YC, Leu FJ. Obstructive colitis proximal to partially obstructive colonic carcinoma: a case report and review of the literature［J］. Int J Colorectal Dis, 2004, 19(3): 268-272.

第11章　显微性结肠炎

（杨文君　刘秀丽）

显微性结肠炎（Microscopic colitis，MC）是指结肠镜检查正常，但组织学上出现明确的结肠炎改变的临床疾病[1]。MC 有两种特征性的组织学类型，即淋巴细胞性结肠炎（Lymphocytic colitis，LC）和胶原性结肠炎（Collagenous colitis，CC）[2-4]。这两种类型的疾病曾被认为是少见疾病，但近年来其发病率逐渐增高[5]。一些研究显示，9.5％～10.2％非便血性腹泻患者肠镜活检组织学为 CC 或 LC。

LC 和 CC 的病因学和发病机制尚不清楚，自身免疫和免疫失调可能发挥了重要作用。多项研究显示，MC 与多种自身免疫性疾病相关[2, 4, 6-12]，如自身免疫性甲状腺炎、类风湿性关节炎和炎症性肠病。除此之外，发现越来越多的药物与 MC 的发生有关[5, 13, 14]，详见表 11-1。

表 11-1　与 LC 或 CC 相关的药物

药物分类	与 LC 相关	与 CC 相关
非甾体类抗炎药：阿司匹林、布洛芬、双氯酚酸、萘普生、吡罗昔康	是	是
质子泵抑制剂：兰索拉唑	是	是
组胺受体抑制剂：雷尼替丁、西咪替丁	是（雷尼替丁）	是（西咪替丁）
非典型抗精神病药：氯氮平	是	/
Phlebotonic or venotonic agent cyclo 3 Fort：地奥司明	是	/
抗抑郁药：舍曲林、SSRI（选择性 5- 羟色胺再吸收抑制剂）、帕罗西汀	是	是
血小板聚集抑制因子：噻氯匹定	是	是
抗癫痫药：卡马西平	是	/
糖尿病药：阿卡波糖	是	/
偏头痛药：奥昔托隆	是	/
抗震颤麻痹药：美多巴（左旋多巴＋苄丝肼）	是	/
降胆固醇药：辛伐他汀	是	是
非甾体类抗雄激素剂：氟他米特	是	/
金盐	是	是

MC 的诊断主要依赖于内镜检查和病理活检。在内镜下，MC 的结肠黏膜正常。总的来说，大多数 LC 和 CC 的病理改变是典型的，病理诊断并不难。然而，有些病例会出现比较罕见或细微的改变，

或呈多灶局部分布,从而导致诊断困难。本章的目的是让病理医师们熟悉 LC 和 CC 的组织形态学特征,包括一些少见的变异型,以及与这两个诊断相关的临床意义,并总结了最近发表的关于口服布地奈德治疗 LC 和 CC 的随机临床试验的几组数据。

11.1　淋巴细胞性结肠炎

11.1.1　流行病学

据欧洲一些研究报道,LC 每年的发病率约为 1.1/10 万～3.1/10 万,患病率为 10/10 万～15.7/10 万[15]。最近,北美的一项研究显示,LC 的发病率为 5.5/10 万;至 2001 年底,其患病率高达 63.7/10 万[16]。LC 的发病年龄范围很广,为 19～98 岁,平均年龄为 60.7 岁[4,7],男女之比为 1∶(2.4～2.7)[4,7,13,15]。研究报道显示,LC 与自身免疫性疾病和乳糜泻相关[7,10,12,13]。

11.1.2　临床症状

LC 的主要症状为慢性非出血性水样腹泻[4,13],常伴有腹痛、大便失禁、便急、腹胀和体重减轻等(发生率分别为 47%～70%,9%～59%,65%,15%～59% 和 41%～48%)[7,17]。患者在诊断前平均腹泻病程为 3～30 个月,大便次数可达 4～6 次 / 天[4,17]。

11.1.3　内镜下发现

内镜下,大部分 LC 患者的结肠黏膜显示正常;在少数情况下,可见轻度、非特异性红斑、水肿和异常的血管分布像。

11.1.4　组织学所见

LC 的组织学特征为黏膜表层上皮内淋巴细胞(Intestinal intraepithelial lymphcytes,IELs)增多(IELs > 20/100 表层上皮细胞),表层上皮损伤,固有层内混合性单核细胞浸润[3](见图 11-1 和表 11-2)。对于大多数病例而言,黏膜表层上皮内淋巴细胞明显增多,通常无须计数。上皮内淋巴细胞的细胞核小(直径约为 5μm)、深染、圆形或轻度不规则,核周常有空晕。表层上皮损伤通常表现为黏液消失、扁平或合体样细胞代替高柱状上皮细胞。偶尔可见黏膜糜烂,并在固有层内有极少量中性粒细胞浸润,但这些病变均不显著,且无明显的中性粒细胞性隐窝炎。单核细胞主要位于固有层的上半部,有时亦可延伸至固有层的下半部,但基底部不出现淋巴浆细胞浸润。大多数病例无潘氏细胞化生。但最近的一项研究显示,LC 中 IBD 样形态学特征,如中性粒细胞性隐窝炎、潘氏细胞化生和隐窝结构不规则的发生率分别为 38.0%、14.0% 和 4.2%[18],而这些特征均为局灶性。一旦这些特征为弥漫性,则需与 IBD 或 IBD 的早期改变相鉴别。

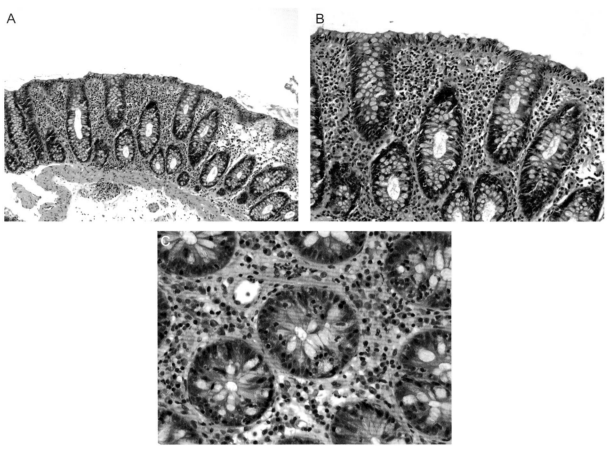

图 11-1　淋巴细胞性结肠炎组织学表现。A：弥漫性改变，包括表层上皮损伤、上皮内淋巴细胞增多、固有层慢性
　　　　炎症细胞增多，但无隐窝结构的紊乱（HE，100×）。B：表层上皮内淋巴细胞增多和表层上皮损伤（HE，
　　　　200×）。C：固有层局灶中性粒细胞浸润（HE，400×）。

表 11-2　LC、CC 及其变异型的组织学特征

类　型		阳性组织学特征	阴性组织学特征
LC	经典型 LC	表层上皮损伤； 表层上皮内淋巴细胞增多（＞20IELs/100 结肠表层上皮细胞）； 固有层慢性炎症细胞成分增多	无上皮下增厚的胶原层； 无结构扭曲； 无基底部淋巴细胞浆细胞增多
	LC 伴巨细胞	同经典型 LC； 出现上皮下巨细胞	同经典型 LC
	寡细胞性 LC	斑片状，其他同经典型 LC	同经典型 LC
		轻度上皮内淋巴细胞增多（7～20IELs/100 结肠表层上皮细胞）； 固有层慢性炎症细胞成分增多	同经典型 LC； 无上皮损伤
	轻度结肠上皮内淋巴细胞增多	10～20IELs/100 结肠表层上皮细胞	同经典型 LC； 无固有层慢性炎症细胞成分增多； 无中性粒细胞浸润； 无上皮损伤

续表

类　型		阳性组织学特征	阴性组织学特征
CC	经典型 CC	表层上皮损伤； 固有层慢性炎症细胞成分增多； 上皮下胶原层厚度（＞10μm）； 表层上皮内淋巴细胞增多	无结构扭曲； 无基底部淋巴浆细胞增多
	假膜样 CC	同经典型 CC； 纤维素性及脓性假膜	同经典型 CC
	CC 伴巨细胞	同经典型 CC； 出现上皮下巨细胞	同经典型 CC

11.1.5　鉴别诊断

LC 需与胶原性结肠炎、难治性乳糜泻、淋巴细胞性小肠结肠炎、自身免疫性肠病、急性自限性结肠炎、IBD 和肠病相关 T 细胞淋巴瘤（Enteropathy-associated T-cell lymphoma，EATL）相鉴别。

（1）胶原性结肠炎：正确评估上皮下胶原层厚度有助于区分 LC 和 CC。然而，少数病例可能为交界性的，Masson 三色染色有助于早期 CC 的诊断。

（2）难治性乳糜泻和淋巴细胞性小肠结肠炎：结肠活检可能与 LC 相似。然而，难治性乳糜泻患者有乳糜泻病史，且乳糜泻患者血清学阳性。

（3）自身免疫性肠病：通常发生于婴幼儿，在成年人罕见。临床症状为持续的严重腹泻，伴有蛋白质丢失，并且依赖肠外营养支持治疗。组织学特征为整个小肠绒毛变钝，隐窝增生或萎缩，固有层有致密淋巴浆细胞浸润，在隐窝基底部形成淋巴细胞卫星灶，潘氏细胞和杯状细胞消失，隐窝结构变形，隐窝脓肿形成[19-23]。结肠累及的可能表现为轻度弥漫性的结肠炎，伴有轻度的炎症细胞增多，严重者伴有杯状细胞消失、隐窝淋巴细胞浸润、结构扭曲和隐窝脓肿的形成[21-23]。然而，表层上皮内淋巴细胞会相对缺乏。对于疑难病例，可以结合血清学试验检测自身抗体，尤其是抗肠上皮细胞抗体，以帮助诊断。

（4）急性自限性结肠炎：有明显的中性粒细胞浸润[3]。

（5）IBD：LC 局灶可呈现 IBD 样特征。这两种疾病偶尔可能真正并存，导致鉴别困难。全面评估和识别主要的损伤模式可助于鉴别诊断。

（6）EATL：表面上皮内淋巴细胞增多也是 EATL 显微镜下的特征。EATL 主要累及小肠，但也可累及结肠，与乳糜泻密切相关。组织学上，整个肠壁有弥漫性淋巴细胞浸润，浸润的淋巴细胞小至中等大，呈轻度不典型。免疫组化 CD45[+]、CD3 胞浆[+]、CD7、TIA-1、颗粒酶 B 和穿孔素[+][24,25]，大部分病例免疫组化示 CD4[-]、CD8[-]。分子生物学检测显示 TCR β-链克隆性重排和 g- 链克隆性重排[24,25]。结合病史，根据淋巴细胞的不典型、浸润性生长以及免疫组化和分子生物学检测可帮助明确诊断。

11.1.6　淋巴细胞性结肠炎变异型

1. 寡细胞性淋巴细胞性结肠炎

寡细胞性淋巴细胞性结肠炎的临床症状为典型的非出血性水样便，内镜检查正常或接近正常，但组织学上黏膜表层上皮内淋巴细胞呈散在灶性或轻度增多,固有层淋巴浆细胞亦轻度增多[26]（见表 11-2）。

2. 淋巴细胞性结肠炎伴多核巨细胞

淋巴细胞性结肠炎伴多核巨细胞是一种少见的组织学亚型（见表 11-2）。在一项包含 94 例 LC 病例的研究中,仅 1 例病例有上皮下多核巨细胞,且多核巨细胞的出现并不影响其临床过程和转归[27]。

3. 轻微结肠上皮内淋巴细胞增多

轻微结肠上皮内淋巴细胞增多是指结肠活检中上皮内淋巴细胞增多,达 10～20 个 /100 个上皮细胞,其他均正常（见表 11-2 和图 11-2）。这种情况在日常临床工作中并不少见[10],在病理报告中,将这些病例描述为"轻微结肠上皮内淋巴细胞增多"可能更合适。

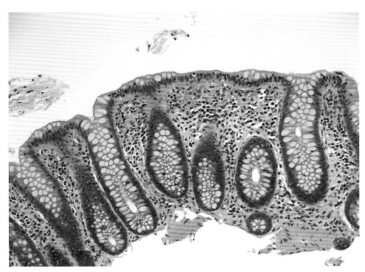

图 11-2　表层上皮内淋巴细胞增多。表层上皮内淋巴细胞呈斑片状增多,但无表层上皮损伤或固有层其他慢性炎症细胞浸润（HE,200×）。这种现象为非特异性的,可见于多种情况。

需与轻微结肠上皮内淋巴细胞增多相鉴别的有 LC 的早期或轻微病变、乳糜泻相关的结肠改变、药物诱导的结肠损伤、慢性便秘、病因不明的布雷纳德腹泻[28]、急性结肠炎的消退阶段（如 *C.difficile* 相关肠炎）、乳糖过敏性肠病、各种自身免疫性疾病[13,29,30]、药物反应[14]或仅为非特异性结肠改变。

4. LC 诊断的注意事项

（1）覆盖于淋巴小结上的表层黏膜总会有明显的上皮内淋巴细胞浸润,因此,这些区域不能作为上皮内淋巴细胞增多或 LC 诊断的依据。

（2）25% 的 LC 累及右半结肠,单纯直肠活检漏诊率高,因此建议在结肠镜下进行多点活检,如分别从横结肠、降结肠和乙状结肠等处取材[31],且每处至少取 2 块组织或更多。

（3）有些患者有典型水样便,但结肠镜活检仅仅显示轻微的表面上皮紊乱、极轻微和斑片状的上皮内淋巴细胞增多、极轻微的单核细胞增多。这些病例最好归为交界性 LC[3]。除此之外,在诊断 LC 前,还要评估上皮下胶原层有无增厚。最近的研究数据显示,LC 和 CC 的治疗方法相似,因此,LC 和轻微 CC 在临床上的鉴别可能没有以前认为的那么重要了。

（4）在给儿科患者、临床表现不典型患者和（或）有明显的内镜异常的患者确诊 LC 之前，需排除其他疾病的可能性。如患者有显著和弥漫活动性隐窝炎，结构扭曲，基底部淋巴浆细胞增多，则要考虑 IBD 的可能；如典型 LC 背景中出现局限性、局灶性的 IBD 样特征，则应纳入 LC 的诊断；如病变符合 LC 的组织学诊断标准，但临床症状不典型或肠镜下肉眼结肠炎，则使用描述性术语（如淋巴细胞性结肠炎损伤模式）可能更合适。

11.2　胶原性结肠炎

11.2.1　流行病学

据欧洲的一些研究报道，CC 每年的发病率为 0.6/10 万～5.2/10 万，患病率为 10/10 万～15.7/10 万[5, 15]。北美最近的一项研究显示，CC 的发病率为 3.1/10 万；至 2001 年底，CC 的患病率为 39.3/10 万[16]。CC 发病年龄范围很广，为 29～93 岁[7]，平均年龄 63.8 岁，男女之比约为 1∶3[7]。和 LC 一样，CC 与自身免疫性甲状腺炎、乳糜泻和类风湿关节炎相关[7]。

11.2.2　临床症状

CC 患者表现为慢性非出血性水样腹泻[2, 15]，常伴有腹痛、大便失禁、便急、腹胀和体重减轻（发生率分别为 73％，43％，65％，67％和 49％）[15]。患者在诊断前腹泻持续中位时间为 24 个月，大便平均 6 次／天[7]。

11.2.3　内镜下发现

大部分 CC 患者结肠镜检查正常，肠镜下偶见轻度、非特异性红斑、水肿及间断颗粒状改变甚至溃疡形成[32-36]。在极少见情况下，患者在结肠镜检查中或在结肠镜检查后 1～5 天出现结肠穿孔。

11.2.4　组织学发现

CC 的组织学特征为上皮下胶原层增厚（厚度＞10μm），其他的组织学特征与 LC 相似（见图 11-3 和表 11-2）。简单的参照物，如邻近淋巴细胞的细胞核大小（直径通常为 5μm），可用来评估胶原层的厚度。对于大多数 CC 病例而言，上皮下胶原层有交错不平整的下界，且通常含有毛细血管、纤维母细胞和炎症细胞（尤其是嗜酸性粒细胞）[37]（见图 11-3A）。有些 CC 病例的表面上皮可能脱离，导致胶原层裸露（见图 11-3B），但残留的表面上皮常有上皮内淋巴细胞增多（见图 11-3C）。与 LC 相比，CC 表面上皮内淋巴细胞增多有时会相对不显著[18]。CC 的炎症背景与 LC 相似，但嗜酸性粒细胞可能轻微突出。在 CC 中，隐窝结构基本正常[36, 37]。据报道，IBD 样的特征，如活动性隐窝炎、表面溃疡、潘氏细胞化生和隐窝结构不规则在 CC 中的出现率分别为 30.0％，2.5％，44.0％和 7.6％[18]。然而，这些 IBD 样的特征均为轻度、局灶性的改变（见图 11-3D）。

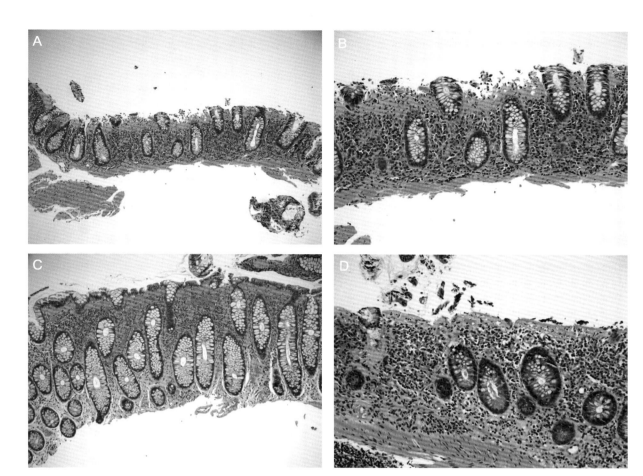

图 11-3　胶原性结肠炎的组织学表现。A：弥漫性改变，包括表层上皮损伤、上皮下胶原层增厚和固有层慢性炎症
细胞浸润（HE，100×）。B：表层上皮脱落（HE，200×）。C：残留的表层上皮伴上皮内淋巴细胞增多
（HE，200×）。D：局灶 IBD 样特征［如隐窝结构变形和潘氏细胞化生（左半结肠）］（HE，200×）。

11.2.5　胶原性结肠炎的变异型

1. 假膜性胶原性结肠炎

假膜性胶原性结肠炎是 CC 的一种少见类型。其特征性的表现为在典型 CC 的背景上，黏膜表面有纤维素性及脓性假膜形成（见表 11-2）。在最大一组假膜性 CC（共 7 例病例）的报道中，6 例病例的最初临床诊断为内镜可视性结肠炎（包括 5 例克罗恩病和 1 例溃疡性结肠炎）。有限的随访资料表明，假膜性 CC 的临床过程和转归与典型 CC 相似[36]。

2. 胶原性结肠炎伴多核巨细胞

CC 伴多核巨细胞是 CC 的一个组织学亚型（见图 11-4 和表 11-2）。在一项包含 72 例 CC 病例的研究中，仅 1 例（约 1.4%）病例有上皮下 CD68+的多核巨细胞[27]，但多核巨细胞的出现并不影响其临床转归。

3. CC 诊断的注意事项

（1）活检因素：研究发现，直肠、乙状结肠处活检的样本仅 66% 具有 CC 诊断性的特征，所以单纯直肠、乙状结肠活检的漏诊率较高。因此，建议在全结肠镜下，从右半结肠、横结肠、降结肠到乙状结肠随机多点活检,每处取至少 2 块组织或更多[31]。

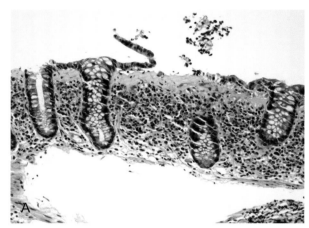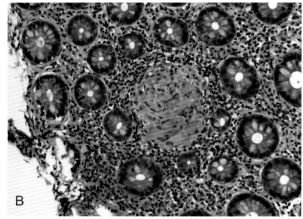

图 11-4　胶原性结肠炎伴肉芽肿的组织学表现。A:弥漫性改变包括表层上皮损伤、上皮下胶原层增厚和固有层慢性炎症细胞增多(HE,200×)。B:固有层内小的非坏死性肉芽肿(HE,200×)。

(2)上皮下胶原层的厚度须在垂直置放包埋的黏膜活检中评估,因为斜切的黏膜会造成上皮下胶原层局灶性增厚的人工假象。另外,因为细胞核上抬,所以上皮细胞基底部的胞浆有时会呈均质的粉红带,这可能被误诊为增厚的上皮下胶原层,但是仔细检查会发现此粉红带位于真性基底膜之上。除此之外,还需排除慢性缺血、肠黏膜脱垂、糖尿病和增生性息肉[37, 38]等疾病引起的上皮下胶原层增厚,但在这些情况下,常无典型的炎症改变。

(3)典型的 CC 有时会有局灶性 IBD 样的特征。另外,潘氏细胞化生与 CC 的严重性相关。事实上,IBD 与 CC 并不互相排斥。目前,罕见报道 CC 和克罗恩病同时发生、CC 进展为溃疡性结肠炎,以及溃疡性结肠炎和 CC 之间的转化[6, 8, 11]。

(4)结肠镜下见脓性假膜亦需考虑重症 CC 的可能。在罕见的情况下,重症 CC 可能有炎性坏死碎屑覆盖其上,在内镜下和组织学上易与炎性假膜性结肠炎混淆[35, 36]。对邻近黏膜的评估,包括上皮内淋巴细胞增多、上皮下胶原层厚度、固有层炎症细胞浸润、隐窝结构扭曲和腺体萎缩都有助于对炎性假膜性 CC、重症缺血性结肠炎和重症特发性炎症性肠病的鉴别诊断。除此之外,临床相关的资料,如药物、粪 *C.difficile* 毒素试验和大便培养结果可进一步帮助排除药物引起的假膜性结肠炎、*C.difficile* 假膜性结肠炎和由肠毒性 *E.Coli* 引起的重度感染性结肠炎(大多数为 *E.coli* O157:H7 血清型)。值得注意的是,同时发生的 CC 和 *C.difficile* 假膜性结肠炎亦罕有报道[39]。

11.3　淋巴细胞性结肠炎和胶原性结肠炎的临床过程

最近的数据显示,20%～48% 的 LC 患者临床症状可自行缓解[10, 40],30% 患者的组织学改变可逆转至正常,15% 患者的组织学可以改善。经过 14 个月的随访,高达 44% 的 LC 患者在平均 2 个月的间歇后出现复发。这些结果表明,大约 50% 的 LC 患者表现为慢性、持续性或间歇性的临床过程[40]。

同样，CC 也有 25% 的患者临床症状可自行缓解[41]，伴有或随后有组织学改善。而一些随机试验显示，用布地奈德口服治疗 CC 的有效诱导临床缓解率有 85.7%[41, 42]，但至少 60% 的患者在停药后复发[41]。这表明，大多数 CC 具有慢性、持续性或间歇性的临床过程。

11.3.1　LC 和 CC 的治疗

目前，对 MC 有许多种治疗选择，临床医生通常根据患者的临床症状、轻重程度来选择治疗方案。在开始药物治疗前，首先需排除相关疾病（如乳糜泻等），并停用可能引起显微性结肠炎的相关药物。对于真正的 MC 患者，可经验性地选择止泻药，如布地奈德、碱性水杨酸铋、胆汁酸吸附剂或美沙拉嗪。如上述治疗均无效，则可以口服糖皮质激素或硫唑嘌呤 /6- 巯基嘌呤或氨甲蝶呤加奥曲肽[43]。最近的一项随机双盲对照试验显示，口服布地奈德（持续 6 周）治疗 LC 的临床缓解率达 86%（安慰剂组为 48%），86% 患者的组织学正常或显著改善（安慰剂组为 31%）。但是，6 周布地奈德治疗未能降低 LC 的临床复发率[40]。

一些临床试验显示，CC 患者口服布地奈德（持续 8 周）治疗有效，临床缓解率可达 85.7%[41, 42, 44]；但在治疗停止后的复发率为 61%[45]。短期的布地奈德治疗可诱导临床缓解；治疗 8 周，重复结肠活检可见固有层浸润细胞显著减少，伴或不伴有胶原层厚度的恢复[41, 42]。最近的一项随机双盲对照试验也证实，布地奈德口服可用于 CC 的维持治疗[45]。

11.3.2　LC 和 CC 患者治疗后的组织学改变

因为 LC 和 CC 患者在治疗后通常不再重复进行结肠镜检查和活检，所以相关的治疗后组织学资料仅在临床试验报告中可见。LC 患者经布地奈德治疗后，大部分组织学改变恢复；CC 患者经布地奈德治疗后，69.2% 患者的黏膜固有层炎症细胞浸润完全恢复正常，30.8% 患者部分减轻[41]。相较于慢性炎症消退，上皮下胶原层厚度可逆性改变需要更长的时间（数月）。

11.4　结　论

LC 和 CC 发病率逐年上升，现在已不再是少见疾病。大部分 LC 和 CC 病例有典型的临床表现和特征性的组织学改变，可据此明确诊断。最近，对 LC 和 CC 的一些变异型和组织学亚型亦有研究进行描述。上皮内淋巴细胞增多而其他方面均正常的结肠黏膜，与许多种情况相关，在病理诊断时建议给予一个描述性的诊断。许多药物可引起 LC 和 CC。目前的药物治疗，尤其是布地奈德口服治疗，对 LC 和 CC 的腹泻相当有效。

参考文献

［1］ Read NW, Krejs GJ, Read MG, et al. Chronic diarrhea of unknown origin［J］. Gastroenterology, 1980, 78: 264-271.

［2］ Lindstrom CG. "Collagenous colitis" with watery diarrhea-a new entity?［J］. Pathol Eur, 1976, 11: 87-89.

［3］ Lazenby AJ, Yardley JH, Giardiello FM, et al. Lymphocytic（ "microscopic" ）colitis: a comparative histopathologic study with particular reference to collagenous colitis［J］. Hum Pathol, 1989, 20: 18-28.

［4］ Giardiello FM, Lazenby AJ, Bayless TM, et al. Lymphocytic（ microscopic ）colitis: clinicopathologic study of 18 patients and comparison to collagenous colitis［J］. Dig Dis Sci, 1989, 34: 1730-1738.

［5］ Olesen M, Eriksson S, Bohr J, et al. Microscopic colitis: a common diarrhoeal disease. An epidemiological study in Örebro, Sweden, 1993-1998［J］. Gut, 2004, 53: 346-350.

［6］ Chandratre S, Bramble MG, Cooke WM, et al. Simultaneous occurrence of collagenous colitis and Crohn's disease［J］. Digestion, 1987, 36: 55-60.

［7］ Kao KT, Pedraza B, McClune A, et al. Microscopic colitis: a large retrospective analysis from a health maintenance organization experience［J］. World J Gastroenterol, 2009, 15: 3122-3127.

［8］ Giardiello FM, Jackson FW, Lazenby AJ. Metachronous occurrence of collagenous colitis and ulcerative colitis ［J］. Gut, 1991, 32: 447-449.

［9］ Bohr J, Tysk C, Eriksson S, et al. Collagenous colitis: a retrospective study of clinical presentation and treatment in 163 patients［J］. Gut, 1996, 39: 846-851.

［10］ Wang N, Dumot JA, Achkar E, et al. Colonic epithelial lymphocytosis without a thickened subepithelial collagen table: a clinicopathologic study of 40 cases supporting a heterogeneous entity［J］. Am J Surg Pathol, 1999, 23: 1068-1074.

［11］ Pokorny CS, Kneale KL, Henderson CJ. Progression of collagenous colitis to ulcerative colitis［J］. J Clin Gastroenterol, 2001, 32: 435-438.

［12］ Matteoni CA, Goldblum JR, Wang N, et al. Celiac disease is highly prevalent in lymphocytic colitis［J］. J Clin Gastroenterol, 2001, 32: 225-227.

［13］ Olesen M, Eriksson S, Bohr J, et al. Lymphocytic colitis: a retrospective clinical study of 199 Swedish patients ［J］. Gut, 2004, 53: 536-541.

［14］ Mahajan D, Goldblum JR, Xiao SY, et al. Lymphocytic colitis and collagenous colitis: a review of clinicopathologic features and immunologic abnormalities［J］. Adv Anat Pathol, 2012, 19: 28-38.

［15］ Fernandez-Banares F, Salas A, Forne M, et al. Incidence of collagenous and lymphocytic colitis: a 5-year population-based study［J］. Am J Gastroenterol, 1999, 94: 418-423.

［16］ Pardi DS, Loftus EV, Smyrk TC, et al. The epidemiology of microscopic colitis: a population based study in Olmsted County, Minnesota［J］. Gut, 2007, 56: 504-508.

［17］ Fernandez-Banares F, Salas A, Esteve M, et al. Collagenous and lymphocytic colitis. Evaluation of clinical and histological features, response to treatment, and long-term follow-up［J］. Am J Gastroenterol, 2003, 98: 340-347.

［18］ Ayata G, Ithamukkala S, Sapp H, et al. Prevalence and significance of inflammatory bowel disease-like morphologic features in collagenous and lymphocytic colitis［J］. Am J Surg Pathol, 2002, 26: 1414-1423.

［19］ Montalto M, D'Onofrio F, Santoro L, et al. Autoimmune enteropathy in children and adults［J］. Scand J Gastroenterol, 2009, 44: 1029-1036.

［20］ Lachaux A, Laras-Duclaux I, Bouvier R. Autoimmune enteropathy in infants: pathological study of the disease in two familial cases［J］. Vichows Arch, 1998, 433: 481-485.

［21］ Carroccio A, Volta U, Prima L, et al. Autoimmune enteropathy and colitis in an adult patient［J］. Dig Dis Sci, 2003, 48: 1600-1606.

［22］ Mitomi H, Tanabe S, Igarashi M, et al. Autoimmune enteropathy with severe atrophic gastritis and colitis in an adult: proposal of a generalized autoimmune disorder of the alimentary tract［J］. Scand J Gastroenterol, 1998, 33: 716-720.

［23］ Moore L, Xu X, Davidson G, et al. Autoimmune enteropathy with anit-goblet cell antibodies［J］. Hum Pathol, 1995, 26: 1162-1168.

［24］ Ferry JA. Lymphoid tumors of the GI tract, hepatobiliary tract, and pancreas. In: Odze RD, Goldblum JR. Surgical pathology of the GI tract, liver, biliary tract, and pancreas［M］. Philadelphia: Elsevier, 2010.

［25］ Zettl A, Ott G, Makulik A, et al. Chromosomal gains at 9q characterize enteropathy-type T-cell lymphoma［J］. Am J Surg Pathol, 2002, 161: 1635-1645.

［26］ Goldstein NS, Bhanot P. Paucicellular and asymptomatic lymphocytic colitis: expanding the clinicopathologic spectrum of lymphocytic colitis［J］. Am J Clin Pathol, 2004, 122: 405-411.

［27］ Brown IS, Lambie DLJ. Microscopic colitis with giant cells: a clinico-pathological review of 11 cases and comparison with microscopic colitis without giant cells［J］. Pathology, 2008, 40: 671-675.

［28］ Bryant DA, Mintz ED, Puhr ND, et al. Colonic epithelial lymphocytosis associated with an epidemic of chronic diarrhea［J］. Am J Surg Pathol, 1996, 20: 1102-1109.

［29］ Cindoruk M, Tuncer C, Dursun A, et al. Increased colonic intraepithelial lymphocytes in patients with Hashimoto's thyroiditis［J］. J Clin Gastroenterol, 2002, 34: 237-239.

［30］ Fine KD, Lee EL, Meyer RL. Colonic histopathology in untreated celiac sprue or refractory sprue: is it lymphocytic colitis or colonic lymphocytosis?［J］. Hum Pathol, 1998, 29: 1433-1440.

［31］ Yantiss RK, Odze RD. Optimal approach to obtaining mucosal biopsies for assessment of inflammatory bowel disorders of the gastrointestinal tract［J］. Am J Gastroenterol, 2009, 104: 774-783.

［32］ Kakar S, Pardi DS, Burgart LJ. Colonic ulcers accompanying collagenous colitis: implication of nonsteroid anti-inflammatory drugs［J］. Am J Gastroenterol, 2003, 98: 1834-1837.

［33］ Sato S, Matsui T, Tsuda S, et al. Endoscopic abnormalities in a Japanese patient with collagenous colitis［J］. J Gastroenterol, 2003, 38: 812-813.

［34］ Wichbom A, Lindqvist M, Bohr J, et al. Colonic mucosal tears in collagenous colitis［J］. Scand J Gastroenterol, 2006, 41: 726-729.

［35］ Buchman AL, Rao S. Pseudomembranous collagenous colitis［J］. Dig Dis Sci, 2004, 49: 1763-1767.

［36］ Yuan S, Reyes V, Bronner BP. Pseudomembranous collagenous colitis［J］. Am J Surg Pathol, 2003, 27: 1375-1379.

［37］ Lazenby AJ, Yardley JH, Giardiello FM, et al. Pitfalls in the diagnosis of collagenous colitis: experience with 75 cases from a registry of collagenous colitis at the Johns Hopkins Hospital［J］. Hum Pathol, 1990, 21: 905-910.

［38］ Unal A, Guven K, Yurci A, et al. Is increased colon subepithelial collagen layer thickness in diabetic patients related to collagen colitis? An immunohistochemical study［J］. Pathol Res Pract, 2008, 204: 537-544.

［39］ Vesoulis Z, Lazanski G, Loiudice T. Synchronous occurrence of collagenous colitis and pseudomembranous colitis［J］. Can J Gastroenterol, 2000, 14: 353-358.

［40］ Miehlke S, Madisch A, Karimi D, et al. Budesonide is effective in treating lymphocytic colitis: a randomized-double-blinded-placebo controlled study［J］. Gastroenterology, 2009, 136: 2092-2100.

［41］ Baert F, Schmit A, D'Haens G, et al. Budesonide in collagenous colitis: a double-blind placebo-controlled trial with histologic follow-up［J］. Gastroenterology, 2002, 122: 20-25.

［42］ Bonderop OK, Hansen JB, Birket-Smith L, et al. Budesonide treatment of collagenous colitis: a randomized, double blind, placebo controlled trial with morphometric analysis［J］. Gut, 2003, 52: 248-251.

［43］ Abdo AA, Urbanski S, Beck PL. Lymphocytic and collagenous colitis: the emerging entity of microscopic colitis. An update on pathopathysiology, diagnosis and management［J］. Can J Gastroenterol, 2003, 17: 425-432.

［44］ Miehlke S, Heymer P, Bethke B, et al. Budesonide treatment for collagenous colitis: a randomized, double-blinded, placebo-controlled, multicenter trial［J］. Gastroenterology, 2002, 123: 978-984.

［45］ Miehlke S, Madisch A, Bethke B, et al. Oral budesonide for maintenance treatment of collagenous colitis: a randomized, double-blind, placebo-controlled trial［J］. Gastroenterology, 2008, 135: 1510-1516.

第12章 嗜酸性粒细胞性胃肠炎与肥大细胞性肠炎

（薛 玲 杨开颜 李 君）

12.1 嗜酸性粒细胞性胃肠炎

机体某个系统或组织内嗜酸性粒细胞比例升高或绝对值增多，一般提示机体对药物或其他物质（如花粉等）有过敏反应，或者存在寄生虫感染[1-3]。而胃肠道嗜酸性粒细胞浸润则除了上述原因之外，还可能代表嗜酸性粒细胞性胃肠炎（Eosinophilic gastroenteritis，EGE），或者嗜酸性粒细胞性胃肠疾病（Eosinophilic gastrointestinal disorder，EGID）。

EGE 是一类罕见疾病，由 Kaijser 于 1937 年首次报告[1]，目前定义为"不明病因的嗜酸性粒细胞浸润胃肠道组织的炎症性疾病"。尽管病因不明，但目前研究表明该类疾病的发病可能与过敏反应或免疫功能障碍有关[3]。其特征为胃肠道有弥漫或局部嗜酸性粒细胞浸润，伴有血清 IgE 水平增高，以及部分患者外周血嗜酸性粒细胞增多（约20%患者外周血的嗜酸性粒细胞正常）[4]。

EGE 可发生于任何年龄，但好发于青壮年，以 20～50 岁成年人最多见，儿童少见[5]。EGE 病变可累及任何一段消化道，但以胃和十二指肠受累最为常见[6]，尤其是胃窦至近端空肠。若病变累及结肠，则以盲肠及升结肠较多见。典型的 EGE 以胃肠壁组织的嗜酸性粒细胞浸润、水肿等改变而导致胃肠壁增厚为特点。此外，EGE 也可累及食管、肝脏和胆管系统，引起嗜酸性粒细胞性食管炎、肝炎和胆囊炎；也有病变仅累及直肠的病例报道。

12.1.1 临床表现及内镜特点

EGE 的临床表现多种多样。临床症状可包括恶心、呕吐、腹泻、腹痛、生长迟缓、吸收不良、脂肪泻、蛋白丢失性肠病、继发性缺铁性贫血、低蛋白血症以及肠梗阻等。EGE 的临床表现与嗜酸性粒细胞所累及胃肠道的部位和范围有关。1970 年，Klein 等根据嗜酸性粒细胞浸润肠壁的程度提出了该病的临床分型，沿用至今。EGE 的临床分型如下。①黏膜病变型：表现为黏膜内大量嗜酸性粒细胞浸润，伴有明显的上皮细胞异常，肠绒毛可完全消失，出现黏膜病变，临床上一般表现为腹泻、出血、吸收不良及蛋白丢失。②肌层病变型：嗜酸性粒细胞浸润以肌层为主，表现为肠壁增厚，呈结节状，可导致肠腔狭窄，主要临床表现为肠梗阻和腹痛。③浆膜病变型：嗜酸性粒细胞浸润以浆膜为主，导致浆膜增厚，有纤维素性渗出物覆盖，并可累及肠系膜淋巴结，可有腹水形成。若患者出现腹水，则腹水中含有多量嗜酸性粒细胞。

部分 EGE 患者临床症状可自行缓解,对短期类固醇治疗的反应良好。

结直肠 EGE 的嗜酸性粒细胞浸润一般局限于黏膜,并多发生于婴幼儿,是食物相关性(蛋白质)过敏(过敏性直肠炎或结肠炎)的结果。临床表现通常有直肠出血,伴或不伴有腹泻,并且多数有外周血嗜酸性粒细胞增多。

内镜下,EGE 受累节段的黏膜呈皱襞粗大、充血、水肿、溃疡或结节状改变。内镜活检适用于以黏膜和(或)黏膜下层病变为主的 EGE。黏膜活检如证实有胃肠道黏膜层和(或)黏膜下层大量嗜酸性粒细胞浸润,对确诊有较大价值。但对于以肌层和浆膜层受累为主的患者,内镜下取黏膜活检的价值不大,常需要结合临床表现、影像和实验室检查作出诊断,一般需经手术病理证实。

12.1.2　病理特点

EGE 的组织学特点包括:①黏膜及黏膜下层水肿,有时黏膜下层更明显;②胃肠壁各层组织内大量嗜酸性粒细胞和淋巴细胞浸润,嗜酸性粒细胞浸润可仅局限于胃肠壁,亦可呈透壁性浸润;③可有黏膜溃疡形成。

EGE 的病损多为多发斑片状,也可为局灶性或弥散性。如果病变累及的消化道部分长于 50cm,则除了水肿及明显的嗜酸性粒细胞浸润外,还可能导致弥漫的胃肠壁增厚和显著僵硬。

目前,组织学上尚无活检组织诊断 EGE 的统一标准。EGE 的病理改变在活检标本主要显示为黏膜固有层内嗜酸性粒细胞数量增多,但差异很大,通常在 60 个 /HPF 以上(见图 12-1 和图 12-2)。在多数病例中,嗜酸性粒细胞同时累及黏膜肌层和黏膜下层,常伴有轻度局灶活动性炎以及不同程度的上皮损伤。由于胃肠道在正常或在患有其他疾病时,常有不同程度的嗜酸性粒细胞浸润,所以一般散在的嗜酸性粒细胞浸润不足以诊断 EGE。但当嗜酸性粒细胞出现密集增多甚至成小团或片状分布时(图12-2),则要高度怀疑 EGE,并且应结合临床资料作出诊断。局部的嗜酸性粒细胞浸润可能引起腺体增生、上皮细胞坏死和小肠绒毛萎缩。小部分病例(约 10%)可发展为绒毛完全萎缩的肠炎,临床表现与乳糜泻类似。病程较长的病例也可出现不同程度的腺体萎缩及间质纤维化,呈现慢性结肠炎的改变(见图 12-3),偶尔甚至有肉芽肿。这类病例可能与未发现的慢性寄生虫感染相关,但也需与 IBD(尤其是 CD)相鉴别。当黏膜下受累较重时,常见黏膜下水肿(见图 12-1),也可发生纤维化。黏膜肌层的改变包括相邻的平滑肌纤维深染、增长,细胞核不规则,炎症细胞浸润其间,有时可见间质淋巴小结形成,并伴有嗜酸性粒细胞浸润。

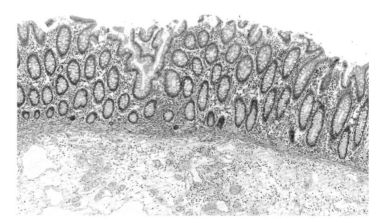

图 12-1　嗜酸性粒细胞肠炎。显示结肠黏膜内炎症细胞增多,局部有嗜酸性粒细胞聚集,并累及黏膜下层。黏膜下层伴有明显水肿。黏膜结构基本正常。

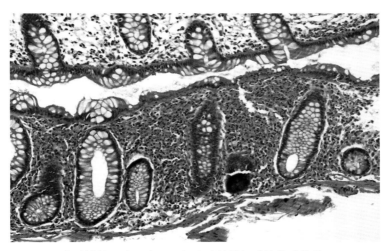

图 12-2　嗜酸性粒细胞肠炎。局部嗜酸性粒细胞聚集成片状。

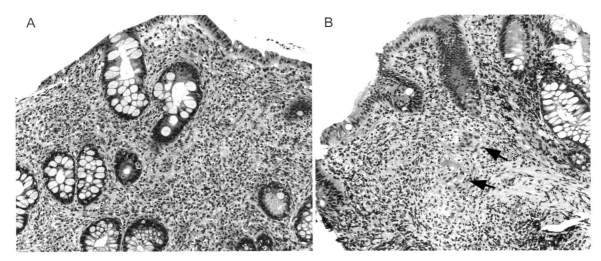

图 12-3　慢性结肠炎伴嗜酸性粒细胞浸润。A：结肠黏膜出现明显黏膜缺失、萎缩与变形。局部嗜酸性粒细胞聚集成片状。B：局部有多个上皮细胞样和多核巨细胞肉芽肿（箭头所示）。该类病例需尽量排除寄生虫感染。

　　如上所述，嗜酸性粒细胞的存在是一个非特异性的表现，其在其他疾病中同样可以出现。如果肠腺脓肿以嗜酸性粒细胞为主，则常常提示存在过敏性病因。如果肠镜活检标本中见到大量嗜酸性粒细胞，还应对寄生虫（尤其是类圆线虫）进行全面检查。在排除寄生虫感染后，才能诊断嗜酸性粒细胞性肠炎。因为在其他疾病中，组织内嗜酸性粒细胞数量也可能增高，因此寻找嗜酸性粒细胞侵犯黏膜下并出现水肿的证据有助于 EGE 的诊断。腺上皮细胞内或绒毛中浸润的嗜酸性粒细胞也同样有助于诊断（见图 12-4）。

　　在约 10％的病例中，仅凭黏膜活检不能给出诊断，其原因可能是病变不连续导致取材误差或取材样本不足。对这些病例的确诊，需要多处取材、全层切片或外科手术切除标本。在手术标本中，可见固有肌层不同程度的嗜酸性粒细胞浸润（见图 12-5）以及浆膜下或肠系膜受累（见图 12-6）。

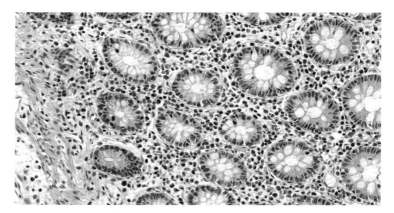

图 12-4　腺上皮细胞胞质内见嗜酸性粒细胞浸润。

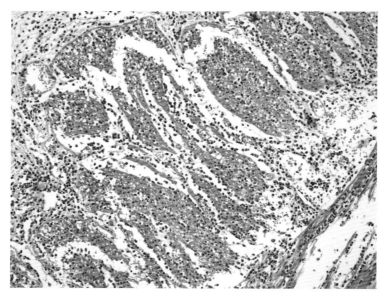

图 12-5　肠壁肌层见嗜酸性粒细胞浸润。

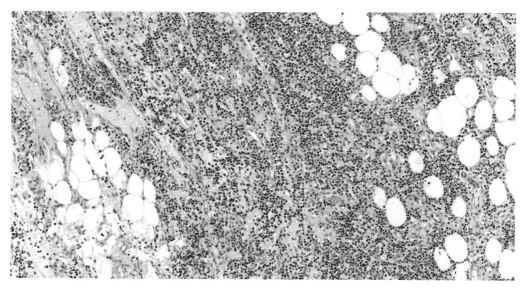

图 12-6　浆膜及浆膜外脂肪组织内见大量嗜酸性粒细胞浸润。

12.1.3　诊断标准

EGE 的诊断主要结合患者的临床表现、血常规、影像学、内镜及病理检查结果作出。

1. Talley 标准[3]

（1）存在胃肠道症状。

（2）内镜活检病理显示胃肠道有 1 个或 1 个以上部位的嗜酸性粒细胞浸润；或影像学显示有结肠异常改变，伴外周血嗜酸性粒细胞增多。

（3）排除寄生虫感染、克罗恩病和胃肠道以外嗜酸性粒细胞增多的疾病，如结缔组织病、嗜酸性粒细胞增多症、淋巴瘤等。

2. Leinbach 标准[4]

（1）在进食特殊食物后，出现胃肠道症状和体征。

（2）外周血嗜酸性粒细胞增多。

（3）组织学证明胃肠道有嗜酸性粒细胞增多或浸润。

肥厚性 EGE 一般特定出现在有复发性肠梗阻和蛋白丢失性肠病的患儿中。大体上，患儿的回肠和（或）空肠黏膜增厚，并伴有明显的假息肉。病变发展可使小肠绒毛显著变长，致使隐窝/绒毛比正常小肠黏膜大 2～4 倍，这种绒毛的变长可能与腺上皮凋亡减少有关。黏膜也可出现溃疡，溃疡底部可有炎症细胞浸润，同时固有层可见大量嗜酸性粒细胞浸润。在黏膜肌层和固有肌层也可见嗜酸性粒细胞浸润。

临床上，部分罹患结缔组织病的患者以慢性水样腹泻为主诉，活检组织主要表现为小肠腺体周围嗜酸性粒细胞浸润，浸润细胞局限于黏膜深部，主要在腺体基底与黏膜肌层之间，并侵犯黏膜下层浅部。此时，称之为腺体周围嗜酸性粒细胞浸润性小肠结肠炎。这些患者经激素治疗可缓解，其肠镜检查可无明显异常改变。

12.2　肥大细胞性肠炎

分布于结缔组织和黏膜上皮内的嗜碱性粒细胞被称为肥大细胞（Mast cell），其特征是胞浆内有大量强嗜碱性颗粒。在正常情况下，肥大细胞主要分布于机体与外界环境相通的地方，如皮肤、呼吸道和消化道黏膜，具有参与免疫调节、抗原呈递、释放过敏介质和弱吞噬的功能。

当肥大细胞异常增生，累及皮肤、骨骼、淋巴结、内脏及单核-巨噬细胞系统时，被称为肥大细胞增多症（Mastocytosis），包括仅仅累及皮肤的皮肤型肥大细胞增多症（Cutaneous mastocytosis，CM）和系统性的肥大细胞增多症（Systemic mastocytosis，SM）[7,8]。皮肤肥大细胞增多症最常见的形式是色素性荨麻疹（Urticaria pigmentosa）。部分肥大细胞增多症累及胃肠道[9]。越来越多的观点认为，肠易激综合征（Irritable bowel syndrome，IBS）是一种低度炎症性疾病。多项研究表明，部分腹泻型肠易激综合征（Diarrhea-perdominant irritable bowel syndrome，D-IBS）患者肠道内的肥大细胞数量明显高于正常人。因此，有学者把这部分病变又称为肥大细胞性肠炎（Mastocytic enterocolitis，或 mast cell colitis）。这些患者除有肠黏膜肥大细胞数量增多外，其肥大细胞脱颗粒产物组胺、白介素等的水平亦见增高。另有研究发现，肥大细胞与肠黏膜神经纤维的距离，与其症状（尤其腹痛严重程度）相关。肥大细胞参与调节肠道神经细胞的具体机制尚不十分清楚，可能与肥大细胞释放的神经肽有关，而神经肽又反过来刺激肥大细胞增多，如此形成循环。D-IBS 患者的心理或生理压力可能通过中枢神经系统激活肠神经系统，随后吸引和激活肥大细胞，激活的肥大细胞释放产物可能影响肠道蠕动，从而引发腹泻，这就是 IBS 发生机制的脑-肠轴假说。肥大细胞的浸润还具有一定的性别倾向，有报道称，在 IBS 伴肥大细胞增多的患者中，女性比男性多 43%。

大于组织学上，肥大细胞可分布于肠道全层，尤以黏膜腺体间及黏膜下层最为多见；脱颗粒的肥大细胞多存在于末梢神经周围，这些细胞可大于 20 个 /10 个高倍镜视野（HPF）（见图 12-7 和图 12-8）。但是肠道黏膜上皮尚正常，间质其他炎症细胞不明显。在少数情况下，固有层内可同时伴有部分嗜酸性粒细胞浸润（见图 12-9）和其他炎症细胞。肥大细胞在 HE 染色切片中有时并不显眼，可通过肥大细胞 Tryptase（MCT）和 CD117 免疫组化检测来帮助诊断。此外，可用甲苯胺蓝染色来显示胞浆内的嗜碱性颗粒。

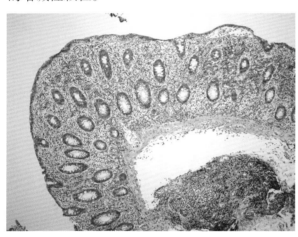

图 12-7　肥大细胞性肠炎。镜示肠黏膜有较多的嗜酸性粒细胞及透明细胞（100×）（承蒙纽约大学医学院 Katherine Sun 教授惠赠图片）。

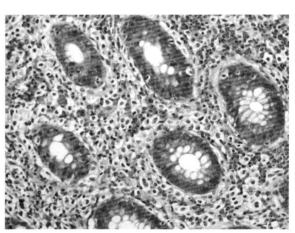

图 12-8　肥大细胞性肠炎。镜示肠黏膜煎鸡蛋样肥大细胞及嗜酸性粒细胞（400×）（承蒙纽约大学医学院 Katherine Sun 教授惠赠图片）。

肥大细胞还可见于溃疡性结肠炎、胶原性结肠炎、谷蛋白过敏性结肠炎和所有 IBS。因此，多数文献认为肥大细胞性肠炎可能不是一个特定的诊断，肥大细胞的增加更可能是胃肠道潜在的炎症介质扩散的结果。需要注意的是，对于一个慢性腹泻患者，当在其十二指肠或结肠活检标本中未见特征性病变或明显的炎症细胞浸润时，需仔细查找间质有无肥大细胞的浸润。因为患者若伴有肥大细胞浸润，则临床上用肥大细胞稳定剂等可缓解其腹泻和腹痛症状。

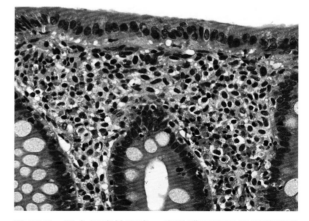

图 12-9　肥大细胞性肠炎。当黏膜固有层见显著嗜酸性粒细胞增多时，要怀疑肥大细胞浸润性炎症。背景可见大量核深染、胞浆相对较多的细胞，为脱颗粒肥大细胞。

参考文献

［1］　Kaijser R. Zur Kenntnis der allergischen Affektionen des Verdauungskanals vom Standpunkt des Chirurgienaus
　　　［J］. Arch Klin Chir, 1937, 188: 36-64.

［2］　Klein NC, Hargrove RL, Sleisenger MH, et al. Eosinophilic gastroenteritis［J］. Medicine（Baltimore）, 1970, 49:
　　　299-319.

［3］　Leinbach GE, Rubin CE. Eosinophilic gastroenteritis: a simple reaction to food allergens?［J］. Gastroenterology,
　　　1970, 59: 874-889.

［4］　Talley NJ, Shorter RG, Phillips SF, et al. Eosinophilic gastroenteritis: a clinicopathological study of patients with
　　　disease of the mucosa, muscle layer, and subserosal tissues［J］. GUT, 1990, 31: 54-58.

［5］　Yan BM, Shaffer EA. Primary eosinophilic disorders of the gastrointestinal tract［J］. GUT, 2009, 58: 721-732.

［6］　Lwin T, Melton SD, Genta RM. Eosinophilic gastritis: histopathological characterization and quantification of the
　　　normal gastric eosinophil content［J］. Mod Pathol, 2011, 24: 556-563.

［7］　Valent P, Sperr WR, Schwartz LB, et al. Diagnosis and classification of mast cell proliferative disorders: delineation
　　　from immunologic diseases and non-mast cell hematopoietic neoplasms［J］. J Allergy Clin, Immunol 2004, 114:
　　　3.

［8］　Akin C, Metcalfe DD. Systemic mastocytosis［J］. Annu Rev Med, 2004, 55: 419.

［9］　Doyle LA, Sepehr GJ, Hamilton MJ, et al. A clinicopathologic study of 24 cases of systemic mastocytosis
　　　involving the gastrointestinal tract and assessment of mucosal mast cell density in irritable bowel syndrome and
　　　asymptomatic patients［J］. Am J Surg Pathol, 2014, 38（6）: 832-843.

第13章 自身免疫性肠炎

（石雪迎）

自身免疫性肠炎（Autoimmune enterocolitis，AIEC）是一种以难治性腹泻、重度营养吸收不良、小肠绒毛萎缩、血清中存在抗肠上皮细胞抗体（Anti-enterocyte antibody，AEA）或抗杯状细胞抗体（Anti-goblet cell antibody，AGA）为特点的自身免疫性疾病。其与乳糜泻的区别在于，严格的饮食限制也不能改善患者的症状，通常需要免疫抑制剂治疗。曾被广泛使用的名词——自身免疫性小肠病（Autoimmune enteropathy，AIE），最初来自对一组儿童患者的报道，患儿的病理改变主要发生在小肠[1,2]。但很快就发现，多数病例在累及小肠的同时还伴有结肠或消化道其他部位的受累[3-8]。因此，采用"自身免疫性肠炎"一词更恰当。

AIEC 可能代表了一组具有共同组织学改变的免疫学异常的异质性疾病。AIEC 患者可有各种自身抗体，可伴有多种自身免疫性疾病（如类天疱疮、自身免疫性肝炎、类风湿性关节炎、系统性血管炎或甲状腺炎等）[9-11]，也常伴发或继发于胸腺瘤[12]。有些患者有家族聚集倾向[13-15]。AIEC 的发病机制尚不明确，多数认为与 T 细胞的免疫调节障碍有关[16-19]，患者对抑制 T 细胞活化的药物治疗有反应也进一步支持该观点[20-22]。AIEC 可以分为婴幼儿发病和成年人发病两大类。其中，婴幼儿病例又包括遗传综合征相关性 AIEC 和孤立性胃肠型 AIEC。

13.1 婴幼儿发病的自身免疫性肠炎

婴幼儿发病的 AIEC 多见于男性患儿，特别是遗传综合征相关者。其临床表现为对无谷蛋白饮食无反应的难治性腹泻，同时伴有其他自身免疫相关性疾病，如 1 型糖尿病、膜性肾小球肾炎、自身免疫性肝炎及硬化性胆管炎等，常可危及患儿生命。本病可以散发，也可表现出明显的家族聚集倾向。

目前，已知与 AIEC 有关的遗传综合征包括 IPEX（Immune dysregulation, polyendocrinopathy, enteropathy, X-linked）综合征和 APECED（Autoimmune polyendocrinopathy-candidiasis-ectodermal dystrophy）综合征。IPEX 综合征主要由位于 X 染色体上的 FOXP3 基因发生胚系突变所致。FOXP3 基因编码的蛋白是调节 T 细胞发育和功能的关键转录因子，正常表达于 $CD4^+$/$CD25^+$ 的调节 T 细胞，在机体维持对自身组织的耐受性中发挥重要的作用。该基因功能缺陷可导致 T 细胞过度活化，对抗原刺激产生过度反应而引起自身免疫性疾病[17,18]。APECED 综合征由 AIRE 基因突变所致。

AIRE 基因编码的转录因子参与胸腺 T 细胞发育过程中的负性选择，其突变可导致循环中出现自身反应性 T 细胞[16,19]。

13.2　成年人自身免疫性肠炎

成年发病的 AIEC 非常罕见，其于 1997 年由 Corazza 等[5]首次报道。目前，最大宗的报道为15 例病例[23]。成年人 AIEC 发病年龄为 19～82 岁，男女发病比例大致均衡[5,8,23]。本病病因不明，有继发于胸腺瘤[12]的报道。整个胃肠道均可受累[8]，但主要累及小肠，且以近段小肠为著。

13.3　自身免疫性肠炎的血清学检查

在 AIEC 患者循环血液中可检测到 AEA 和（或）AGA。抗体类型主要为 IgG 型，偶尔为 IgA 或IgM 型。目前，未发现 AIEC 临床病程、肠组织学与肠上皮细胞抗体类型之间的相关性[23]。这些抗体在肠黏膜损伤的初期出现，而经治疗后在组织学尚未恢复之前即消失，因而其致病意义尚不明确[24]。此外，这些抗体并非为特异性的，也可见于慢性炎症性小肠疾病、HIV 及乳糜泻等[25-28]，而且并非在所有的 AIEC 患者中都可检测到 AEA 或 AGA。据报道，AEA 和 AGA 在 AIEC 儿童患者中的阳性率为 50%～79%[19,29]，在 AIEC 成年人患者中的阳性率为 80%～93%[19,23]。因此，在日常工作中应综合患者病史、临床表现和组织学等多方面信息，来分析 AEA 和 AGA 对 AIEC 诊断的作用。在少数患者血液中可检出抗核抗体或其他类型的自身免疫抗体。对于临床和病理改变符合 AIEC 的患者，若血液中检测出上述抗体，则强烈支持 AIEC 的诊断[30]。

13.4　自身免疫性肠炎的组织学改变

不同类型 AIEC 的组织学改变基本相同[8,23]。需注意的是，AIEC 的组织学改变并无绝对特异性，其诊断必须结合病史、临床症状、内镜下改变、组织学及血清学检查。

13.4.1　肠道的组织学改变

AIEC 的肠道组织学改变轻重不一，形态多样，可表现为慢性活动性肠炎、乳糜泻样、移植物抗宿主病样或杯状细胞缺失型[4,8,31]，各种形态常混合出现，很难归为某种单一类型。在小肠，病变表现为绒毛变钝、萎缩，隐窝增生；隐窝上皮内淋巴细胞数量增多，类似乳糜泻，但表面上皮内淋巴细胞数量相对少；隐窝上皮底部可见凋亡小体，杯状细胞及潘氏细胞减少，但在儿童患者中相对较轻。黏膜固有层内可见多量淋巴细胞、单核细胞及浆细胞浸润，部分有明显的中性粒细胞浸润（见图 13-1），可出现隐窝脓肿。结肠黏膜表面结构变形不明显，可有隐窝分支等轻度的慢性炎症改变，杯状细胞减少程度不一,上皮内淋巴细胞数量增多,有时类似淋巴细胞性肠炎或胶原性肠炎,但常伴有隐窝细胞凋亡,甚至导致隐窝凋零、丢失,常见中性粒细胞浸润等活动性肠炎改变(见图 13-2)。固有层浸润的淋巴细胞以 CD3 $^+$ 的 T 淋巴细胞为主,大部分为 CD8 $^+$ 细胞(见图 13-3)。将患者血清滴加于正常肠黏膜进行免疫荧光检测,可用于检测患者血清中是否存在 AEA 和(或)AGA(见图 13-4)。

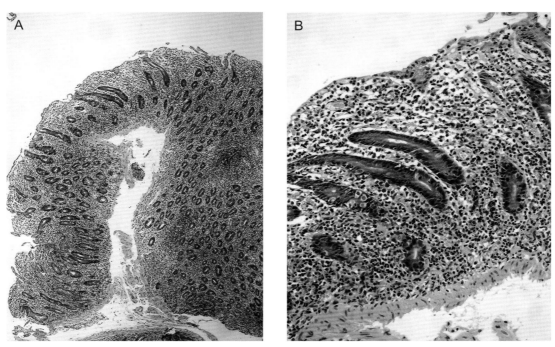

图 13-1　AIEC 小肠黏膜形态改变。A:空肠绒毛显著萎缩,隐窝增生。B:固有层大量淋巴浆细胞浸润,杯状细胞基本消失,隐窝上皮内可见淋巴细胞及中性粒细胞浸润。

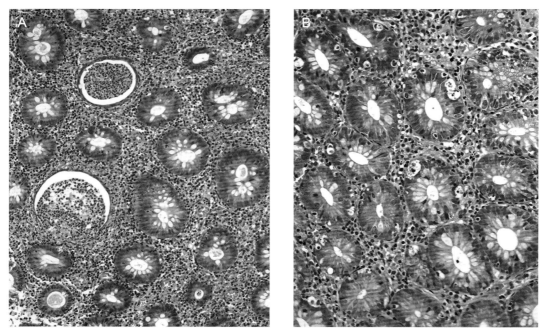

图 13-2　AIEC 结肠黏膜形态改变。A:黏膜结构轻度变形,可见隐窝分支、隐窝脓肿,杯状细胞减少。B:隐窝上皮细胞凋亡明显,上皮内淋巴细胞明显增多。

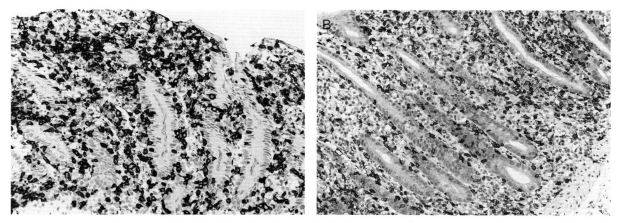

图 13-3　AIEC 固有膜及上皮内浸润淋巴细胞以 T 细胞为主（A，CD3 染色），多数为 CD8 $^+$ 细胞（B，CD8 染色）。

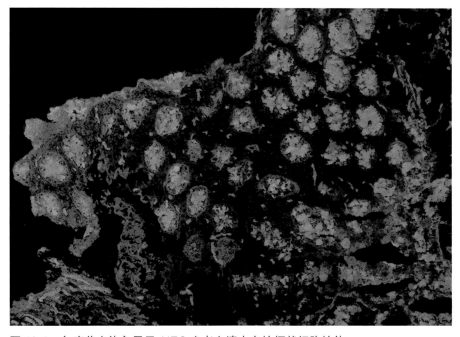

图 13-4　免疫荧光染色显示 AIEC 患者血清中有抗杯状细胞抗体。

　　上述组织学改变需要与乳糜泻、淋巴细胞性结肠炎、淋巴瘤、溃疡性结肠炎、移植物抗宿主病和放射性肠炎等相鉴别（见表 13-1）。但是单凭组织学改变难以区分，结合临床病史进行鉴别非常重要。

13.4.2　上消化道组织学改变

　　胃黏膜是除小肠外最常受累的部位。胃黏膜受累的比例约占 86%，可表现为慢性非特异性炎症、淋巴细胞性胃炎、胶原性胃炎或萎缩性胃炎。胃黏膜固有层内淋巴浆细胞浸润，少数可有活动性炎症，偶见微脓肿形成。个别患者可出现自身免疫性胃炎[8]。

　　28% 的 AIEC 可累及食管，最常见的表现为鳞状上皮内嗜酸性粒细胞浸润，也可表现为上皮内淋巴细胞数量增多，但较少见中性粒细胞浸润，偶尔可在黏膜基底部见角化凋亡细胞[8]。

表 13-1 AIEC 的鉴别诊断[30]

特 征	AIEC	乳糜泻	淋巴细胞性结肠炎	淋巴瘤	溃疡性结肠炎
无麸质饮食治疗	无效	常有效	无效	无效	无效
大便性状	水样便	油脂状	水样便	无特殊	黏液脓血便
发病部位	以小肠受累为主，偶累及结肠	以小肠受累为主	常局限于结肠	各肠段均可发生，常表现为肿块	以结肠及直肠受累为主
上皮内淋巴细胞	隐窝内多，表面上皮内少	隐窝内少，表面上皮内多	隐窝内少，表面上皮内多	淋巴上皮病变	少
间质淋巴细胞	成熟，多克隆	成熟，多克隆	成熟，多克隆	异型，单克隆	成熟，多克隆
隐窝内凋亡小体	多	少或无	少或无	少或无	少或无
隐窝变形	不明显	常无	常无	常无	明显
AEA 或 AGA	常阳性	可阳性	不详	不详	可阳性
其他	—	有乳糜泻易感性 HLA 基因型	—	PCR-IgH 或 TCR 重排检测阳性	—

注：AIEC：自身免疫性肠炎；AEA：抗肠上皮细胞抗体；AGA：抗杯状细胞抗体

13.5 自身免疫性肠炎的临床诊断、治疗和预后

AIEC 为罕见疾病，临床医生一般很少在初诊时就考虑该诊断。鉴于一系列常见疾病可有类似的临床表现，因此应在充分排除其他常见疾病后才作出 AIEC 的诊断，尤其对于成年患者。

Unsworth 和 Walker-Smith[2]于 1985 年提出的儿童 AIEC 的诊断标准包括：①严重的小肠绒毛萎缩；②饮食调节治疗无效；③循环中存在 AEA 和（或）相关的自身免疫性疾病；④无严重的免疫缺陷。Akram 等[23]于 2007 年提出的成年人 AIEC 的诊断标准包括了临床表现和组织学的内容：①慢性腹泻 6 周以上；②吸收不良；③小肠绒毛部分或完全变钝，深部隐窝淋巴细胞增多，隐窝凋亡小体增多，表面上皮内淋巴细胞增多不明显；④排除其他原因引起的绒毛萎缩（乳糜泻、难治性乳糜泻及淋巴瘤等）；⑤ AEA 或 AGA 阳性。其中第①～④条为必需条件，而第⑤条为非必需条件。

对 AIEC 患者需要进行免疫抑制治疗。免疫抑制治疗药物主要包括激素、环孢素 A、他克莫司和霉酚酸酯，也有用生物制剂英夫利西治疗获得成功的报道[23]，首选的治疗药物为激素。在 Akram 等[23]的研究中，14 例患者接受了以激素为主的治疗，其中 9 例获得完全反应，3 例有部分反应，仅 2 例无反应。

AIEC 患者的预后取决于其消化道症状和体征的严重程度，胃肠组织学病变的范围和严重程度，及是否存在肠外受累[3]。目前，关于 AIEC 成年患者预后的资料很少。多数文献[6, 9, 23]报道激素治疗对症状有明显改善作用，AIEC 患者的死亡原因主要为免疫抑制治疗后引起的严重感染。

总之，AIEC 的诊断困难。当临床出现难治性腹泻且饮食调节治疗无效时，需考虑 AIEC 的可能。AIEC 的诊断必须综合病史、临床症状、内镜下改变、组织学及血清学检查。若组织学出现 AIEC 常见改变，血清中检出循环抗体，则有助于支持诊断。患者对激素治疗的反应也有助于验证诊断。

参考文献

［1］　Walker-Smith JA, Unsworth DJ, Hutchins P, et al. Autoantibodies against gut epithelium in child with small-intestinal enteropathy［J］. Lancet, 1982, 1（8271）: 566-567.

［2］　Unsworth DJ, Walker-Smith JA. Autoimmunity in diarrhoeal disease［J］. J Pediatr Gastroenterol Nutr, 1985, 4（3）: 375-380.

［3］　Hill SM, Milla PJ, Bottazzo GF, et al. Autoimmune enteropathy and colitis: is there a generalised autoimmune gut disorder?［J］. Gut, 1991, 32（1）: 36-42.

［4］　Moore L, Xu X, Davidson G, et al. Autoimmune enteropathy with anti-goblet cell antibodies［J］. Hum Pathol, 1995, 26（10）: 1162-1168.

［5］　Corazza GR, Biagi F, Volta U, et al. Autoimmune enteropathy and villous atrophy in adults［J］. Lancet, 1997, 350（9071）: 106-109.

［6］　Mitomi H, Tanabe S, Igarashi M, et al. Autoimmune enteropathy with severe atrophic gastritis and colitis in an adult: proposal of a generalized autoimmune disorder of the alimentary tract［J］. Scand J Gastroenterol, 1998, 33（7）: 716-720.

［7］　Carroccio A, Volta U, Di Prima L, et al. Autoimmune enteropathy and colitis in an adult patient［J］. Dig Dis Sci, 2003, 48（8）: 1600-1606.

［8］　Masia R, Peyton S, Lauwers GY, et al. Gastrointestinal biopsy findings of autoimmune enteropathy: a review of 25 cases［J］. Am J Surg Path, 2014, 38（10）: 1319-1329.

［9］　Rogahn D, Smith CP, Thomas A. Autoimmune enteropathy with goblet-cell antibodies［J］. J R Soc Med, 1999, 92: 311-312.

［10］　Leon F, Olivencia P, Rodriguez-Pena R, et al. Clinical and immunological features of adult-onset generalized autoimmune gut disorder［J］. Am J Gastroenterol, 2004, 99: 1563-1571.

［11］　Volta U, De Angelis GL, Granito A, et al. Autoimmune enteropathy and rheumatoid arthritis: a new association in the field of autoimmunity［J］. Dig Liver Dis, 2006, 38: 926-929.

［12］　Elwing JE, Clouse RE. Adult-onset autoimmune enteropathy in the setting of thymoma successfully treated with infliximab［J］. Dig Dis Sci, 2005, 50: 928-932.

［13］　Lachaux A, Bouvier R, Cozzani E, et al. Familial autoimmune enteropathy with circulating anti-bullous pemphigoid antibodies and chronic autoimmune hepatitis［J］. J Pediatr, 1994, 125（6 Pt 1）: 858-862.

［14］　Lachaux A, Loras-Duclaux I, Bouvier R. Autoimmune enteropathy in infants. Pathological study of the disease in two familial cases［J］. Virchows Archiv, 1998, 433（5）: 481-485.

［15］　Davidson GP, Cutz E, Hamilton JR, et al. Familial enteropathy: a syndrome of protracted diarrhea from birth, failure to thrive, and hypoplastic villus atrophy［J］. Gastroenterology, 1978, 75（5）: 783-790.

［16］　Kisand K, Peterson P. Autoimmune polyendocrinopathy candidiasis ectodermal dystrophy［J］. J Clin Immunol,

2015, 35(5): 463-478.

［17］ Gambineri E, Perroni L, Passerini L, et al. Clinical and molecular profile of a new series of patients with immune dysregulation, polyendocrinopathy, enteropathy, X-linked syndrome: inconsistent correlation between forkhead box protein 3 expression and disease severity［J］. J Allergy Clin Immunol, 2008, 122(6): 1105-1112.

［18］ Moes N, Rieux-Laucat F, Begue B, et al. Reduced expression of FOXP3 and regulatory T-cell function in severe forms of early-onset autoimmune enteropathy［J］. Gastroenterology, 2010, 139(3): 770-778.

［19］ Singhi AD, Goyal A, Davison JM, et al. Pediatric autoimmune enteropathy: an entity frequently associated with immunodeficiency disorders［J］. Mod Pathol, 2014, 27(4): 543-553.

［20］ Gentile NM, Murray JA, Pardi DS. Autoimmune enteropathy: a review and update of clinical management［J］. Curr Gastroenterol Rep, 2012, 14(5): 380-385.

［21］ Sanderson IR, Phillips AD, Spencer J, et al. Response to autoimmune enteropathy to cyclosporin A therapy［J］. Gut, 1991,32(11): 1421-1425.

［22］ Bousvaros A, Leichtner AM, Book L, et al. Treatment of pediatric autoimmune enteropathy with tacrolimus (FK506)［J］. Gastroenterology, 1996,111(1): 237-243.

［23］ Akram S, Murray JA, Pardi DS, et al. Adult autoimmune enteropathy: Mayo Clinic Rochester experience［J］. Clin Gastroenterol Hepatol, 2007, 5: 1282-1290, quiz 1245.

［24］ Ciccocioppo R, D'Alo S, Di Sabatino A, et al. Mechanisms of villous atrophy in autoimmune enteropathy and coeliac disease［J］. Clin Exp Immunol, 2002, 128: 88-93.

［25］ Skogh T, Heuman R, Tagesson C. Anti-brush border antibodies(ABBA)in Crohn's disease［J］. J Clin Lab Immunol, 1982, 9: 147-150.

［26］ Martín-Villa JM, Camblor S, Costa R, et al. Gut epithelial cell autoantibodies in AIDS pathogenesis［J］. Lancet, 1993, 342: 380.

［27］ Biagi F, Bianchi PI, Trotta L, et al. Anti-goblet cell antibodies for the diagnosis of autoimmune enteropathy?［J］. Am J Gastroenterol, 2009, 104: 3112.

［28］ Montalto M, D'Onofrio F, Santoro L, et al. Autoimmune enteropathy in children and adults［J］. Scand J Gastroenterol, 2009, 44: 1029-1036.

［29］ Mirakian R, Hill S, Richardson A, et al. HLA product expression and lymphocyte subpopulations in jejunum biopsies of children with idiopathic protracted diarrhoea and enterocyte autoantibodies［J］. J Autoimmun, 1988, 1: 263-277.

［30］ 赖玉梅,叶菊香,张燕,等. 广泛累及小肠和结肠的成年人自身免疫性肠病 1 例并文献复习［J］. 中华病理学杂志, 2015, 44(1): 32-36.

［31］ AI Khalidi H, Kandel G, Streutker CJ. Enteropathy with loss of enteroendocrine and paneth cells in a patient with immune dysregulation: a case of adult autoimmune enteropathy［J］. Hum Pathol, 2006, 37(3): 373-376.

［32］ Unsworth DJ, Walker-Smith JA. Autoimmunity in diarrhoeal disease［J］. J Pediatr Gastroenterol Nutr, 1985, 4: 375-380.

第14章　肠道淋巴瘤与炎症性肠病

（田素芳）

14.1　容易与炎症性肠病混淆的原发性肠道淋巴瘤

胃肠道是结外淋巴瘤最常发生的部位，其中以小肠和胃的发生率最高，结肠和直肠淋巴瘤少见[1,2]。胃肠道淋巴瘤的组织学类型几乎均为非霍奇金淋巴瘤（Non-Hodgkin lymphoma, NHL）[2,3]。肠道原发性 NHL 以 B 细胞淋巴瘤多见，T 细胞淋巴瘤少见。

原发性肠道淋巴瘤和炎症性肠病（IBD）在临床症状、影像学和内镜检查方面均有相似之处。原发性肠道淋巴瘤通常起病隐匿，临床症状多不典型，包括腹痛、恶心、体重下降、肠梗阻和穿孔等；CT 和内镜检查常提示肠壁增厚，有单发或多发结节，有息肉样或溃疡性病变，常伴腹腔淋巴结肿大。临床上容易延误诊治的淋巴瘤病例，在影像学和内镜检查时，往往呈局限或弥漫炎性改变，伴表浅溃疡甚至极其类似克罗恩病的跳跃性多发溃疡，不形成明显肿块[4]。当临床上对此类患者按 IBD 疑诊治疗后，若效果不佳、出现梗阻、腹痛加剧甚至出现 IBD 不能解释的高热伴腹腔淋巴结肿大，应高度怀疑淋巴瘤的可能性。另外，对临床疑为肠道淋巴瘤的患者，为提高淋巴瘤的检出率，往往需要在特征性部位尽量进行多、深甚至挖掘式活检，必要时可重复活检乃至剖腹探查。

病理学上，IBD 除有慢性活动性炎症和腺体的改变外，还常出现肠黏膜表浅糜烂或溃疡，肠道淋巴组织呈弥漫、结节状或滤泡样增生，与肿瘤细胞呈高度异型或单一的淋巴瘤（如弥漫大 B 细胞淋巴瘤、Burkitt 淋巴瘤）较易区分；但与其他一些肠道淋巴瘤（如低级别 B 细胞淋巴瘤和伴有较多背景炎症细胞的 T 细胞淋巴瘤）有时却难以鉴别，尤其在肠镜小活检标本中肿瘤细胞数量少且形态不典型的情况下。

肠道淋巴瘤的正确诊断需要综合临床病史、影像学、内镜及病理学检查。病理学检查除行常规 HE 外，通常还要借助免疫组化和相关分子病理检测等辅助手段。对于疑为肠道淋巴瘤的活检小标本，尤其是不典型病例，最好由经过淋巴造血病理专科培训的病理医生阅片，辅以适当的免疫组化检测，以提高小标本组织使用的有效度和淋巴瘤的诊断准确性。

本章将从病理学角度，重点阐述在中国相对易见且容易与 IBD 相混淆的几种肠道淋巴瘤和瘤样病变的诊断及鉴别诊断。

14.1.1 容易与 IBD 混淆的 NK/T 细胞淋巴瘤

14.1.1.1 NK/T 细胞淋巴瘤

肠道是结外 NK/T 细胞淋巴瘤的好发部位之一，以小肠多见，肠道 NK/T 细胞淋巴瘤的发病率仅次于鼻腔或上呼吸道[5-7]。病因学上认为，该瘤与 EB 病毒感染有密切关系，部分 NK/T 细胞淋巴瘤可发生于使用免疫抑制剂的患者。

NK/T 细胞淋巴瘤的大体观与 IBD 不易区分，通常呈浸润性生长，形成溃疡，极少出现肿块，容易引起肠壁的缺血坏死和穿孔[6]。

在组织学上，NK/T 细胞淋巴瘤的受累肠黏膜可有广泛溃疡形成，肿瘤细胞呈弥漫性浸润，造成黏膜腺体分布稀疏或消失。其肿瘤细胞可以为小、中、大或间变细胞，多数病例的肿瘤细胞为中等大细胞或混合性大、小细胞；胞质量中等，淡染至透亮；胞核长而不规则，折叠状，染色质呈颗粒状，但非常大的肿瘤细胞的细胞核除外（其核可呈空泡状），核仁通常不明显或有小核仁，核分裂像易见。瘤细胞常见以血管为中心浸润和破坏性生长。当肠道 NK/T 细胞淋巴瘤以小细胞和混合细胞为主时，或伴显著的反应性炎症细胞（如小淋巴浆细胞、组织细胞及嗜酸性粒细胞），尤其伴有裂隙样溃疡和肉芽肿样结构形成时，与克罗恩病不易区分，极易造成误诊（见图 14-1）。

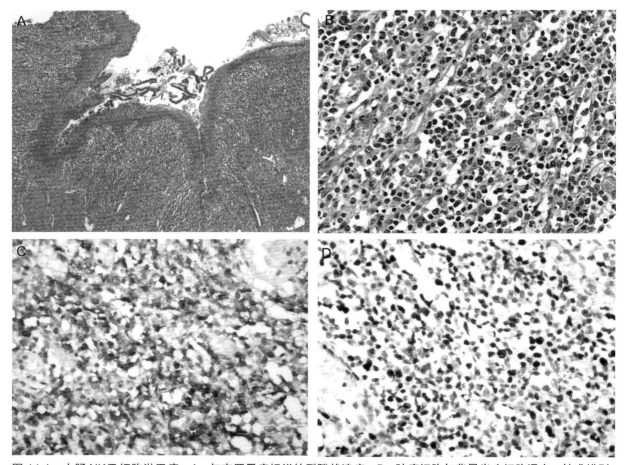

图 14-1　小肠 NK/T 细胞淋巴瘤。A：与克罗恩病相似的裂隙状溃疡。B：肿瘤细胞与背景炎症细胞混杂，较难辨别。C：肿瘤细胞 CD56 阳性。D：EB 病毒原位杂交阳性。

NK/T 细胞淋巴瘤的免疫表型为 CD2$^+$、cCD3$^+$、CD5$^-$、CD4$^-$、CD8$^{+/-}$、CD56$^+$，表达细胞毒性分子（如颗粒酶 B、TIA-1、穿孔素），原位杂交检测 EBER 往往呈阳性。对于小部分 CD56$^-$ 的病例，需同时检测 cCD3$^+$、细胞毒性分子$^+$、EBER$^+$，并结合形态学特征，才能诊断 NK/T 细胞淋巴瘤。另外，多数病例 TCR 基因重排呈多克隆模式，少数病例有克隆性重排。

鉴别诊断

其鉴别诊断主要包括单型性亲上皮性肠道 T 细胞淋巴瘤（原 EATL Ⅱ型）、EBV 相关 T 细胞淋巴组织增殖性疾病（EBV＋T-LPD）、非特殊型肠道 T 细胞淋巴瘤以及 NK 细胞肠病（NK-cell enteropathy）。其中，单型性亲上皮性肠道 T 细胞淋巴瘤和非特殊型肠道 T 细胞淋巴瘤 EBER 原位杂交检测阴性；EBV＋T-LPD 与 NK/T 细胞淋巴瘤的临床发展过程不同，在鉴别诊断中至关重要。

NK 细胞肠病则是近年报道的一种良性的 NK 细胞增殖性疾病，发生于胃的类似病变被称为 NK 细胞胃病或淋巴瘤样胃病[8-11]。NK 细胞肠病的病因尚不明确，常常没有或仅有轻微的临床症状；内镜检查多为单发或多发表浅溃疡（直径为 1～2cm），少数呈息肉状；形态学和免疫表型类似侵袭性强的 NK/T 细胞淋巴瘤，很多患者也因此被误诊、误治。镜下可见黏膜内不典型的淋巴细胞弥漫浸润，但通常少见亲上皮现象，缺乏血管中心病变和血管破坏现象，黏膜肌完整，不侵及黏膜下层。增生的淋巴细胞呈一定程度的细胞非典型性：细胞中等偏大，胞浆透亮或含嗜酸性颗粒，核不规则，显示 NK 细胞免疫表型为 CD3$^+$、CD5$^-$、CD7$^+$、CD4$^-$、CD8$^-$、CD56$^+$、颗粒酶 B/TIA-1$^+$，但 EBER 原位杂交检测呈阴性，TCR 基因重排呈多克隆模式。在多年的临床随访中，这些患者除轻度的胃肠道症状外，内镜检查通常提示病变的大小和程度无进展。

14.1.1.2 单型性亲上皮性肠道 T 细胞淋巴瘤

单型性亲上皮性肠道 T 细胞淋巴瘤（Monomorphic epitheliotropic intestinal T-cell lymphomas, MEITL），即原肠病相关性 T 细胞淋巴瘤Ⅱ型（Type Ⅱ EATL，原 EATL Ⅱ型）[12]，多见于亚洲人。其通常无乳糜泻病史[13, 14]，最常发生于空肠和回肠，罕见于十二指肠、胃、结肠及胃肠道外的部位。其通常表现为突起于黏膜的多发性、溃疡性肿块，也可表现为一个或多个溃疡，或一个外生性肿块[15]。

MEITL 形态学显示致密、单一的淋巴瘤细胞浸润肠壁全层，肿瘤细胞小至中等大，胞质淡染，胞核圆形、深染，较常见亲上皮现象，常缺乏炎症背景和坏死，病灶远处的肠黏膜无绒毛萎缩[9, 14, 15]（见图 14-2）。免疫表型为 CD3$^+$、CD5$^-$、CD4$^-$、CD8$^+$、CD56$^+$、CD103$^{+/-}$、CD30$^-$、MATK$^+$、EBER$^-$，78％的病例 TCR γ δ 重排阳性[16]。肿瘤远处的肠黏膜内亲上皮的淋巴细胞可显示与肿瘤相似或不同的免疫表型。另外，不到 25％的病例可出现异常的 CD20 或其他 B 细胞标记物的阳性表达[9, 14]。

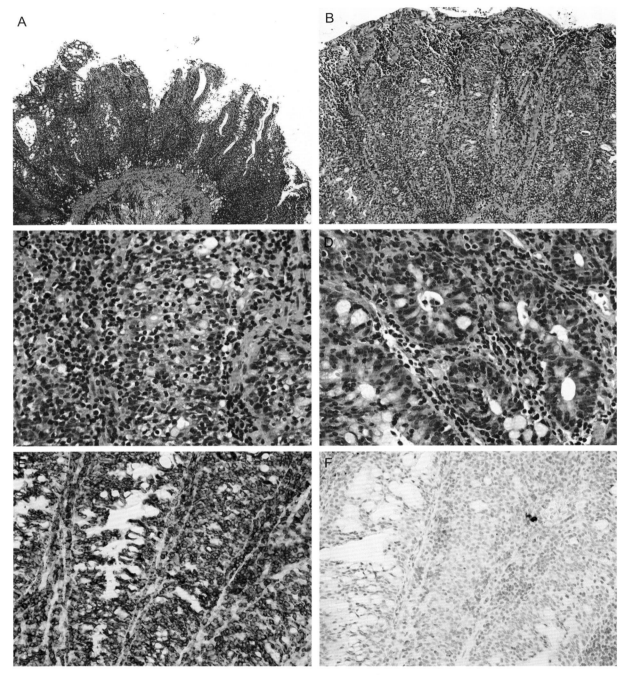

图 14-2 MEITL 病例乙状结肠活检。A：低倍镜显示结肠黏膜及黏膜下层大量的淋巴样细胞浸润。B：中倍镜观。C 和 D：隐窝内见致密、单一的小至中等大肿瘤细胞浸润。E：CD3$^+$。F：CD20$^-$。

鉴别诊断

其鉴别诊断主要包括肠病相关性 T 细胞淋巴瘤（EATL，原 EATL Ⅰ 型）[12]和 NK/T 细胞淋巴瘤。

肠病相关性 T 细胞淋巴瘤与乳糜泻密切相关，常见于北欧地区及美国[9]，在我国少见。其肿瘤细胞多形，为中至大细胞，核呈圆形、多角形或空泡状，核仁明显，胞质淡染、量中等或丰富[17]（见图 14-3）。在少数情况下，其肿瘤细胞有明显的核多形性，可伴多核细胞，形态与间变性大细胞淋巴瘤相似。大多数肿瘤可见炎症细胞浸润，包括大量的组织细胞和嗜酸性粒细胞[18]。许多病例可见肿瘤细胞浸润隐窝上皮。肿瘤旁黏膜(特别是在空肠)常有肠病改变,包括绒毛萎缩、隐窝增生、固有层淋巴细胞和浆细胞增多,及上皮内淋巴细胞增多。免疫表型呈 CD3$^+$、CD5$^-$、CD4$^-$、CD8$^-$、CD56$^-$,细胞毒性分子阳性、EBER$^-$,很多病例 CD30$^{+[19]}$,TCR α β 重排通常呈阳性。EATL 的鉴别诊断主要包括间变性大细胞淋巴瘤和外周 T 细胞淋巴瘤,非特殊型[9]。

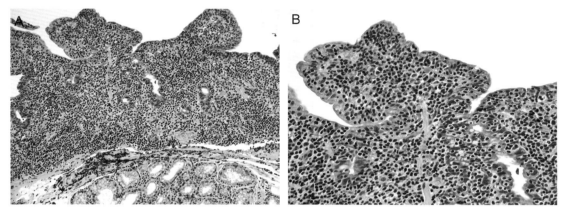

图 14-3 EATL 十二指肠活检。A:绒毛变短、粗钝;淋巴细胞样细胞侵及表面上皮和隐窝。B:上皮内中等大、胞浆丰富的多形性淋巴细胞浸润,背景可见嗜酸性粒细胞、浆细胞。

14.1.1.3 非特殊型肠道 T 细胞淋巴瘤

胃肠道是除淋巴结之外的外周 T 细胞淋巴瘤最常累及的部位,非特殊型肠道 T 细胞淋巴瘤的诊断为排除性诊断。

非特殊型肠道 T 细胞淋巴瘤的细胞学形态谱系非常广泛,从明显多形性到单形性都可出现。大多数病例由许多中等大小和(或)大细胞组成,核呈不规则形、多形性,染色质深或呈泡状,核仁明显;也可见到透明细胞和 RS 样细胞。容易与 IBD 混淆之处是此瘤常出现炎症细胞背景,包括小淋巴细胞、嗜酸性粒细胞、浆细胞、大 B 细胞以及成簇的上皮样组织细胞,可出现亲上皮现象。

其免疫表型常显示 T 细胞表型异常,通常 CD3$^+$、CD4$^+$;CD8、CD5 和 CD7 表达常有下调,也有全 T 抗原均不丢失的病例;细胞毒性分子可以呈阳性或阴性,Ki-67 指数通常很高(见图 14-4);EBER 呈阴性;多数病例 TCR 基因呈克隆性重排。

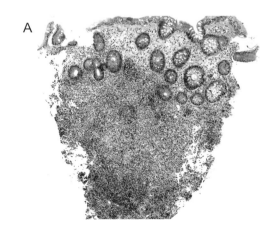
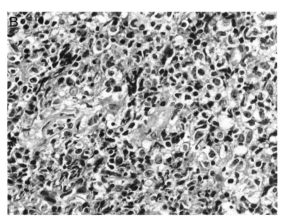

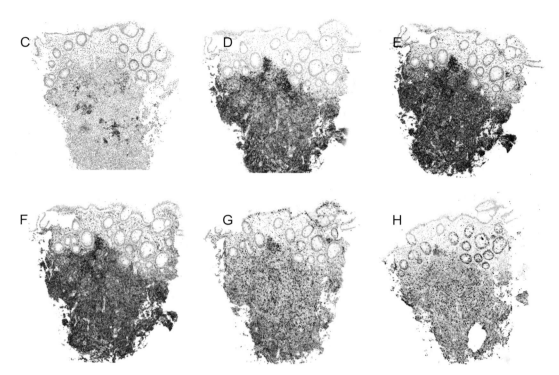

图 14-4　结肠外周 T 细胞淋巴瘤，非特殊类型伴 CD20 异常表达的活检病例。A：肠黏膜组织内见异型细胞弥漫性浸润。B：异型淋巴细胞中等大，核呈不规则形、多形，核仁明显。C：CD21 显示残留的滤泡树突细胞网。D：CD20 部分细胞阳性。E：CD3 阳性。F：CD4 阳性。G：CD7 表达下调。H：Ki-67 指数高。另外，CD2[+]、CD5[+]、CD8[-]、CD56[+/-]、TIA-1[-]、GrB[-]、EB 病毒原位杂交阴性（未显示）。

鉴别诊断

非特殊型肠道 T 细胞淋巴瘤的诊断属排除性诊断，只有在排除了其他 T 细胞淋巴瘤（包括 EATL、单型性亲上皮性肠道 T 细胞淋巴瘤、胃肠道惰性 T 细胞淋巴组织增殖性疾病及 NK/T 细胞淋巴瘤等）后，才能作出该诊断。

胃肠道惰性 T 细胞淋巴组织增殖性疾病（Indolent T-cell lymphoproliferative disease of the gastrointestinal tract）多见于中年男性[9, 20]，最常累及小肠和结肠，临床表现为慢性腹泻、腹痛、便血等。其通常对化疗没有反应。认识该病的重要意义在于，不要将其误诊为侵袭性 T 细胞淋巴瘤（外周 T 细胞淋巴瘤，非特殊类型、肠病相关性 T 细胞淋巴瘤等）而导致患者做不必要的化疗。其内镜检查结果为红斑，糜烂，小溃疡或小息肉，黏膜增厚或不规则隆起，不形成肿块。镜下绒毛萎缩常见，黏膜固有层内有致密、单一、非破坏性的小淋巴细胞浸润，细胞核圆形或轻度不规则，无明显亲上皮现象（见图 14-5）。部分病例可见反应性浆细胞、嗜酸性粒细胞浸润及非干酪样肉芽肿和淋巴滤泡结构，容易与克罗恩病和溃疡性结肠炎相混淆。其免疫表型呈 CD3[+]，多数为 CD8[+] 毒性 T 细胞，少数为 CD4[+] T 细胞；Ki-67 指数为 5%～10%，这是与非特殊型肠道 T 细胞淋巴瘤相鉴别的非常重要的特征。另外，EBER 呈阴性，TCR 基因呈克隆性重排。

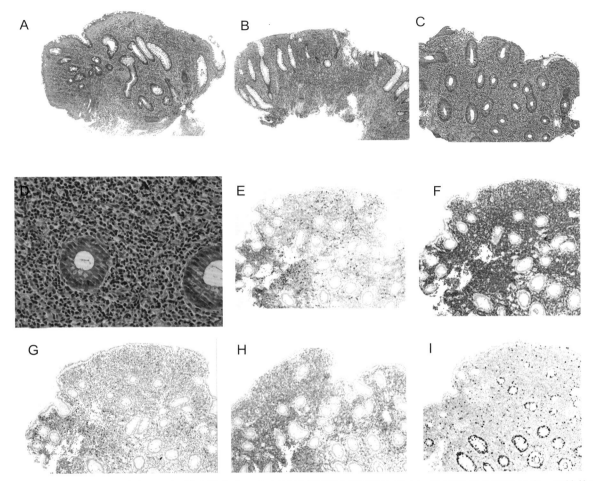

图 14-5　肠道惰性 T 细胞淋巴组织增殖性疾病。患者反复腹泻及口腔溃疡 10 年，临床诊断为克罗恩病。肠镜从回盲部至直肠多发大小不一的鹅口疮样溃疡。A、B、C：黏膜固有层内有致密、单一、非破坏性的淋巴细胞浸润（组织分别取自距肛门 13cm、30cm 及升结肠）。D：淋巴细胞核小、深染、轻度不规则。E：CD20$^+$。F：CD3$^+$。G：CD4$^-$。H：CD8$^+$。I：Ki-67 阳性率约为 10%。其余未显示：CD5、CD7、TIA-1、GrB 阳性；EB 病毒原位杂交阴性；TCR 基因重排呈单克隆。

14.1.2　EBV 相关 T 细胞淋巴组织增殖性疾病

EBV 相关 T 细胞淋巴组织增殖性疾病（EBV-associated T-cell lymphoproliferative disorders, EBV＋T-LPD）与原发性 EBV 感染相关。从目前的主流观点来看，EBV＋T-LPD 包括良性增生性、交界性和肿瘤性三个可能为连续阶段的谱系病变，感染的细胞种类可以有 B 细胞、T 细胞和 NK 细胞。这些细胞和 EBV 均可以显示多克隆、寡克隆/部分单克隆、单克隆[21]。因此，不能简单地将它们都视为恶性肿瘤。在 2008 年 WHO 分类中，儿童 EBV＋T-LPD 被明确认定为淋巴瘤，包括儿童系统性 EBV＋T-LPD 和种痘水疱病样淋巴瘤。目前，对 EBV＋T-LPD 的研究还不够广泛和深入，并且中国的病例有自己的特点。本章只阐述容易与 IBD 混淆的 EBV＋T-LPD 累及肠道的表现。

EBV＋T-LPD 的正确诊断必须紧密结合临床病史、形态学特征、免疫表型、基因型进行综合分析与判断。其中，临床病史尤为重要，这也是 EBV＋T-LPD 与其他淋巴瘤（如原发 NK/T 细胞淋巴瘤）最重要的鉴别之处。EBV＋T-LPD 的诊断标准如下：①严重疾病（如高热，肝、脾大等）病程超过 3（或

6）个月；②血清 EBV 抗体滴度增高，抗 VCA-IgG ≥ 5120，抗 EA-IgG ≥ 640，或抗 EBNA ＜ 2，和（或）EBV 负荷（拷贝数）升高；③有主要器官受累及的组织学证据，如间质性肺炎、骨髓造血细胞减少、色素膜炎、淋巴结炎、持续性肝炎或脾大；④受感染组织中，EBV＋T 细胞数量增多（EBER[+]/LMP-1[+]）[21, 22]。

当 EBV＋T-LPD 累及肠道时，可以腹痛、腹泻及便血等胃肠道症状为主，甚至出现肠道穿孔、大出血[21, 23, 24]。部分病例 CT 检查显示肠壁增厚、黏膜信号异常强化。部分病例内镜检查显示多发性溃疡，无肿块形成。

EBV＋T-LPD 形态学差异很大，因肠壁内淋巴样细胞的数量不等及异型性不一而异。淋巴样细胞的异型性可以从不明显到明显，形态可以以核不规则的中小异型淋巴细胞浸润为主，有散在大细胞，也有病变以单一性中大细胞为主。背景中常伴其他反应性炎症细胞浸润，且常常伴有核碎屑和小灶性坏死的特征[24]（见图 14-6）。部分病例因细胞的异型性不明显、数量少，使得早期诊断有很大的困难。

因此，根据组织结构、细胞形态特点并结合克隆性分析，将这类疾病分成以下三个级别。Ⅰ级：类似淋巴组织反应性增生，呈多形性组织学特征和多克隆 T 细胞增生，无或有少量异型淋巴细胞。Ⅱ级：交界性病变，呈多形性组织学特征和单克隆 T 细胞增生，部分结构被破坏，有轻至中度异型淋巴细胞，可出现部分 T 细胞标记物的丢失。Ⅲ级：肿瘤期，呈单形性组织学特征以及单克隆 T 细胞增生，组织内见中至重度异型淋巴样细胞弥漫浸润，TCR 基因重排呈阳性[22, 24]。在各级病变中，EBER 原位杂交均呈阳性。

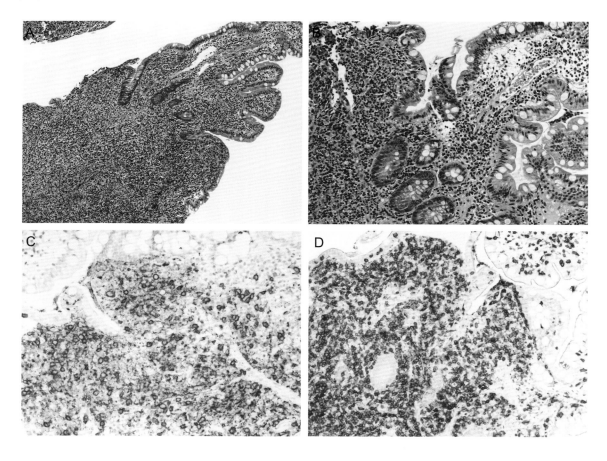

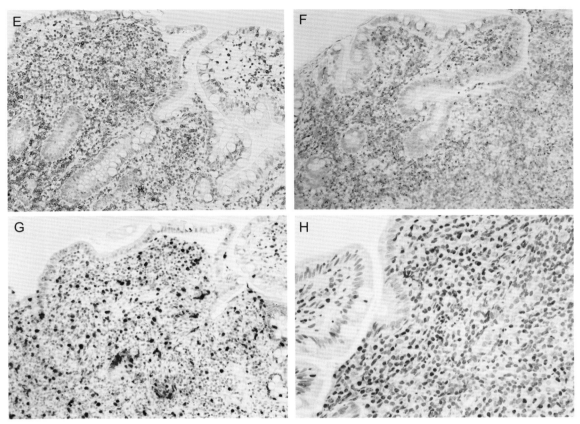

图 14-6　一例小肠 EBV＋T-LPD。患儿 8 岁，反复发热、腹痛、腹泻 3 年。A：十二指肠、回肠末端黏膜内均可见密集淋巴样细胞浸润。B：淋巴样细胞核小、深染、异型不明显。肿瘤细胞呈：C：CD20⁻（背景炎症细胞阳性）。D：CD3⁺。E：CD5⁻。F：TIA-1⁺。G：Ki-67 阳性率为 20%～30%。H：EBER⁺。

　　需要特别强调的是以下两点：首先，对于 IBD 的年轻患者，当临床症状不典型，经 IBD 相关治疗症状无改善，肝、脾大伴血液和组织中 EBV 相关检测阳性时，应考虑 EBV＋T-LPD 的可能性；其次，对于 EBV＋T-LPD，分级往往不是最重要的，最重要的是临床如何尽早识别其严重并发症（如嗜血综合征、弥散性血管内凝血、多器官功能衰竭、消化道出血/穿孔、心肌炎/冠状动脉瘤、肝功能衰竭、脓毒血症等）[21,23,25]，从而及时避免严重并发症的发生，或一旦发生后能积极挽救患者生命。

鉴别诊断

　　从临床和病理综合考虑需进行鉴别诊断的，主要包括结外 NK/T 细胞淋巴瘤和 EATL。

　　与结外 NK/T 细胞淋巴瘤相比，EBV＋T-LPD 是系统性疾病，患者从发病起就有全身症状或异常检查结果，并且反复数月甚至数年，逐渐加重；而 NK/T 细胞淋巴瘤往往以局部病变起病，然后进行性加重并扩散至全身。EATL 通常 EBER 阴性。

14.1.3　容易与 IBD 混淆的低级别 B 细胞淋巴瘤

　　IBD，尤其是 CD，可出现结节状淋巴组织增生，形成淋巴滤泡结构，在小活检标本中与下述的低级别、有滤泡结构形成的小 B 细胞淋巴瘤有时难以鉴别。

14.1.3.1　MALT 淋巴瘤

MALT 淋巴瘤（MALT lymphoma）最常见于末端回肠、回盲部及直肠，呈单发的息肉状肿块，少见多发病变[2, 26, 27]。不同原发部位的 MALT 淋巴瘤组织形态基本相似，主要由形态多样的小 B 细胞组成，包括边缘区（中心细胞样）细胞、单核细胞样细胞、小淋巴细胞，及散在的免疫母细胞、中心母细胞样细胞。部分病例有浆细胞分化并可见 Dutcher 小体。肿瘤细胞最初在反应性滤泡周围的边缘区呈单一成片浸润性生长，最终向外扩散融合呈大片状或结节状，侵蚀并破坏腺体或上皮；向内包绕进入生发中心，以致部分或完全破坏生发中心，形成"滤泡植入"或弥漫破坏[28]。

免疫表型没有特异性标记物。CD21 常显示滤泡植入滤泡树突细胞（Follicular dendritic cell, FDC）网，CD10 和 Bcl-6 染色显示滤泡生发中心阳性细胞减少；肿瘤细胞呈 CD20$^+$、CD3$^{+/-}$、CD79a$^+$、CD5$^-$、CD23$^-$、Cyclin D1$^-$ 和 Bcl-2$^+$；当伴有明显浆样分化时，Kappa 和 Lambda 检测有价值。这些常用标记物有助于排除其他淋巴瘤，如其他小 B 细胞淋巴瘤和浆细胞瘤：套细胞淋巴瘤的肿瘤细胞免疫表型呈 CD5$^+$、Cyclin D1$^+$；滤泡性淋巴瘤的肿瘤细胞免疫表型呈 CD20$^+$、CD10$^+$、Bcl-6$^+$、Bcl-2$^+$；而浆细胞淋巴瘤通常没有 FDC 网（CD21$^-$）并表达浆细胞标记物。

鉴别诊断

除需与前文提到的小 B 细胞淋巴瘤鉴别外，在肠道活检小标本中，尤其需要注意将 MALT 淋巴瘤与反应性的淋巴组织增生相区分。后者免疫表型常常提示 FDC 网无破坏，滤泡呈 CD20$^+$、CD10$^+$、Bcl-6$^+$ 及 Bcl-2$^+$。

14.1.3.2　滤泡性淋巴瘤

滤泡性淋巴瘤（Follicular lymphoma, FL）最常累及十二指肠，其次是回肠[2, 26, 29]。其在临床上呈惰性过程，预后较好[9]。

FL 大体表现为单发或多发性黏膜结节、息肉、融合的白色颗粒状。其活检小标本的诊断具有挑战性。镜下，大多数 FL 有明显的失去极向的滤泡样结构，肿瘤性滤泡境界不清，套区常变薄或缺乏，由单一的有核裂的中心细胞和较大的中心母细胞随机分布构成（见图 14-7）。肠道 FL 组织学分级多为 1～2 级。

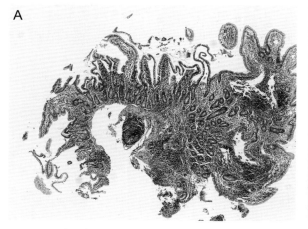
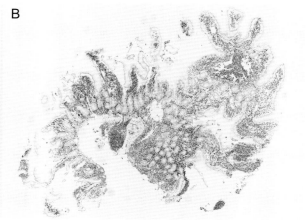

图 14-7　十二指肠降部滤泡性淋巴瘤（1～2 级）。患者为 56 岁女性，内镜示十二指肠降部多发性小息肉样突起。A：镜下黏膜呈息肉状突起，黏膜内有大量淋巴样细胞浸润，滤泡形成，淋巴样细胞形态较单一。B：BCL-2 阳性。其余未显示的免疫组化：CD21 显示滤泡区 FDC 网；CD20 弥漫阳性；CD10、BCL-6 生发中心阳性；CD3、CD5、CD43、Cyclin D1 阴性；Ki-67 阳性细胞为 20%～30%。

FL 的免疫表型为 CD20$^+$、CD10$^+$、Bcl-6$^+$、Bcl-2$^+$和 CD5$^-$，部分 FL 3B 可呈 CD10$^-$。与结内 FL 不同的是，结内低级别 FL 病例的 CD21 染色显示球状致密的 FDC 网，而部分肠道 FL 病例的 CD21 和（或）CD23 染色勾勒出的 FDC 网呈一种"Hollowed-out"模式，即仅分布于滤泡的周边[9, 29]。

滤泡性淋巴瘤通常特征性地存在 t（14；18）（q34；q21）易位和 BCL-2 基因重排。

鉴别诊断

其鉴别诊断包括肠道反应性滤泡增生（见图 14-8）、初级滤泡、系统性 FL 累及肠道和其他小 B 细胞淋巴瘤。反应性滤泡增生通常存在于 FDC 网，Bcl-2 呈阴性。初级滤泡虽然 Bcl-2 呈阳性，但 CD10 和 Bcl-6 呈阴性，IgD 呈阳性。原发于肠道的 FL 与系统性 FL 累及肠道的鉴别之处主要依赖临床病史和分期，原发于肠道的 FL 主要见于十二指肠。

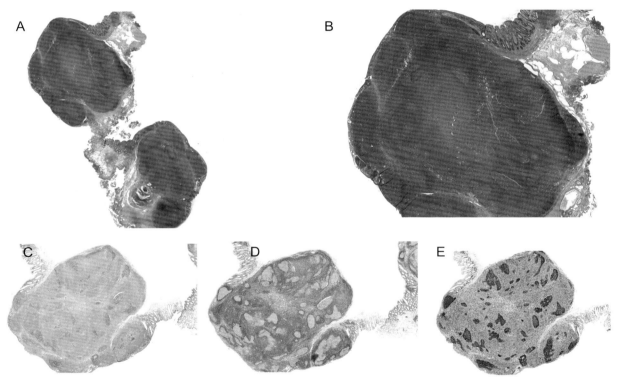

图 14-8　直肠距肛门 4cm 处淋巴组织呈瘤样增生。A 和 B：肠黏膜组织内可见多量大小不等的淋巴滤泡样结构。C：CD10 生发中心阳性。D：Bcl-2 生发中心阴性。E：Ki-67 生发中心内高表达，生发中心外低表达。

14.1.3.3　套细胞淋巴瘤

套细胞淋巴瘤（Mantle cell lymphoma, MCL）多见于老年男性，常见为小肠及结肠的多发病变，最常见与多发性淋巴瘤样息肉病（Multiple lymphomatous polyposis, MLP）相关[30]，形态学为单一的小淋巴细胞呈模糊的结节状、弥漫性或滤泡状生长。这些小淋巴细胞的细胞核呈轻微至显著不规则，非常类似中心细胞，核染色质稀疏，但核仁不明显。其背景可见上皮样组织细胞及透明变性的小血管，组织细胞偶尔可形成"星空现象"[9]（见图 14-9 和图 14-10）。

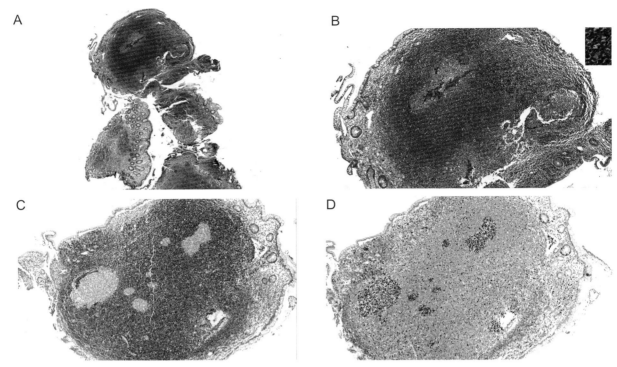

图 14-9　回盲部套细胞淋巴瘤。A 和 B（包括图 B 右上插图）：套区单一性淋巴样细胞增生，淋巴样细胞中等大小，
　　　　 胞浆稀少。C：CyclinD1 呈阳性表达并勾勒出缩小的生发中心。D：Ki-67 阳性率为 10％～ 20％。

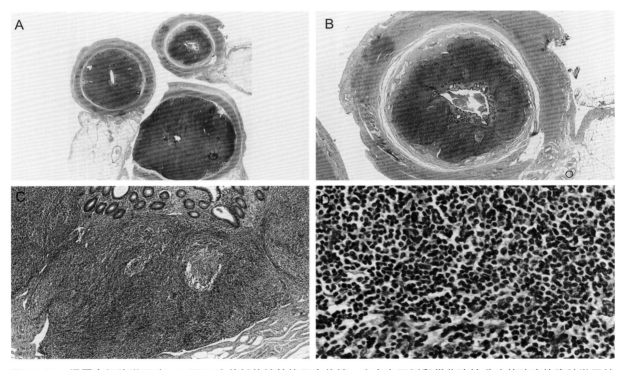

图 14-10　阑尾套细胞淋巴瘤。A 至 D 为从低倍镜转换至高倍镜。患者有双侧卵巢浆液性乳头状腺癌伴腹腔淋巴结
　　　　　 肿大病史。阑尾组织正常结构被破坏，代之以大量异型小淋巴样细胞浸润，细胞中等大小，胞浆稀少，
　　　　　 胞核圆形或不规则形，染色质较深，核仁不明显。未显示的免疫组化包括：CD21（残留的 FDC 网）、
　　　　　 CD20＋、CD3－、CD5＋、CyclinD1＋、Bcl-2＋、Bcl-6－、CD10（生发中心＋）、Ki-67 阳性率约为 30％。

这些肿瘤细胞的免疫表型除表达 CD19、CD20 和 CyclinD1（CCND1）外，还特征性地弱表达 CD5、FMC7 和 CD43，CD10、Bcl-6 染色阴性。Ki-67 指数是重要的预后指标。细胞遗传学显示，CCND1 和 IGH 基因之间存在 t（11；14）（q13；q32）易位。罕见形态学呈典型 MCL 而 CyclinD1 呈阴性的病例。这种情况下，SOX-11 免疫组化染色和 CyclinD2（CCND2）基因重排有助于诊断[31]。

鉴别诊断

经典型和小细胞型 MCL 需要与其他小 B 细胞淋巴瘤相鉴别，而多形性和母细胞变型 MCL 则需要与弥漫大 B 细胞淋巴瘤和前驱淋巴肿瘤相鉴别。

14.2　炎症性肠病相关淋巴瘤

目前，关于 IBD 患者发生淋巴瘤的风险尚有争议。至今，所有的研究数据还不能明确，在没有免疫抑制剂的影响下，IBD 自身发展成淋巴瘤的风险如何。原因在于，在大的人口数据中，难以对很多因素作出分层分析，比如 IBD 的严重程度、免疫抑制剂的使用情况等[32，33]。

一般认为，未使用免疫抑制剂的 IBD 患者发生淋巴瘤的总体风险与普通人群接近或略微增高，并没有统计学差异，而且 IBD 疾病本身的严重程度也不会额外增高发病风险[34-38]。另有证据显示，使用免疫抑制剂的 IBD 患者发生淋巴瘤的风险增高，老年、男性、长期病史均是淋巴瘤的风险因素[36，39]。淋巴瘤可发生于 IBD 累及过或正在累及的肠段，且很多病例与 EB 病毒（EBV）感染相关[32，40，41]。可能的机制是，肠道黏膜的慢性炎症构成了淋巴瘤的风险因素；而在接受免疫抑制剂治疗的患者中，EBV 则可能是重要的辅因素，免疫抑制剂的使用促使潜在感染的 EBV 再活化。这种理论的实质是认为，各种免疫抑制剂的使用导致了医源性免疫抑制，从而损伤了细胞介导的免疫功能、引发 EBV 感染的淋巴细胞增殖[35，42]。

免疫抑制剂［如巯基嘌呤（Thiopurine）、氨甲蝶呤和生物制剂］使 IBD 的治疗发生了革命性变化。在过去的十余年里，关于免疫抑制剂和淋巴瘤之间关系的报道和回顾性研究备受人们关注。虽然免疫抑制剂在 IBD 患者的淋巴瘤发生机制中的作用难以与其他潜在的共同作用因子区分开来，但有力证据显示巯基嘌呤治疗使淋巴瘤的发病风险轻度增高[39，40，43，44]。与没有接受该药物治疗或者是没有接受持续治疗的患者相比，使用巯基嘌呤患者发生淋巴瘤的风险增加 4～6 倍。其他药物，例如氨甲蝶呤和抗肿瘤坏死因子药物致淋巴瘤的风险还难以评估，因为前者的研究数据不足；后者通常与巯基嘌呤联用，很难对其单独的作用作出分析，但通常认为其致淋巴瘤的风险低于巯基嘌呤[37，45]。

使用免疫抑制剂的 IBD 患者发生的淋巴瘤类型类似于移植后淋巴组织增殖性疾病（Posttransplant lymphoprolifenrative disorder，PTLD），与 EBV 相关，大多为非霍奇金 B 细胞淋巴瘤，而 T 细胞淋巴瘤和霍奇金淋巴瘤少见。推测其机制是药物对 NK 细胞和 T 细胞产生细胞毒性作用，而这两种细胞可抑制 EBV 感染的和永生化的 B 细胞增殖[36]。目前的资料对 IBD 相关淋巴瘤的发生部位、时间和具体类型虽有提及，但可能因病例数较少，未见有翔实的统计学分析。有数据显示，发生原发性肠道淋巴瘤的 IBD 患者以男性、CD 患者居多，患者平均年龄约为 55 岁，原发性肠道淋巴瘤通常在 IBD 病程的第 8 年左右出现[40]。发生于 IBD 患者肠道的 B 细胞淋巴瘤多见类型为弥漫大 B 细胞淋巴瘤；发生于 IBD 患者其他部位的（如淋巴结）淋巴瘤类型有滤泡性淋巴瘤、多形性 PTLD、霍奇金淋巴瘤、间变性大细胞淋巴瘤和其他 T 细胞淋巴瘤[36,40]。年轻男性 IBD 患者联用抗肿瘤坏死因子和巯基嘌呤后，发生肝、脾 T 细胞淋巴瘤的风险较低，似乎与 EBV 感染无关[46]。

普通人群中，成年人 EBV 的感染率超过 90%。中国的一组数据显示，儿童血液中四种 EBV 特异性抗体阳性率，在 3 岁以下达 50% 以上，在 8 岁以上超过 90%[47]。另有调查显示，18～25 岁 IBD 患者的 EBV 血清阳性情况与普通人群相似，而 25 岁以上患者血清阳性率达到 100%，CD 患者与 UC 患者 EBV 血清阳性率接近[48]。难治性 IBD 患者黏膜的 EBV 病毒载量高于非难治性 IBD 患者[49]。目前，尚无使用免疫抑制剂的 IBD 患者监测 EBV 或其他病毒的相关指南。有观点认为，至少应该对有淋巴瘤病史和将要使用巯基嘌呤或抗肿瘤坏死因子药物的患者进行相关病毒的检测[37]。另有观点认为，对于使用巯基嘌呤的 IBD 患者，应将系统性 EBV 病毒载量的持续监测纳入 IBD 患者的常规临床管理。因为，一方面，有研究表明，EBV 的高载量常出现于 EBV 相关的 PTLD 之前；另一方面，有的 EBV 血清反应阴性的年轻患者在免疫抑制剂使用后短期内发生血清 EBV 转阳，且可能发展成致死性的 EBV 相关淋巴组织增殖性疾病[33,50-54]。

总之，关于 IBD 背景下发生的淋巴瘤还有很多问题有待更广泛和更深入的研究。

参考文献

[1] Freeman C, Berg JW, Cutler SJ. Occurrence and prognosis of extranodal lymphomas[J]. Cancer, 1972, 29(1): 252-260.

[2] Howell JM, Auer-Grzesiak I, Zhang J, et al. Increasing incidence rates, distribution and histological characteristics of primary gastrointestinal non-Hodgkin lymphoma in a North American population[J]. Can J Gastroenterol, 2012, 26(7): 452-456.

[3] Otter R, Bieger R, Kluin PM, et al. Primary gastrointestinal non-Hodgkin's lymphoma in a population-based registry[J]. Br J Cancer, 1989, 60(5): 745-750.

[4] Wu PH, Chu KE, Lin YM, et al. T-cell lymphomas presenting as colon ulcers and eosinophilia[J]. Case Rep Gastroenterol, 2015, 9(2): 246-252.

[5] Au WY, Weisenburger DD, Intragumtornchai T, et al. Clinical differences between nasal and extranasal natural killer/T-cell lymphoma: a study of 136 cases from the International Peripheral T-Cell Lymphoma Project[J]. Blood, 2009, 113(17): 3931-3937.

[6] Chuang SS, Chang ST, Chuang WY, et al. NK-cell lineage predicts poor survival in primary intestinal NK-cell and T-cell lymphomas[J]. Am J Surg Pathol, 2009, 33(8): 1230-1240.

[7] Pongpruttipan T, Sukpanichnant S, Assanasen T, et al. Extranodal NK/T-cell lymphoma, nasal type, includes cases of natural killer cell and alphabeta, gammadelta, and alphabeta/gammadelta T-cell origin: a comprehensive

clinicopathologic and phenotypic study［J］. Am J Surg Pathol, 2012, 36（4）: 481-499.

［8］ Mansoor A, Pittaluga S, Beck PL, et al. NK-cell enteropathy: a benign NK-cell lymphoproliferative disease mimicking intestinal lymphoma: clinicopathologic features and follow-up in a unique case series［J］. Blood, 2011, 117（5）: 1447-1452.

［9］ Foukas PG, de Leval L. Recent advances in intestinal lymphomas［J］. Histopathology, 2015, 66（1）: 112-136.

［10］ Takata K, Noujima-Harada M, Miyata-Takata T, et al. Clinicopathologic analysis of 6 lymphomatoid gastropathy cases: expanding the disease spectrum to CD4$^-$CD8$^+$ cases［J］. Am J Surg Pathol, 2015, 39（9）: 1259-1266.

［11］ Takeuchi K, Yokoyama M, Ishizawa S, et al. Lymphomatoid gastropathy: a distinct clinicopathologic entity of self-limited pseudomalignant NK-cell proliferation［J］. Blood, 2010, 116（25）: 5631-5637.

［12］ Swerdlow SH, Campo E, Pileri SA, et al. The 2016 revision of the World Health Organization classification of lymphoid neoplasms［J］. Blood, 2016, 127（20）: 2375-2390.

［13］ Delabie J, Holte H, Vose JM, et al. Enteropathy-associated T-cell lymphoma: clinical and histological findings from the international peripheral T-cell lymphoma project［J］. Blood, 2011, 118（1）: 148-155.

［14］ Tan SY, Chuang SS, Tang T, et al. Type Ⅱ EATL（epitheliotropic intestinal T-cell lymphoma）: a neoplasm of intra-epithelial T-cells with predominant CD8αα phenotype［J］. Leukemia, 2013, 27（8）: 1688-1696.

［15］ Chan JK, Chan AC, Cheuk W, et al. Type Ⅱ enteropathy-associated T-cell lymphoma: a distinct aggressive lymphoma with frequent gammadelta T-cell receptor expression［J］. Am J Surg Pathol, 2011, 35（10）: 1557-1569.

［16］ Tan SY, Ooi AS, Ang MK, et al. Nuclear expression of MATK is a novel marker of type Ⅱ enteropathy-associated T-cell lymphoma［J］. Leukemia, 2011, 25（3）: 555-557.

［17］ Zettl A, DeLeeuw R, Haralambieva E, et al. Enteropathy-type T-cell lymphoma［J］. Am J Clin Pathol, 2007, 127（5）: 701-706.

［18］ Isaacson P, Wright DH. Malignant histiocytosis of the intestine. Its relationship to malabsorption and ulcerative jejunitis［J］. Hum Pathol, 1978, 9（6）: 661-677.

［19］ Sabattini E, Pizzi M, Tabanelli V, et al. CD30 expression in peripheral T-cell lymphomas［J］. Haematologica, 2013, 98（8）: e81-e82.

［20］ Perry AM, Warnke RA, Hu Q, et al. Indolent T-cell lymphoproliferative disease of the gastrointestinal tract［J］. Blood, 2013,（122）: 3599-3606.

［21］ Cohen JI, Kimura H, Nakamura S, et al. Epstein-Barr virus-associated lymphoproliferative disease in non-immunocompromised hosts: a status report and summary of an international meeting, 8-9 September 2008［J］. Ann Oncol, 2009, 20（9）: 1472-1482.

［22］ 周小鸽, 何乐健, 金妍. EB 病毒淋巴增殖性疾病国际分类的新进展［J］. 中华病理学杂志, 2009, 38（4）: 220-223.

［23］ Xiao HJ, Li J, Song HM, et al. Epstein-Barr Virus-Positive T/NK-Cell lymphoproliferative disorders manifested as gastrointestinal perforations and skin lesions: a case report［J］. Medicine（Baltimore）, 2016, 95（5）: e2676.

［24］ Ohshima K, Kimura H, Yoshino T, et al. Proposed categorization of pathological states of EBV-associated T/natural killer-cell lymphoproliferative disorder（LPD）in children and young adults: overlap with chronic active EBV infection and infantile fulminant EBV T-LPD［J］. Pathol Int, 2008, 58（4）: 209-217.

［25］ Abdul-Ghafar J, Kim JW, Park KH, et al. Fulminant Epstein-Barr virus-associated T-cell lymphoproliferative disorder in an immunocompetent middle-aged man presenting with chronic diarrhea and gastrointestinal bleeding[J]. J Korean Med Sci, 2011, 26(8): 1103-1107.

[26] Kohno S, Ohshima K, Yoneda S, et al. Clinicopathological analysis of 143 primary malignant lymphomas in the small and large intestines based on the new WHO classification[J]. Histopathology, 2003, 43(2): 135-143.

[27] Oh SY, Kwon HC, Kim WS, et al. Intestinal marginal zone B-cell lymphoma of MALT type: clinical manifestation and outcome of a rare disease[J]. Eur J Haematol, 2007, 79(4): 287-291.

[28] Isaacson PG, Du MQ. Gastrointestinal lymphoma: where morphology meets molecular biology[J]. J Pathol, 2005, 205(2): 255-274.

[29] Misdraji J, Harris NL, Hasserjian RP, et al. Primary follicular lymphoma of the gastrointestinal tract[J]. Am J Surg Pathol, 2011, 35(9): 1255-1263.

[30] Kodama T, Ohshima K, Nomura K, et al. Lymphomatous polyposis of the gastrointestinal tract, including mantle cell lymphoma, follicular lymphoma and mucosa-associated lymphoid tissue lymphoma[J]. Histopathology, 2005, 47(5): 467-478.

[31] Soldini D, Valera A, Sole C, et al. Assessment of SOX11 expression in routine lymphoma tissue sections: characterization of new monoclonal antibodies for diagnosis of mantle cell lymphoma[J]. Am J Surg Pathol, 2014, 38(1): 86-93.

[32] Aithal GP, Mansfield JC. Review article: the risk of lymphoma associated with inflammatory bowel disease and immunosuppressive treatment[J]. Aliment Pharmacol Ther, 2001, 15(8): 1101-1108.

[33] Lam GY, Halloran BP, Peters AC, et al. Lymphoproliferative disorders in inflammatory bowel disease patients on immunosuppression: lessons from other inflammatory disorders[J]. World J Gastrointest Pathophysiol, 2015, 6(4): 181-192.

[34] Herrinton LJ, Liu L, Weng X, et al. Role of thiopurine and anti-TNF therapy in lymphoma in inflammatory bowel disease[J]. Am J Gastroenterol, 2011, 106(12): 2146-2153.

[35] Sokol H, Beaugerie L. Inflammatory bowel disease and lymphoproliferative disorders: the dust is starting to settle[J]. Gut, 2009, 58(10): 1427-1436.

[36] Beaugerie L, Brousse N, Bouvier A M, et al. Lymphoproliferative disorders in patients receiving thiopurines for inflammatory bowel disease: a prospective observational cohort study[J]. Lancet, 2009, 374(9701):1617-1625.

[37] Subramaniam K, D'Rozario J, Pavli P. Lymphoma and other lymphoproliferative disorders in inflammatory bowel disease: a review[J]. J Gastroenterol Hepatol, 2013, 28(1): 24-30.

[38] Lewis JD, Bilker WB, Brensinger C, et al. Inflammatory bowel disease is not associated with an increased risk of lymphoma[J]. Gastroenterology, 2001, 121(5): 1080-1087.

[39] Kandiel A, Fraser AG, Korelitz BI, et al. Increased risk of lymphoma among inflammatory bowel disease patients treated with azathioprine and 6-mercaptopurine[J]. Gut, 2005, 54(8): 1121-1125.

[40] Sokol H, Beaugerie L, Maynadie M, et al. Excess primary intestinal lymphoproliferative disorders in patients with inflammatory bowel disease[J]. Inflamm Bowel Dis, 2012, 18(11): 2063-2071.

[41] Dayharsh GA, Loftus EJ, Sandborn WJ, et al. Epstein-Barr virus-positive lymphoma in patients with inflammatory bowel disease treated with azathioprine or 6-mercaptopurine[J]. Gastroenterology, 2002, 122(1): 72-77.

[42] Schwartz LK, Kim MK, Coleman M, et al. Case report: lymphoma arising in an ileal pouch anal anastomosis after immunomodulatory therapy for inflammatory bowel disease[J]. Clin Gastroenterol Hepatol, 2006, 4(8):

188

1030-1034.

［43］Khan N, Abbas AM, Lichtenstein GR, et al. Risk of lymphoma in patients with ulcerative colitis treated with thiopurines: a nationwide retrospective cohort study［J］. Gastroenterology, 2013, 145（5）: 1007-1015.

［44］Armstrong RG, West J, Card TR. Risk of cancer in inflammatory bowel disease treated with azathioprine: a UK population-based case-control study［J］. Am J Gastroenterol, 2010, 105（7）: 1604-1609.

［45］Siegel CA, Marden SM, Persing SM, et al. Risk of lymphoma associated with combination anti-tumor necrosis factor and immunomodulator therapy for the treatment of Crohn's disease: a meta-analysis［J］. Clin Gastroenterol Hepatol, 2009, 7（8）: 874-881.

［46］Shale M, Kanfer E, Panaccione R, et al. Hepatosplenic T cell lymphoma in inflammatory bowel disease［J］. Gut, 2008, 57（12）: 1639-1641.

［47］Xiong G, Zhang B, Huang M Y, et al. Epstein-Barr virus（EBV）infection in Chinese children: a retrospective study of age-specific prevalence［J］. PLoS One, 2014, 9（6）: e99857.

［48］Linton MS, Kroeker K, Fedorak D, et al. Prevalence of Epstein-Barr virus in a population of patients with inflammatory bowel disease: a prospective cohort study［J］. Aliment Pharmacol Ther, 2013, 38（10）: 1248-1254.

［49］Ciccocioppo R, Racca F, Paolucci S, et al. Human cytomegalovirus and Epstein-Barr virus infection in inflammatory bowel disease: need for mucosal viral load measurement［J］. World J Gastroenterol, 2015, 21（6）: 1915-1926.

［50］Van Biervliet S, Velde SV, De Bruyne R, et al. Epstein-Barr virus related lymphoma in inflammatory bowel disease［J］. Acta Gastroenterol Belg, 2008, 71（1）: 33-35.

［51］Gidrewicz D, Lehman D, Rabizadeh S, et al. Primary EBV infection resulting in lymphoproliferative disease in a teenager with Crohn disease［J］. J Pediatr Gastroenterol Nutr, 2011, 52（1）: 103-105.

［52］N'Guyen Y, Andreoletti L, Patey M, et al. Fatal Epstein-Barr virus primo infection in a 25-year-old man treated with azathioprine for Crohn's disease［J］. J Clin Microbiol, 2009, 47（4）: 1252-1254.

［53］Stevens SJ, Verschuuren EA, Pronk I, et al. Frequent monitoring of Epstein-Barr virus DNA load in unfractionated whole blood is essential for early detection of posttransplant lymphoproliferative disease in high-risk patients［J］. Blood, 2001, 97（5）: 1165-1171.

［54］Luskin MR, Heil DS, Tan KS, et al. The impact of EBV status on characteristics and outcomes of posttransplantation lymphoproliferative disorder［J］. Am J Transplant, 2015, 15（10）: 2665-2673.

第三部分

炎症性肠病的病理检查

第15章　黏膜活检与炎症性肠病的诊断及鉴别诊断

（姜支农　薛　玲　肖书渊）

消化道内镜检查和黏膜活检对炎症性肠病（Inflammatory bowel disease, IBD）的诊断和鉴别诊断非常重要。活检病理学检查是 IBD 诊断的关键步骤之一，可有助于 IBD 的最终确诊，特别是可以帮助鉴别溃疡性结肠炎（Ulcerative colitis, UC）和克罗恩病（Crohn's disease, CD），以及与其他肠炎相鉴别。通过活检病理学检查，应尽量明确 IBD 的类型。由于药物治疗可能导致黏膜组织形态学上的部分改变，因此诊断分类应该依赖于治疗前的活检标本[1]。另外，也需要判断是否有并发症，是否存在异型增生及其分级[2]。

适当的内镜活检方法对 IBD 的病理诊断是必需的。充分的活检取材能够帮助病理医生更好地诊断 IBD。

15.1　对黏膜活检的建议

我们建议对怀疑 IBD 的病例应尽量多取材，特别在有病变的部位。胃镜活检对 CD 的诊断很重要，特别是仅累及小肠、诊断困难的 CD，即使胃镜表现正常，也应对十二指肠和胃窦进行活检，且至少各取两块组织。如果仅观察到末端回肠溃疡，则建议仔细寻找结肠的微小异常，即使仅为糜烂、红斑或小的鹅口疮样溃疡，也应重点进行活检。对正常部位的活检有助于 IBD 的诊断，尤其有助于 UC 和 CD 的鉴别诊断。多部位、多取材，有助于提高 CD 和肠结核鉴别诊断的准确率。在组织少的情况下，肠结核易被误诊为 CD。对于 UC，应尽量在治疗前规范活检，因为在治疗后，UC 极易与 CD 相混淆。

- **在初次就诊或检查时，如果临床上高度怀疑 IBD，则活检应该考虑如下措施。**

1. 初次肠镜活检应至少取五个部位（包括直肠和末段回肠在内）的组织，每个部位取的组织不少于两块。组织标本应取自病变部位以及相邻的外观正常的肠黏膜。

2. 对内镜下未见异常的黏膜，也应进行活检。部分外观正常的肠黏膜可见轻度甚至重度炎症。

3. 对于怀疑 CD 的病例，应在溃疡和鹅口疮样糜烂边缘多取材，以提高肉芽肿的发现率。

4. 对于诊断困难的病例，胃镜活检病理可帮助诊断。如做胃镜，建议在食管、胃及十二指肠至少各取两块组织[3]。

5. 对于临床表现典型的、病变位于左半结肠和直肠的怀疑 UC 的患者，活检的部位和数量可以适当减少。

6. 对于暴发性 UC 的病例，至少活检一个部位。

7. 对于怀疑储袋炎的病例，建议在储袋和输入襻活检多块组织。

8. 对不同部位的组织标本分别装瓶，准确标记，以便确定疾病的范围和严重程度。

- **对于已经确诊 IBD 的患者，随访活检应注意以下几点。**

1. 随访过程的肠镜活检可减少活检组织的数量[4]。如要对药物治疗后的 UC 进行是否达到黏膜愈合的组织学评价，建议行多处活检（包括右半结肠、横结肠、降结肠、乙状结肠及直肠），每处取两块组织，且对炎症最严重处和溃疡病灶必须活检。炎性假息肉不宜用来评价黏膜是否愈合[5]。

2. 在 CD 术后随访过程中，如果疑有复发迹象，则建议活检新的末端回肠。

3. 对于疑有溃疡性结肠炎的病例，必须对直肠行活检。

- **炎症性肠病患者异型增生病灶的活检。**

对长期 IBD 患者，推荐行结直肠癌变监测。研究显示，大部分异型增生灶在内镜下是可以被发现的，因此，对内镜下可见病变应该开展定位活检。专业内镜医师使用染色内镜进行定位活检，有助于提高异常病灶的检出率。在没有染色内镜的情况下，如果存在广泛的活动性病变、明显的假息肉或因肠道准备不足而无法进行全面评估，则可以进行随机黏膜活检，同时对可疑病灶行靶向活检。对于全结肠炎病例，建议每隔 10 厘米在四个象限分别进行随机活检，从盲肠到直肠至少取 33 块组织，以便更好地发现异型增生病灶。对于次广泛结肠炎病例，取材活检可仅限于内镜或组织学累及的最大范围。直肠和乙状结肠癌变的概率较高，可考虑每隔 5 厘米取材活检。

15.2　黏膜活检标本的处理

内镜医师活检取材后应立刻将活检组织放入装有固定液的瓶子内，防止组织干燥，以保存组织结构的完整性。对于绝大部分内镜活检标本，推荐用 10% 缓冲福尔马林溶液固定。福尔马林溶液很适合用于组织固定，能使常规 HE 染色和免疫组化达到最佳效果；同时，福尔马林溶液固定后的组织也适用于许多分子检测。使用滤纸来定向样本的效果会较好，即黏膜断面的一侧在固定前粘在滤纸上。不同部位的活检组织应当用不同的容器盛装，并且注明患者的信息和取材部位，以避免混淆。在与活检样本一起送病理科的病理申请单上，一定要有患者的临床信息，包括患者的年龄、性别、患病程期、内镜发现、治疗的种类和程期、并发症、旅行史及临床诊断等。由于 IBD 的病变可能为局灶性的，因此在组织包埋时，建议每个蜡块最多包埋两块组织。推荐对每个蜡块均做标本最大面的多个连续切片（6～10 片），并且采取措施确保切片方向垂直于黏膜。对石蜡切片做 HE 染色即可满足常规的诊断。在必要时，可以使用特殊染色（包括抗酸染色）、免疫组织化学染色或 PCR 等其他技术。

15.3　内镜活检标本需评估的形态学指标

为诊断和鉴别诊断 IBD，需要观察的内镜活检标本的指标有很多。对以下指标进行全面细致的评估，将有助于避免漏诊和误诊。

1. 黏膜结构：应该观察隐窝的排列方向（是否平行排列），隐窝轮廓（隐窝是否有分支，隐窝是否扩张），以及黏膜表面形状（黏膜表面是否呈绒毛状改变）。病程发展较长的病例可有隐窝密度异常（隐窝间存在明显空隙），隐窝基底部与黏膜肌之间的距离增加，或隐窝加长。

2. 上皮异常：要观察表面上皮细胞黏液是否减少，隐窝是否有潘氏细胞或幽门腺化生，上皮内和隐窝腔内是否存在中性粒细胞或嗜酸性粒细胞，上皮内淋巴细胞的数量，上皮内或上皮表面是否存在微生物，上皮是否有糜烂、溃疡或异型增生。

3. 黏膜间质的异常：炎症细胞的密度、类型和分布（如炎症累及黏膜全层，炎症细胞弥漫分布，累及黏膜下层），肉芽肿，多核巨细胞，纤维化，黏膜肌增厚，微生物。

4. 血管的异常：血管是否有纤维素样坏死，血管炎，微血栓。

15.4　正常黏膜活检组织的形态学变异

1. 盲肠和升结肠黏膜固有层内的炎症细胞密度较高，此处黏膜全层可见淋巴浆细胞浸润；在直肠黏膜较少见炎症细胞。

2. 在直肠黏膜可见较多淋巴滤泡。

3. 直肠隐窝可不规则或缩短。

4. 无名沟处隐窝可见分支（见图 15-1）。

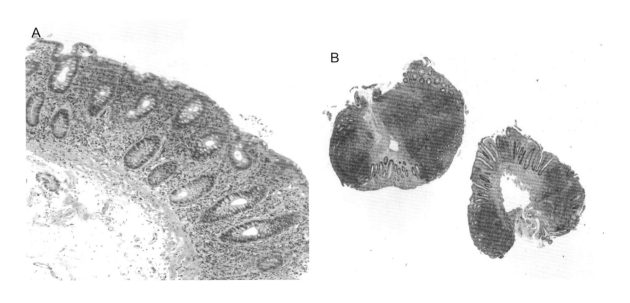

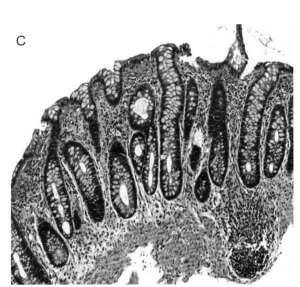
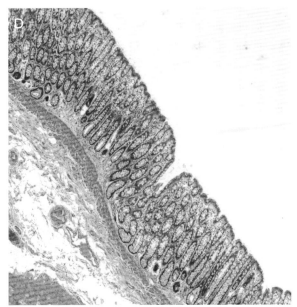

图 15-1　IBD 的黏膜活检组织的形态学变异。A：盲肠黏膜全层可见炎症细胞浸润。B：直肠黏膜见较多淋巴滤泡。C：直肠黏膜隐窝不规则。D：大肠黏膜无名沟。

5. 在末端回肠、盲肠黏膜以及淋巴滤泡上方的黏膜上皮内，淋巴细胞可增多。

6. 盲肠黏膜以及淋巴滤泡上方的黏膜上皮内淋巴细胞可增多。

15.5　炎症性肠病黏膜活检标本的诊断步骤及报告内容

IBD 是一种慢性疾病，其黏膜慢性损伤表现在以下两个方面：一是隐窝结构扭曲或左半结肠出现潘氏细胞化生，隐窝扭曲表现为隐窝大小形状改变、分支和黏膜表面绒毛状改变；二是慢性炎症，主要表现为黏膜固有层淋巴浆细胞增多，特别是黏膜基底部浆细胞增多。此外，炎性假息肉和黏膜肌增厚也是黏膜慢性改变的表现。

为诊断 IBD，应先在低倍镜下观察黏膜结构和黏膜固有层炎症细胞的分布模式；再在高倍镜下评估黏膜固有层内炎症细胞的密度及分布，中性粒细胞浸润和上皮的异常。

对于肠镜活检标本，我们要先确定黏膜是否正常。正常大肠黏膜表现为隐窝密度、结构正常，黏膜表面平坦，黏膜固有层炎症细胞密度、分布、类型正常，表面上皮细胞完整且呈柱状，杯状细胞数量正常。

如果黏膜存在异常，那么我们要鉴别是 IBD、急性感染性肠炎还是其他病因慢性肠炎。在 IBD 的诊断过程中，最先需要鉴别诊断或排除的是急性感染性肠炎，特别是对于病程短于 1 个月的首发病例。支持 IBD 诊断（而非急性感染性肠炎）的指标包括：基底部浆细胞增多，隐窝结构异常，隐窝萎缩，不规则/绒毛状黏膜表面，肉芽肿，黏膜基底部巨细胞，黏膜基底部淋巴细胞聚集，黏膜固有层多量慢性炎症细胞浸润，脾曲远端潘氏细胞化生，黏膜深部隐窝脓肿，上皮和隐窝内大量中性粒细胞（见表 15-1）[6]。需要注意的是，结核等慢性感染性疾病也可以出现上述 IBD 样的病理形态。

表 15-1　支持 IBD 的诊断要点

指标类别	诊断要点
可靠指标	基底部浆细胞增多；隐窝结构异常（包括隐窝萎缩）；不规则 / 绒毛状黏膜表面；幽门腺体化生；脾区远端潘氏细胞化生
相对可靠指标	肉芽肿；黏膜基底部淋巴细胞聚集
欠可靠指标	黏膜固有层多量慢性炎症细胞浸润

要强调的是，"黏膜慢性炎"这个术语不到万不得已不用于病理诊断。如果需要用，则必须在黏膜中看到最基本的慢性炎症改变，即隐窝结构的异常，如：隐窝缺失、分支、加长，潘氏细胞化生，幽门腺化生。其他指标，比如淋巴浆细胞浸润的具体程度和尺度，主观因素太强，即使有经验的病理专家也很难把握。

对于病理报告，还有一个基本要求是，每一个样本（容器）都需要有一个单独的组织病理诊断。最终的诊断可以综合每个部位（样本）的信息，并结合临床病史及内镜资料作出结论或给出建议。如果活检组织并非急性感染性肠炎，则需排除是否存在特殊类型的肠炎，如肠结核、白塞病、缺血性肠炎、耶尔森菌感染、药物性肠炎、病毒感染性肠炎及 HIV 感染性肠炎等。

如果病理诊断倾向于 IBD，则需尽量区分是 UC 还是 CD，尤其对于初次活检病例（见表 15-2）。

表 15-2　支持 UC 而非 CD 的指标

指标类别	诊断要点
可靠指标	弥漫性隐窝异常（萎缩，结构异常，绒毛状或不规则黏膜表面）；弥漫性隐窝基底部淋巴浆细胞增多；末端回肠缺乏炎症
相对可靠指标	弥漫性（黏膜全层）慢性炎症
欠可靠指标	广泛隐窝炎；大肠远端的炎症和隐窝改变重于近端

为确诊 IBD，特别是 UC，我们还需要报告炎症的活动度和是否存在异型增生。

病理报告应该包括活动度评价。活动度反映了中性粒细胞浸润和上皮破坏情况。CD 组织学活动性分级对临床的作用尚缺乏足够的依据，但最近的一些药物试验提示，黏膜愈合的 CD 患者预后更佳[7,8]。CD 的肠道病变显示节段性和全壁炎等特征。由于存在活检取样误差以及回肠病变明显处可能未取样，所以活检组织的非活动性并不一定能代表疾病的非活动性。

对于重度结肠炎，以及具有大溃疡、有显著肉芽组织的活检，还应进行巨细胞病毒检测。

15.6　黏膜活检组织溃疡性结肠炎的组织学诊断

要确诊 UC，则活检组织应该有慢性炎症和隐窝结构扭曲（或潘氏细胞化生）两方面的改变，同时病变须呈弥漫性分布（见图 15-2 和图 15-3）。此外，只有在有特征性的内镜和临床表现的情况下，才能诊断 UC[9]。但是，即使隐窝结构尚存，黏膜全层炎症缺失，也不能排除早期 UC[10]。

197

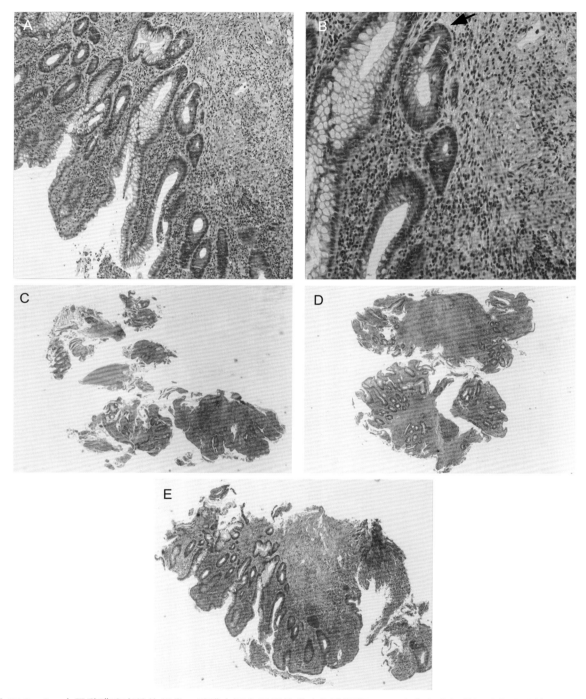

图 15-2　A：大肠黏膜隐窝结构异常，黏膜全层多量慢性炎症细胞浸润。B：隐窝上皮杯状细胞化生（箭头所示）。
　　　　C、D 和 E：呈慢性结肠炎改变，且炎症弥漫性分布。该病例可以考虑溃疡性结肠炎的诊断。

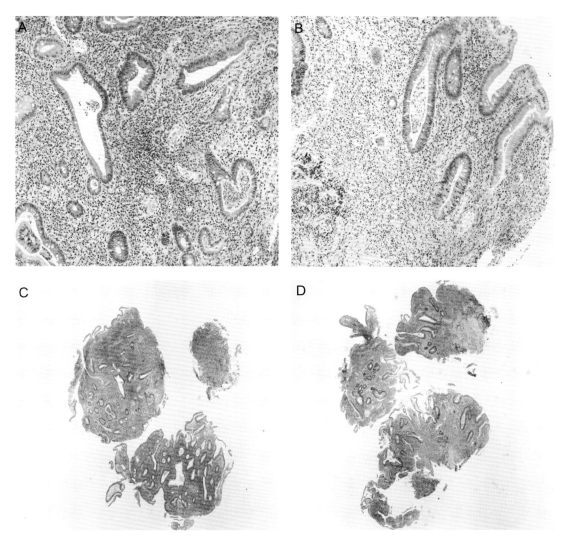

图 15-3　A 和 B：大肠黏膜隐窝萎缩，结构异常，多量淋巴浆细胞浸润。C 和 D：呈慢性结肠炎改变，且炎症弥漫性分布。该病例可以考虑溃疡性结肠炎的诊断。

发生于儿童的 UC 往往是存在慢性炎症的，但隐窝结构的改变可能不太明显。

- **溃疡性结肠炎所伴上消化道病变。**

有观点认为，UC 也可累及胃和十二指肠，尤其在儿童[11]，但累及的比例明显低于 CD。全结肠 UC 病例累及胃和十二指肠的比例要高于左半结肠炎。有文献报道，UC 患者可以伴有局灶增强性胃炎（大约 20％的病例），形态上与 CD 中的局灶增强性胃炎类似。但是，这些研究基于广泛的影像学筛选，很少有详细组织学证据。因此，在有上消化道症状的 IBD 患者中，如果活检发现有明显的局灶活动性胃炎或十二指肠炎，仍可考虑 CD。而 UC 仍然是限于结肠的疾病。

但是，少数溃疡性全结肠炎患者在行全结肠切除术后，会发生十二指肠炎和胃炎，多表现为黏膜弥漫性十二指肠炎，伴绒毛和隐窝结构异常，伴有不同程度的活动性（隐窝上皮或间质内见中性粒细胞浸润）。如果出现这种情况，没有必要改变原始 UC 的诊断[12]。

15.7　黏膜活检克罗恩病的组织学诊断

CD存在多种组织学特征,如肉芽肿,局灶或片状慢性炎症,局灶或片状隐窝结构,黏膜基底部浆细胞增多,幽门腺化生,不对称性黏膜下层炎症等。没有一个指标可以单独用于诊断CD,只有综合多种组织学指标,并结合疾病分布,结合临床,才能作出正确的诊断。

若活检标本中存在肉芽肿(非隐窝破坏所致),局灶或片状慢性炎症,局灶或片状隐窝结构,且病变在不同活检组织呈节段性累及,即可诊断CD[6](见图15-4)。若肠镜黏膜活检标本中存在典型的肉芽肿(非隐窝破坏所致),局灶或片状慢性炎症,局灶或片状隐窝结构,同时胃镜活检胃和十二指肠黏膜存在典型的局灶增强性炎症或局灶活动性炎症(在正常黏膜背景上且幽门螺杆菌阴性),则在临床符合的情况下,也可以诊断CD(见图15-5)。需要注意的是,CD的诊断需要综合临床、影像和病理检查结果完成,活检病理即使满足CD的条件也不宜直接作出诊断,只能作出可能性或符合性诊断,并注明请结合临床、内镜和影像学综合考虑。

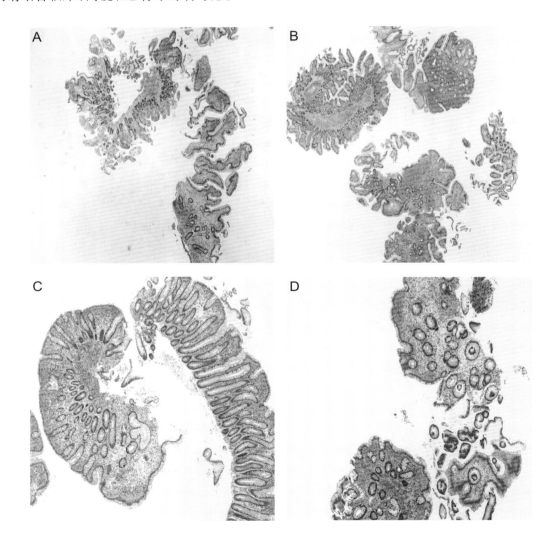

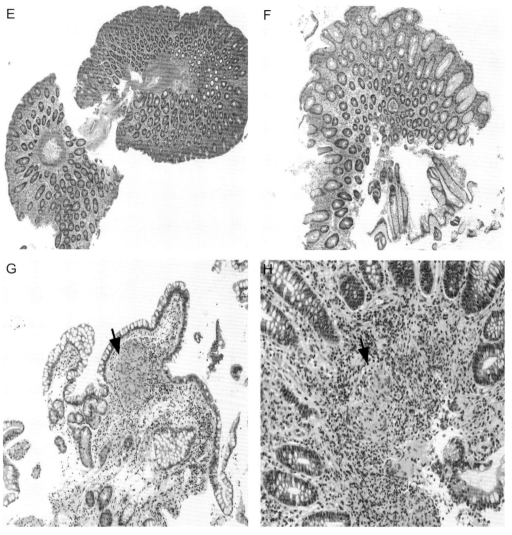

图 15-4 该病例存在慢性回肠炎（图 A 和 B 为回肠黏膜）和慢性结肠炎（图 C 为升结肠，图 D 为横结肠，图 F 为降结肠），病变呈片状及节段性分布（图 E 为肝曲肠黏膜，炎症不明显），回肠及升结肠黏膜可见非干酪样肉芽肿（图 G 和 H）。在临床符合且排除感染的情况下，可以考虑 CD 的诊断。

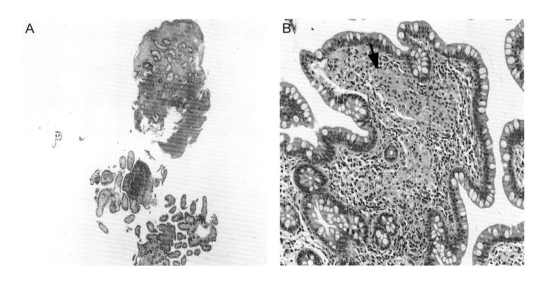

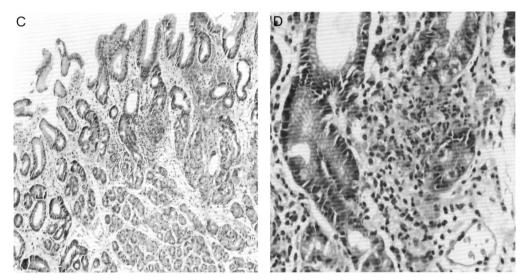

图 15-5 该病例存在慢性回肠炎（图 A）、回肠黏膜肉芽肿（图 B）和胃黏膜局灶增强性炎症（图 C 和 D）。在临床符合且排除感染的情况下，可以考虑 CD 的诊断。

  利用上述组织学诊断标准来诊断 CD 具有较高的准确性，但有相当一部分活检标本无法满足这些诊断标准，特别是在取材不足的情况下。需要强调的是，末端回肠的活检，尤其在有糜烂或溃疡的情况下，对 CD 的诊断非常重要。有时，有明确的上皮样肉芽肿（肉芽肿形态支持 CD 的诊断）伴有以下一项或多项指标，也符合 CD 的诊断（见图 15-6 和图 15-7）：黏膜基底部浆细胞增多；局灶隐窝结构异常，伴或不伴小肠绒毛萎缩；局灶慢性炎症（炎症累及黏膜下部）伴黏膜下层炎症；幽门腺化生或左半结肠潘氏细胞化生；淋巴滤泡增多（排除正常存在的黏膜滤泡和末端回肠集合淋巴滤泡）。

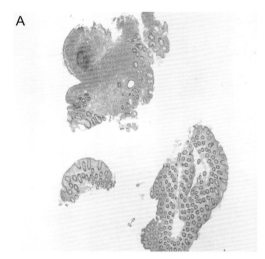
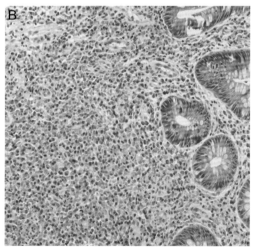

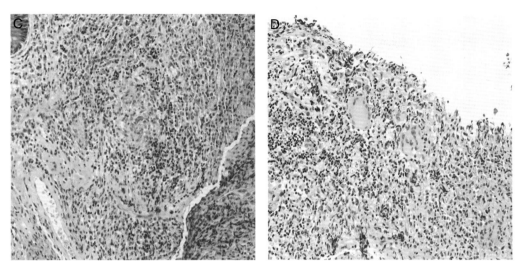

图 15-6　该病例显示局灶隐窝结构异常（图 A），黏膜基底部多量浆细胞增多（图 B），见肉芽肿及多核巨细胞（图 C 和 D），提示存在 CD 的可能。

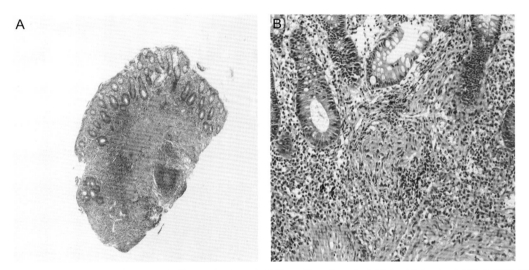

图 15-7　该病例显示大肠黏膜局部隐窝萎缩，轻度隐窝结构异常，淋巴滤泡增多（图 A），可见非干酪样肉芽肿（图 B），提示存在 CD 的可能。

若存在局灶性、节段性慢性结肠炎或慢性回肠炎改变，同时胃镜活检胃、十二指肠黏膜存在典型局灶增强性炎症或局灶活动性炎症（在正常黏膜背景上幽门螺杆菌阴性），则也可以作出 CD 的诊断（见图 15-8）。

在中国等发展中国家，肠结核的发病率较高，因此在确诊 CD 前需排除肠结核的可能性。

如果肉芽肿形态典型，且存在局灶性节段性的慢性炎症和隐窝结构改变，肉芽肿没有中心坏死，则基本可以作出 CD 的诊断。但要注意的是，为了避免误诊，对于没有 CD 病史的患者，若标本出现肉芽肿，则应该常规加做特殊染色，以排除感染性病因（如真菌或分支杆菌感染）。如果存在干酪样坏死或其他多项支持结核的证据，则诊断可倾向于结核等感染性疾病，并建议临床排除[13-15]（见图 15-9）。如果肉芽肿形态不典型，则在诊断中列出 CD、结核等鉴别诊断较为合适（见图 15-10）。

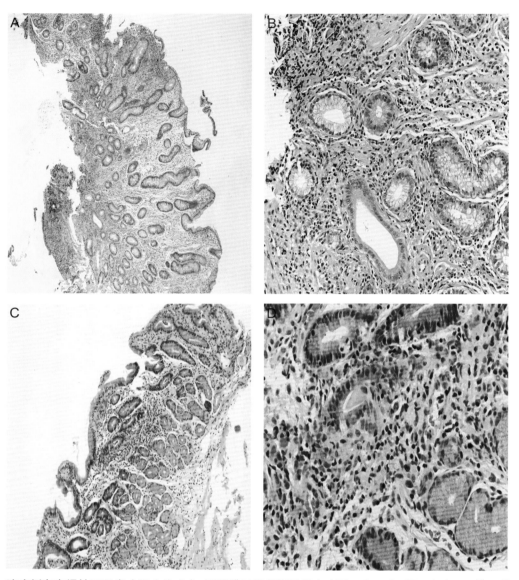

图 15-8 该病例存在慢性回肠炎（图 A 和 B）、胃黏膜局灶增强性炎症（图 C 和 D），提示存在 CD 的可能。

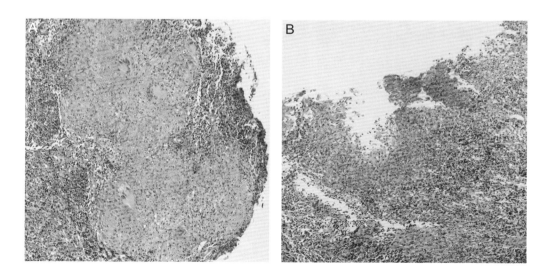

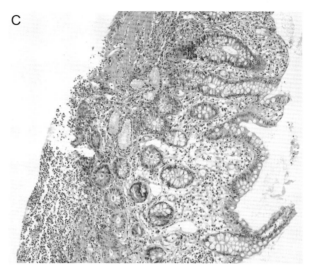

图 15-9 该病例病理更倾向于肠结核而非 CD。A：肉芽肿较大，融合，中央可见坏死。B：溃疡基底部见类上皮细胞聚集带。C：显示小肠黏膜萎缩，幽门腺化生。

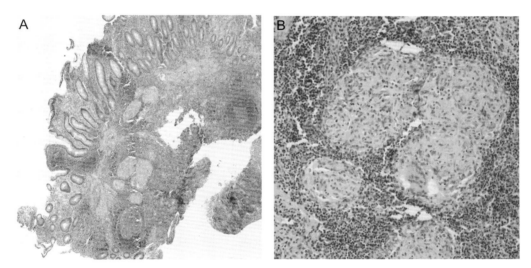

图 15-10 肉芽肿性肠炎病例。依据肉芽肿形态和其他病理特征无法区分 CD 或结核等感染性疾病，病理报告中以列出鉴别诊断为宜。该病例随访后显示为 CD。A：显示肉芽肿数量多，且位于黏膜下层。B：肉芽肿有融合，但肉芽肿体积小，无多核巨细胞，无坏死。

- **上消化道克罗恩病的病理诊断**

　　CD 主要累及肠道，特别是末段回肠，而上消化道（包括食管、胃及十二指肠）也可能被累及。CD累及上消化道的临床表现有鹅口疮样改变、糜烂、鹅卵石样、线状溃疡、狭窄及竹节样改变等。有时，上消化道病变可为 CD 的首发表现。关于 CD 累及上消化道的检出率，不同的研究报道相差很大。利用多点活检和组织连续切片的检出率最高可达到 83％。即使没有上消化道症状，甚至连胃镜活检也没有任何异常，也可以在活检标本上发现 CD 的表现。

　　上消化道 CD 一般伴有远端小肠或结肠病变。单纯的上消化道 CD 少见。在没有远端小肠或结肠病变的情况下，对上消化道 CD 的诊断要非常慎重地作出。胃、十二指肠 CD 的病理表现可为非干酪样肉芽肿、局灶活动性炎症、局灶增强性炎症及十二指肠黏膜萎缩等。关于肉芽肿的发现率，不同研究报道的差异很大，一般在 10％左右的胃、十二指肠活检组织中可发现肉芽肿。上消化道 CD 的肉芽肿一般较小，常不典型，因此经多个组织切面仔细观察可提高阳性检出率。肉芽肿的发现对 CD 上消化道累及情况的诊断具有较高的特异性，有助于 CD 的诊断。但单独在胃镜活检中发现肉芽肿则对 CD 的诊断价值有限，因为胃肉芽肿也可见于异物、结节病等多种疾病。

局灶增强性胃炎（Focally enhanced gastritis）指胃小凹或腺体周围的小灶淋巴细胞和组织样细胞聚集，常伴有中性粒细胞。CD 的胃活检标本常出现局灶增强性胃炎。据报道，27％～81％的病例可出现局灶增强性胃炎。虽然幽门螺旋杆菌胃炎也会有类似局灶活动性胃炎，但其背景常有弥漫淋巴细胞及浆细胞浸润。如果临床符合，且在幽门螺旋杆菌阴性的情况下，在相对较正常的胃黏膜内出现局灶增强性炎症，则诊断 CD 的价值较大。

CD 患者的十二指肠黏膜上皮内淋巴细胞可增多，伴有绒毛萎缩；在绒毛正常的情况下，也可出现黏膜上皮内淋巴细胞增多。但上皮内淋巴细胞增多也可出现于药物性炎症、幽门螺杆菌感染、十二指肠细菌过度生长及乳糜泻等情况。

CD 累及食管的病理改变多数无明显特异性，表现为慢性炎症伴多量淋巴细胞和浆细胞浸润，炎症常可累及黏膜肌层和黏膜下层，有些病例可见上皮样细胞肉芽肿。

15.8 炎症性肠病的鉴别诊断

CD 和 UC 的鉴别诊断是肠道活检诊断的一项重要内容，有助于临床医生选择合适的药物和手术治疗方案。储袋肛管吻合术对 UC 是合适的，却是 CD 的禁忌证，因其可能导致炎性并发症和手术失败。对于 UC 和 CD，需要结合临床、影像学和病理组织学检查结果作出鉴别诊断。仅仅依赖病理组织学而对两者作出鉴别诊断有时是不够的。药物治疗可使 IBD 的黏膜结构发生改变，使 UC 和 CD 鉴别诊断更加困难。因此，获得治疗前的肠黏膜多处活检标本对鉴别诊断很重要。

支持 UC 的相对可靠依据有：不同部位弥漫性隐窝异常，明显隐窝萎缩和隐窝结构异常，绒毛状或不规则黏膜表面，弥漫性杯状细胞减少；支持 UC 的其他依据包括：末端回肠缺乏炎症，弥漫性黏膜全层炎症，广泛隐窝炎或隐窝脓肿。

需要注意的是，同一部位黏膜弥漫性炎症也可见于 CD（见图 15-11），而不同部位弥漫性黏膜全层炎症对 CD 和 UC 的鉴别价值更大。

如初次活检标本显示累及直肠的连续性弥漫性慢性活动性结肠炎，且缺乏肉芽肿和回肠炎，则在排除其他病因的情况下，符合 UC 的诊断；对于轻度活动性回肠炎病例，在明显全结肠炎的前提下，也符合 UC 的诊断（而不是 CD），此即倒灌性回肠炎；但是，如果末端回肠隐窝结构扭曲、有裂隙状溃疡、黏膜下层炎症、肉芽肿、长于 5cm 的回肠被累及，则提示为 CD，而不是 UC 的倒灌性回肠炎。

支持 CD 的相对可靠依据包括：肉芽肿（非黏液性），局灶或片状炎症，局灶或片状隐窝结构异常，回肠被累及；支持 CD 的其他特征包括：近端肠黏膜炎症重于远端，黏膜下层不对称性炎症，灶性隐窝脓肿，灶性隐窝炎，正常黏膜表面，节段性隐窝萎缩，节段性黏液缺失。

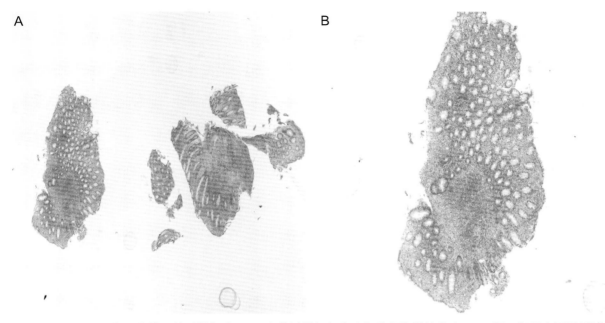

图 15-11　CD 同一部位多块肠镜活检标本。A：多块活检组织炎症细胞呈弥漫性分布。B：同一组织内不同区域炎症细胞呈弥漫性分布；但隐窝结构异常，呈局灶性分布。

需要注意的是，左半结肠 UC 可伴有盲肠和升结肠轻度炎症，而不应将其视作 CD 的跳跃性病变。

各种病因所致的感染性肠炎可与 IBD 混淆。然而，大部分感染性肠炎为急性炎症，组织学上没有隐窝结构扭曲等慢性依据（见图 15-12）。少数慢性感染可有活动性慢性结肠炎的改变，但大部分此类病例仍缺乏典型的 IBD 的特征性组织学改变。临床病史、大便培养和血清学检查有助于进一步鉴别诊断。

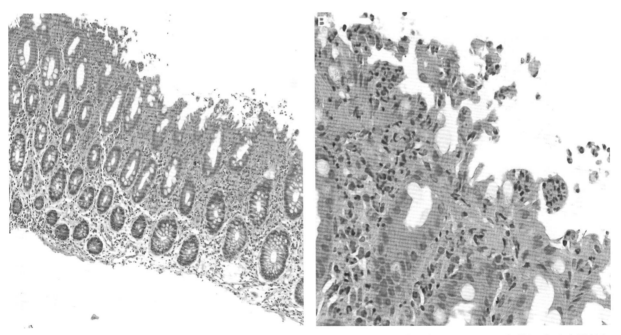

图 15-12　急性感染性肠炎。A：大肠黏膜隐窝结构保存，炎症主要位于黏膜上半部分。B：浸润的细胞以中性粒细胞浸润为主。

　　肠结核可有 CD 的部分组织学改变,如肉芽肿、隐窝萎缩、隐窝结构改变、淋巴滤泡增生及黏膜下层不对称性炎症等。支持肠结核的指标包括:干酪样肉芽肿,肉芽肿大、融合、数量多,溃疡底部类上皮细胞聚集带。而 CD 的肉芽肿为非干酪样肉芽肿,肉芽肿小、分散、数量少(见表 15-3)。

表 15-3　肠镜活检组织肠结核与克罗恩病的鉴别点

指标类别	肠结核	克罗恩病
相对可靠指标	肉芽肿中央见坏死;找到抗酸阳性杆菌	极少见坏死性肉芽肿;抗酸染色阴性
欠可靠指标	肉芽肿数量多;肉芽肿大;肉芽肿融合;易见朗格罕巨细胞;溃疡底部明显类上皮细胞聚集带	肉芽肿数量少;肉芽肿小;少见肉芽肿融合;少见朗格罕巨细胞;溃疡底部仅可见散在类上皮细胞

　　耶尔森菌感染也可有肉芽肿,需要与 CD 鉴别。支持耶尔森菌感染的依据是肉芽肿中央坏死、周围淋巴细胞套、星状脓肿等改变(见图 15-13)。

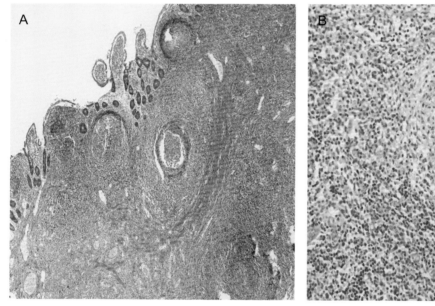
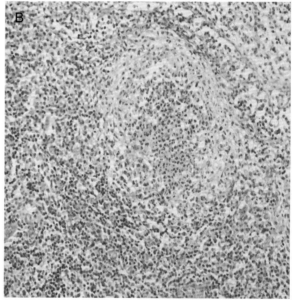

图 15-13　一例耶尔森菌感染性肠炎。A:末端回肠炎症,淋巴滤泡增生,淋巴滤泡中可见类上皮细胞构成的肉芽肿。B:肉芽肿中央可见脓肿。

　　在伴有腹泻的艾滋病(AIDS)患者肠黏膜活检组织内可见轻度慢性炎症、淋巴滤泡增多和隐窝上皮凋亡,可类似于 IBD,但该类患者少见隐窝结构改变。性病淋巴肉芽肿和梅毒感染也可引起炎症性肠病样改变,绝大部分患者为 HIV 阳性的男同性恋者。组织学改变包括明显淋巴浆细胞浸润,纤维化,轻度活动性炎症,轻度黏膜基底部浆细胞增多和隐窝结构改变;少见肉芽肿和潘氏细胞化生。其与 IBD 的鉴别诊断主要依靠病史、血清学、免疫组织化学染色和分子生物学检测(见图 15-14)。

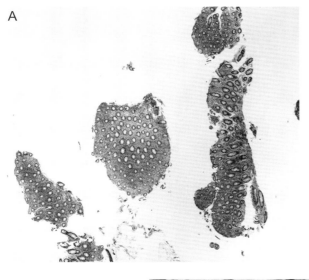
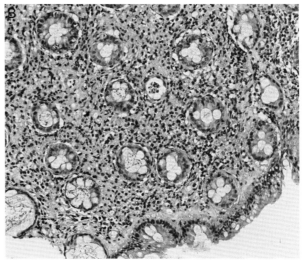
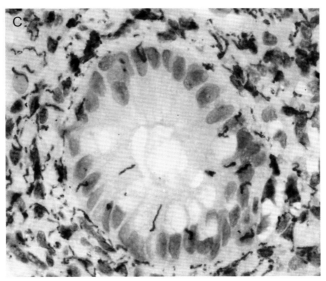

图 15-14　男性同性恋患者的直肠梅毒。A：大肠黏膜结构基本保存。B：黏膜淋巴浆细胞浸润伴局灶隐窝脓肿。C：免疫组化染色显示梅毒螺旋体。

　　在少数情况下，某些药物性肠炎（如非类固醇消炎药和抗生素相关性肠炎）可存在慢性结肠炎的改变，易与 IBD 混淆。药物性肠炎可有上皮细胞凋亡和上皮内淋巴细胞增多，但缺乏黏膜基底部浆细胞增多等改变。鉴别诊断的关键是，了解肠道症状出现前的用药史，以及停药后肠道病变是否有好转。免疫抑制剂麦考酚酯可引起肠道损伤，导致全结肠炎和 IBD 样改变，可与 UC 混淆。麦考酚酯所致肠炎的特点包括隐窝上皮凋亡、右半结肠病变明显及炎症细胞较少等。

　　憩室病相关结肠炎的组织学表现与 IBD 十分类似[16]，可出现黏膜慢性改变、黏膜基底部浆细胞增多、隐窝炎及隐窝脓肿等。与 UC 鉴别的关键是，憩室病相关结肠炎仅表现为憩室所在肠段的慢性炎症，不累及直肠。憩室相关性肠炎很少会有黏膜表面绒毛状改变，然而，憩室相关性肠炎可能与 UC 存在重叠。据报道，少数憩室相关性肠炎可发展为典型 UC，部分憩室相关性肠炎对抗炎症性肠病药物有效。

UC 样亚型憩室病相关结肠炎病变较严重，表现为隐窝消失、溃疡形成及肠黏膜基底部明显淋巴滤泡形成，也可有隐窝破裂所致的黏液肉芽肿。

CD 样亚型憩室相关结肠炎可有肠壁全层淋巴滤泡，非干酪样肉芽肿，深达肌层和浆膜面的溃疡，及血管狭窄伴有血管内膜增生等改变。如病变累及回肠、右半结肠，及憩室所在肠段之外存在病变，均支持 CD 的诊断[17]（见图 15-15）。

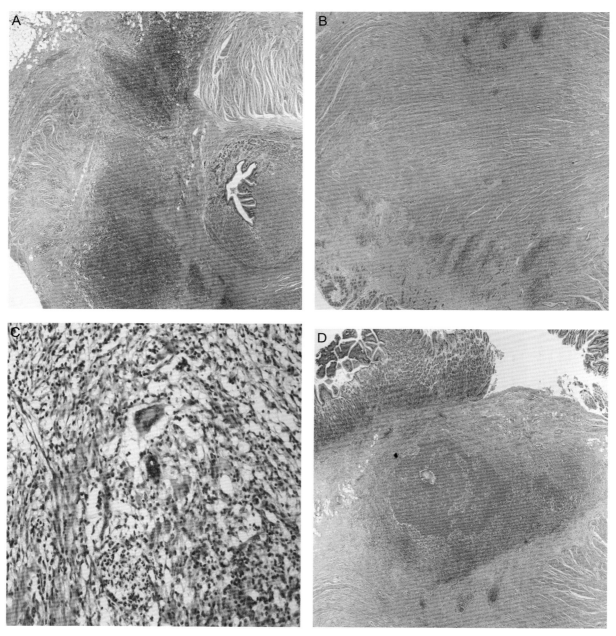

图 15-15　小肠溃疡伴 CD 样改变。A：小肠憩室伴胃黏膜化生及肠壁全层炎症。B：肠壁全层淋巴滤泡增生。C：肉芽肿样结构。D：脓肿。

胶原性结肠炎或淋巴细胞结肠炎可表现为肠黏膜全层炎症,浆细胞增多,黏膜上皮内淋巴细胞增多,可与 IBD 相混淆。胶原性结肠炎或淋巴细胞结肠炎常无隐窝结构扭曲,常无溃疡和明显隐窝脓肿(合并感染时可有隐窝脓肿),可与 IBD 相鉴别。

慢性缺血性肠炎也可出现隐窝萎缩和扭曲等 IBD 样改变,但缺血性肠炎常有固有膜玻璃样变,上皮损伤较重而炎症程度较轻,缺乏黏膜基底部浆细胞增多,临床特点和内镜表现可助鉴别诊断。

白塞病也是临床上经常与 CD 相混淆的疾病。两者在活检组织上的病理诊断也比较困难,但见到明确的肉芽肿则支持 CD 的诊断。

在婴幼儿和儿童,肠道慢性肉芽肿性疾病可存在明显肉芽肿以及肛瘘等改变,容易与 CD 相混淆。但肠道慢性肉芽肿性疾病常伴有呼吸系统等感染,还原型辅酶 Ⅱ(NAPDH)氧化酶基因缺陷检测可助鉴别诊断。

参考文献

[1] Langner C, Magro F, Driessen A, et al. The histopathological approach to inflammatory bowel disease: a practice guide[J]. Virchows Arch Int J Pathol, 2014, 464: 409-417.

[2] Mowat C, Cole A, Windsor A, et al. Guidelines for the management of inflammatory bowel disease in adults[J]. Gut, 2011, 60: 571-607.

[3] ASGE Standards of Practice Committee, Sharaf RN, Shergill AK, et al. Endoscopic mucosal tissue sampling[J]. Gastrointest Endosc, 2013,78(2): 216-224.

[4] Assche GV, Dignass A, Panes J, et al. The second European evidence-based consensus on the diagnosis and management of Crohn's disease: definitions and diagnosis[J]. JCC, 2010, 4: 7-27.

[5] Marchal BA, Riddell RH, Boulagnon-Rombi C, et al. Review article: the histological assessment of disease activity in ulcerative colitis[J]. Aliment PharmacolTher, 2015, 42: 957-967.

[6] Feakins RM, British Society of Gastroenterology. Inflammatory bowel disease biopsies: updated British Society of Gastroenterology reporting guidelines[J]. J Clin Pathol, 2013, 66(12): 1005-1026.

[7] Colombel JF, Rutgeerts PJ, Sandborn WJ, et al. Adalimumab induces deep remission in patients with Crohn's disease[J]. Clin Gastroenterol Hepatol, 2014,12(3): 414-422.

[8] Roblin X, Marotte H, Rinaudo M, et al. Association between pharmacokinetics of adalimumab and mucosal healing in patients with inflammatory bowel diseases[J]. Clin Gastroenterol Hepatol, 2014,12(1): 80-84.

[9] Appleman HD. What are the critical histologic features in the diagnosis of ulcerative colitis?[J]. Inflamm Bowel Dis, 2008, 14(S2): S164-S165.

[10] Le Berre N, Heresbach D, Kerbaol M, et al. Histological discrimination of idiopathic inflammatory bowel disease from other types of colitis[J]. J Clin Pathol, 1995, 48: 749-753.

[11] McHugh JB, Gopal P, Greenson JK. The clinical significance of focally enhanced gastritis in children[J]. Am J

Surg Pathol, 2013, 37(2): 295-299.

［12］ DeRoche TC, Xiao SY, Liu X. Histological evaluation in ulcerative colitis［J］.Gastroenterol Rep(Oxf), 2014, 2(3): 178-192.

［13］ Pulimood AB, Peter S, Ramakrishna B, et al. Segmental colonoscopic biopsies in the differentiation of ileocolic tuberculosis from Crohn's disease［J］. J Gastroenterol Hepatol, 2005, 20(5): 688-696.

［14］ Jin XJ, Kim JM, Kim HK, et al. Histopathology and TB-PCR kit analysis in differentiating the diagnosis of intestinal tuberculosis and Crohn's disease［J］. World J Gastroenterol, 2010, 16(20): 2496-2503.

［15］ Pulimood AB, Ramakrishna BS, Kurian G, et al. Endoscopic mucosal biopsies are useful in distinguishing granulomatous colitis due to Crohn's disease fromtuberculosis［J］. Gut, 1999, 45(4): 537-541.

［16］ Makapugay LM, Dean PJ. Diverticular disease-associated colitis［J］. Am J Surg Pathol, 1996, 20: 94-102.

［17］ Mulhall AM, Mahid SS, Petras RE, et al. Diverticular disease associated with inflammatory bowel disease-like colitis: a systematic review［J］. Dis Colon Rectum, 2009, 52: 1072-1079.

第16章 手术标本的处理及病理检查

（薛 玲 姜支农 周炜洵）

炎症性肠病（Inflammatory bowel disease, IBD）是一组原因不明的肠道慢性疾病，一般采用内科治疗。但是当患者内科治疗效果不佳或出现并发症（如肠瘘、肠梗阻、黏膜上皮高级别异型增生或癌变）时，均需要实施外科手术切除。由于手术切除标本可以全面地显示各肠段以及肠壁各层的病理改变，所以手术切除标本对于IBD的诊断与鉴别诊断相对于肠镜活检标本来说要容易一些。

16.1 标本的固定

一般来说，标本离体后应及时固定，以确保后续切片组织学形态的完好性以及免疫组化染色的质量。同时，在组织固定以后，一些在新鲜标本中不明显的细微黏膜病变（如糜烂、溃疡、出血点等）会比较容易观察到。对于大多数标本来说，可以在将肠管剪开后，用大头针将标本固定在一个相对平坦的平面上，之后将其浸于盛有足够量的福尔马林溶液的容器中进行组织固定。但是，对于有些组织变形较大的IBD病例（如纤维化明显导致肠腔狭窄的病例）的标本，因为过多的纤维组织增生导致肠壁僵硬，不容易打开肠腔进行固定，而硬性打开又会导致标本或一些结构（如瘘管、憩室等）的破坏，也会影响对病灶与周围器官关系的观察。因此，对于此类标本，比较合适的处理方法是向肠腔内灌注固定液，然后扎紧肠管两端进行组织固定。但是，无论是浸泡固定还是灌注固定，都必须首先用等渗液体冲洗干净肠黏膜表面的粪便，尤其在灌注固定时，此步骤不能减免。

16.2 标本的观察和描述

手术切除的肠道标本一般可能不止一个部位，有可能包括两个或两个以上的部位。因此，但凡拿到一个手术切除的肠道标本，首先要辨认送检标本包括哪些肠段（比如回肠、盲肠、阑尾或结肠等），要分别测量其长度及管径大小（含两端切缘周径）。然后测量肠壁厚度，观察有无肠管狭窄，记录肠壁最厚、最薄处，狭窄段肠管的长度及肠管内径大小；观察肠管是否僵硬，观察有无瘘管和（或）脓肿形成，测量病灶大小；观察肠壁浆膜面是否光滑，有无脂肪包裹。然后依次剪开肠管，对克罗恩病（Crohn's disease, CD）病例，应沿小肠系膜对侧剖开肠管，以保证病灶不被破坏，因为纵

213

行溃疡通常位于肠系膜侧；对溃疡性结肠炎（Ulcerative colitis, UC）的病例，则沿前结肠带剪开[1-3]。仔细观察和依次描述肠壁的各种改变，从黏膜面、肠壁到浆膜面都必须描述。观察各肠段黏膜形态改变，病变是连续性或节段性的，黏膜有无增厚、溃疡或糜烂，黏膜光滑呈颗粒状等。溃疡形态如何（纵形/横形、线状、匐行还是阿弗他溃疡），是否有息肉、鹅卵石样改变或瘘管，肠管是否有粘连，是否有肿块。观察和描述的重点要放在黏膜改变上。

16.2.1　CD 标本的大体特点

CD 可累及从口腔到肛门的任何一段消化道，其中最常累及的部位为末端回肠及右半结肠。根据病变发生的部位，CD 可分为小肠型、结肠型和小肠-结肠型。结肠型 CD 可单独发生，也可与其他部位 CD 同时存在。结肠型 CD 有三种主要表现形式：全结肠炎、局限性结肠炎及局限于直肠的病变。要注意的是，约 75% 的结肠型 CD 患者在病程的任何阶段可伴有肛周病变，包括皮赘、深溃疡、肛裂、肛瘘、脓肿、窦道及狭窄等。肛周病变有可能出现于肠道病变之前[4,5]。

CD 肠管炎症的特点是病变呈节段性分布，病变肠段具有跳跃性（Skip lesion），两段病变肠段之间为正常肠段，两者之间分界清楚，病变黏膜充血。黏膜面最早期的改变为阿弗他溃疡的形成，其下方为增生的淋巴滤泡。阿弗他溃疡在结肠较容易观察到。小肠黏膜表面的绒毛对小肠病变的观察可能造成影响。此时，溃疡旁的黏膜形态正常。但随着病程的进展，溃疡会逐渐增大，相互融合，形成匐行或线状溃疡，最终可融合形成深而狭长的纵形溃疡。裂隙状溃疡是 CD 的特征性改变，其病变基础为肠壁全层炎。由于溃疡间的黏膜水肿较明显，相对隆起，被深溃疡分隔，故而形成鹅卵石样外观。纵形溃疡修复后，瘢痕收缩可引起组织下陷，留下轨道样瘢痕。

CD 还有一种黏膜改变是炎性息肉和假息肉形成[4]。炎性息肉被定义为披覆肠上皮的炎性肉芽组织增生形成的突起；假息肉则是指溃疡间残留的黏膜岛。这些息肉状改变可发生于任何肠段，以横结肠和脾曲最为多见，直径为数毫米至数厘米，可为黏膜面小突起、狭长带蒂息肉或巨大分叶状肿物。丝状息肉病（Filiform polyposis）是一种罕见的假息肉病，多见于 UC 和 CD，由大量绒毛状息肉密集排列构成，长度约为 2～3cm，伴有炎症和水肿，可见于结肠各处，但一般不发生于直肠。

CD 的病程为长期慢性。CD 晚期患者的黏膜层可有不同程度的萎缩，黏膜下层、固有肌层和浆膜层广泛纤维化，导致肠壁明显增厚、僵硬，成为叠加在其他表现上最为显著的形态学改变。纤维化还可延伸至周围组织，致使病变肠管与周围组织或器官发生粘连，可引起部分性、间断性肠梗阻。此并发症常见于末端回肠近回盲瓣处。CD 的肠腔狭窄可发生于多段肠段，节段性狭窄与节段性扩张间隔出现。

浆膜面可有炎性渗出物披覆，机化后可导致与周围组织粘连，在肠管周围形成巨大炎性包块，类似于结肠癌。回肠表面可见脂肪组织包绕肠管至肠系膜对侧缘，形成脂肪包绕（Fat wrapping），这对 CD 的诊断具有很高的提示价值。

瘘管形成是 CD 较常见的一种改变，常见于回肠或回盲部，偶可见于结肠，多由于透壁性炎症和裂隙状溃疡穿透肠壁而引起。瘘管旁可形成脓肿。由于炎症穿透肠壁的过程缓慢，在其穿透肠壁之前，炎性肠管已相互粘连、包裹，故穿孔的发生率较低。

16.2.2　UC 标本的大体特点

UC 病变一般从直肠开始，向近端延伸，但延伸的范围不一。因此，根据病变范围，UC 可分为直肠型 UC、直肠乙状结肠炎、左半直肠结肠炎、次全直肠结肠炎及全结肠炎。病变可在回盲瓣或远端结肠某个部位突然终止，病变肠段与正常肠段通常分界清楚。但有时可由于溃疡间黏膜大体形态正常而造成节段性病变的印象，或由于糖皮质激素灌肠、黏膜愈合而造成直肠豁免的假象。不过，这些看似大体正常的组织当放到显微镜下观察时，都有组织学上黏膜结构异常的证据。因此，病变的真正累及范围在大体标本中不容易确定，需要依靠组织学才能明确[3-5]。

左半结肠型 UC 可同时伴阑尾口周围炎，形成不连续性炎症，这种不典型的炎症浸润方式被称为"盲肠斑块（Cecal patch）"。暴发性 UC 也可出现累及左半结肠及回肠的不连续性炎症。

活动性 UC 黏膜表面常呈现弥漫性、大小一致的细颗粒状伴充血、出血，有浅溃疡形成。在炎症消退期，黏膜面呈颗粒状，伴或不伴有炎性息肉，充血、出血不明显或消失。在静止期，黏膜面由于腺体的萎缩导致黏膜皱襞消失而变得光滑。

UC 也常有假息肉的形成，主要由于黏膜全层溃疡，残留的黏膜岛相对突起而形成；也可由于肉芽组织增生而突起于黏膜面，表面常披覆肠上皮。这种假息肉一般比较短，高度不超过 1.5mm。假息肉多见于乙状结肠和降结肠，罕见于直肠，形成后将持续存在；相邻的假息肉表面溃疡，肉芽组织内的成纤维细胞在假息肉间增生可使两者融合，形成黏膜桥；偶可见体积较大的假息肉，形状怪异，可引起急性肠梗阻或肠套叠，甚至被误诊为癌症。UC 也可出现丝状息肉病（Filiform polyposis），可见于结肠各处，但一般不发生于直肠。

UC 虽为慢性疾病，但是炎症多发生在黏膜层和表浅黏膜下层，所以仅有少数病例会有肠管狭窄。造成狭窄的主要原因是黏膜下层瘢痕形成、黏膜肌层增生肥厚。由于肌层增生、持续痉挛或收缩，使肠管蠕动障碍、肠管缩短、结肠袋消失；继发的缺血性改变也可引起肠管狭窄。缺血性狭窄可导致肠管广泛纤维化，黏膜层和黏膜下层被肉芽组织及瘢痕组织取代。

16.3　标本照相

对手术切除的 IBD 大体标本，应适当照相，以更好地记录肉眼观察所发现的病理变化，尤其是黏膜病变的分布特点和病变性质。照相时，应将标本按在人体内的解剖位置放置，即升结肠在右边、降结肠在左边、横结肠在上方中央。此外，照相时应尽量避免或减少反光，以使病变部位的图像更加清晰，容易观察。

16.4　标本取样（取材）

为了准确评估标本炎症病变分布的特点，对肠道标本的所有部位均应取材，以便在镜下做组织学改变评估。由于需要手术治疗的 IBD 患者一般病程长、病情重，且多数合并并发症，因此在手术切除标本中往往不易见到病变早期的改变（如基底浆细胞增生、肉芽肿等），而仅能观察到病变后期的改变。因此，IBD 的取材不应只取肉眼可见病变处，而应在送检标本全部肠段有规律地取材观察。具体方法是从肠道远端开始向近端进行，每隔 10 厘米取样，以保证所取的样本全面且具有代表性。一般取材的切面应与肠管长轴平行；而对于纵形溃疡，则从肠管横断面切开取材。对于一些肉眼可见的局限性病变，如息肉、溃疡、瘘管或脓肿等，应额外取材。对肠系膜淋巴结、系膜血管、手术切缘、回盲瓣及阑尾，均应取材。总之，为了提高诊断的准确性，取材一定要全面、充分[1-3]。

CD 的大体标本取材也必须充分、全面，才能确保观察到病变的节段性变化。具体取材部位：①肠壁全层取材，包括肠系膜。②如有纵形溃疡，则应在溃疡处垂直于肠管取材，以便在显微镜下观察肠系膜与病变的关系。有观点认为，CD 的标本取材应取切缘，切缘处存在病变，特别是黏膜溃疡，与吻合口的复发有关；但也有观点认为，切缘处有肉眼可见的病变才与 CD 的复发更相关。③其他部位，如病变与正常交界处（重要）、息肉、正常黏膜（适当取材）及肠系膜淋巴结（对诊断重要），均应取材。④阿弗他溃疡处也应重点取材。⑤如标本带回盲部，则对大肠、小肠（含末端回肠）及阑尾均应适当取材。⑥如有肿块或其他怀疑癌变的区域，应重点取材。在每个蜡块上应注明部位，写清楚与特定切缘的距离。由于 CD 患者手术切除的肠管有时较短，每隔 10 厘米取材显然不够，所以为了获得充分的诊断证据，建议对每个 CD 病例至少取材 10 个蜡块或根据具体情况尽可能多地取材。需要提醒的是，在对 CD 病例取材时，组织块应含肠壁全层，包括浆膜面脂肪组织。

UC 的大体取材应在送检标本全部肠段有规律地进行，以评估病变分布情况，并尽可能保证不遗漏扁平型异型增生病灶。具体取材部位：①对溃疡及溃疡周边黏膜、息肉（尤其外观异常的息肉）和隆起处，均应重点取材。②对大的病变需连续取材，以寻找是否存在浸润性癌症。③对正常黏膜也应取材。④对正常和病变移行处，建议取材。⑤对任何大的淋巴结都应该取材。⑥如果怀疑存在癌变，则应仔细地、系统性地取材。

长期 IBD 的病例有可能发生癌变。因此，对这类标本，尤其是肠镜活检标本提示有癌变的肠道手术切除标本，要按照肠道肿瘤标本处理和取材。对肠系膜淋巴结，应常规取材，但不需要像对结直肠癌手术标本那样取完所有淋巴结。

参考文献

［1］ Westra WH, Hruban RH, Phelps TH, et al. Surgical pathology dissection an illustrated guide. 2nd Edition［M］. New York: Springer, 2003.

［2］ Reid R, Roberts F. Pathology illustrated［M］. 6th Edition. Philadephia: Elsevier, 2005.

［3］ Lester SC. Manual of surgical pathology［M］. 3rd Edition. Philadephia: Elsevier, 2010.

［4］ Xiao SY. Color atlas and synopsis: gastrointestinal pathology［M］. New York: McGraw Hill, 2015.

［5］ 肖书渊. 炎症性肠病病理图谱［M］. 北京：中国协和医科大学出版社, 2016.

第17章 炎症性肠病相关结直肠异型增生和癌

（Hwajeong Lee　周炜洵　刘秀丽）

并发于溃疡性结肠炎（Ulcerative colitis, UC）和克罗恩病（Crohn's disease, CD）的结直肠癌（Colorectal cancer, CRC）分别于1925年和1948年被首次报道[1]。虽然炎症性肠病（Inflammatory bowel disease, IBD）相关结直肠癌在全部结直肠癌中的占比不足1%[1]，但有15%的IBD患者因此而死亡[2]。在IBD基础上发生的肿瘤可以看作是慢性炎症引发的突变负荷不断累积的结果。异型增生是IBD肿瘤发展的明确标记和前驱病变。因此，多家专业机构提出了内镜筛查、监测及黏膜活检的指南，以监控疾病的活动度和探查肿瘤。

17.1　结直肠癌的发生率和危险因素

与IBD相关的CRC，在UC中的研究比CD中更普遍。一项荟萃分析显示，在确诊为UC后的10年、20年和30年，发生CRC的风险分别为2%、8%和18%[3]。因此，内镜监测应于UC发病后的8~10年开始；进一步的监测间隔时间则依据结肠镜下所见的分层风险而确定。

与UC相关的CRC的危险因素方面考虑发病时间、病变范围、散发CRC的家族史及伴发的原发性硬化性胆管炎（PSC）[1]。例如，相比于左半结肠炎，全结肠炎发生CRC的风险更高。UC伴有原发性硬化性胆管炎（Primary sclerosing cholangitis, PSC）患者发生CRC发生的风险是单纯UC患者的4倍。其他危险因素还有UC发病时的年龄和显微镜下炎症的严重程度等，且还需要进行更深入的研究[1, 4-7]。目前，尚无充分证据说明倒灌性回肠炎有增加异型增生或CRC发生的风险[1, 4, 8]。此外，医疗干预（如氨基水杨酸和5-ASA）有预防和降低CRC发生风险的作用，但化学保护作用不能持久[9]。

CD累及结肠的癌变风险类似UC。一项荟萃分析显示，CD相关CRC的总体风险等同于UC，估计的相对危险度为2.5（95%可信区间，1.3~4.7）[1, 10, 11]。Friedman等[12]随访259位CD患者6.5年时间，其中90%的患者有广泛的结肠炎；到第10次监测结肠镜前，25%的患者可以在结肠镜检查阴性后检测到异型增生或癌。CD患者患小肠癌的风险增加了40倍[13, 14]。与肛周瘘管相关的腺癌和鳞癌也有报道[15]。

一项基于4万以上丹麦IBD患者的研究报道，UC患者发生CRC的相对危险度在1999—2008年仅为0.57，而在1979—1988年为1.34。与之相对，CD患者发生CRC的相对危险度保持稳定，30年间维持在0.85[16]。

17.2　筛查和监测

关于监测措施对降低 IBD 患者死亡率是否有效，目前尚未有临床随机试验进行研究。但有间接证据提示，监测性结肠镜可降低 UC 患者的死亡风险。仅有少量数据支持 CD 监测程序的获益情况，但是监测性结肠镜只推荐用于主要累及结肠的 CD[1]。

美国克罗恩病和结肠炎基金会（Crohn's & Colitis Foundation of America，CCFA）共识会议和美国胃肠病学会（AGA）的 IBD 监测性结肠镜学会技术评审的作者们推荐，所有的 UC 患者和累及至少 1/3 结肠的 CD 患者应在症状起始后 8～10 年进行筛查性结肠镜检查并活检。后续监测性结肠镜检查的间隔时间由多种因素确定，包括疾病病变范围、前次检查结果、疾病病程及其他 CRC 危险因素[1]。监测性结肠镜检查更适宜在疾病缓解期进行，推荐每 10 厘米进行 4 象限活检。目前，能可靠检查出肿瘤的最佳活检数目尚未确定。Rubin 等[17]报道，33 块和 64 块活检检查出异型增生的概率分别为 90% 和 95%。在 IBD 患者的肠道病变节段之外发现的异型增生，被认为是散发性的，应按照散发肿瘤，依内镜发现和组织学诊断处理。在病变肠管节段内发现的异型增生被认为是 IBD 相关异型增生，有时可造成诊断困难，也给治疗提出了挑战。

17.3　炎症性肠病相关异型增生的组织学分级

胃肠道上皮性肿瘤的维也纳分类系统建立于 1998 年。据维也纳分类系统，胃肠道上皮性肿瘤有 5 类情况：第 1 类指无肿瘤/异型增生；第 2 类指不确定的肿瘤/异型增生；第 3 类指非浸润性低级别异型增生；第 4 类指非浸润性高级别异型增生；第 5 类指浸润性肿瘤，进一步分为黏膜内癌和癌浸润至黏膜肌或更深[18]。在日本和欧洲国家，维也纳分类系统也用于 IBD 相关异型增生的分级。在美国，Riddell 等[19]于 1983 年建立的分类系统广泛应用于 IBD 相关异型增生的分级。Riddell 分类系统包括 4 类，包括无异型增生、不确定的异型增生、低级别异型增生和高级别异型增生。其中，不确定的异型增生进一步被分为"倾向于阴性"和"倾向于阳性"。但在实践中，这进一步的分类很少应用。

在日常工作中，多数结肠监测、黏膜活检显示上皮改变无异型增生。活检组织学可包括正常结肠黏膜，慢性静止性结肠炎（治疗后）（见图 17-1A），慢性活动性结肠炎伴与炎症程度相称的再生性改变（细胞核增大和深染）（见图 17-1B），近期治疗后的慢性结肠炎伴再生性改变（见图 17-1C），以及有时出现的炎性息肉伴再生性改变（见图 17-1D）。应注意，显著的不典型形态可能出现在反应性和再生性上皮。这些表现包括细胞核复层、增大、深染，黏液消失及核分裂，但是这些改变在隐窝上部和表面上皮较轻。而且，再生性细胞的核膜光滑，核/浆比正常，可以有明显但不增大的核仁。最能帮助确定异型增生的形态包括缺乏表面成熟、核多形性、细胞核极向消失、高核/浆比、异常核分裂和显著的结构复杂性如出现筛状腺体（见表 17-1）。

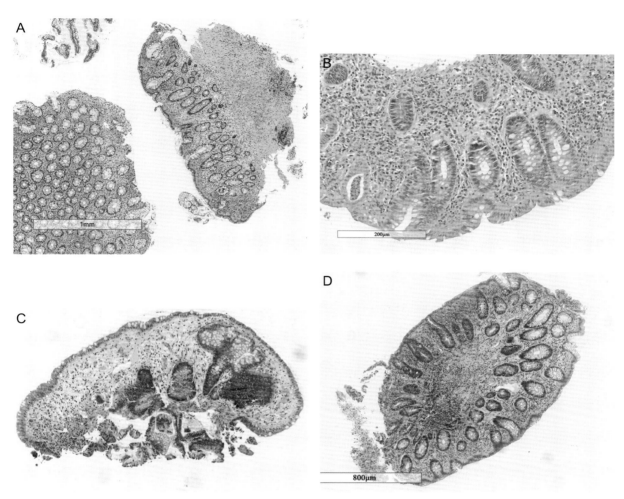

图 17-1　慢性结肠炎上皮改变，无异型增生。A：慢性静止期结肠炎，主要表现为腺体排列紊乱、大小不一，无明显炎症；细胞核无增大、浓染；表面核成熟存在。B：慢性活动性结肠炎伴再生性改变，其再生变化与炎症的程度相对应；本病例有隐窝脓肿；虽有反应性胞浆丧失，但是核不浓染；表面核成熟存在。C：近期治疗后的慢性结肠炎伴再生性改变；本结肠活检含有一小团腺体，腺体上皮有浓染的细胞核；但是表面核成熟存在；追问病史，患者近期有过结肠炎复发，这是治疗后的结肠活检。D：炎性息肉中的再生性改变，因为炎症或者肠腔内的磨擦损伤，炎性息肉常伴有表面黏液丧失，此改变不应被诊断为低级别异型增生。

表 17-1　慢性结肠炎中异型增生与反应性上皮改变的特点

表现方面	异型增生	反应性上皮改变
细胞核增大	明显	不存在或轻微
细胞核多形性	可能存在	不存在
细胞核极向消失	可能存在	不存在
细胞核复层	明显	少量或可能存在
细胞核重叠或拥挤	明显	少量、可能存在或轻微
表面核成熟	不存在	至少部分存在
核/浆比	增加	可能轻度增加
核分裂像	轻微或明显增多	轻微或明显增多
异常核分裂	可能存在	不存在

续表

表现方面	异型增生	反应性上皮改变
核深染	明显	不明显
细胞核膜	增厚且不规则	光滑
核染色质	粗块状	匀细
核仁	可能显著增大	通常存在，但较小
炎症	不明显	明显
筛状腺	可能存在	不存在

真正的异型增生基于细胞学异常和结构复杂的程度，分为低级别和高级别，类似于散发结肠腺瘤。传统的低级别异型增生（Low grade dysplasia, LGD）在低倍镜下观察有拥挤的隐窝，衬覆胞浆黏液丢失的细胞，细胞核假复层、深染，常见核分裂。细胞学改变累及表面上皮，因此缺乏表面成熟（隐窝上部和表面上皮的细胞核复层程度降低）。许多 IBD 相关 LGD 类似于腺管状腺瘤（见图 17-2）或绒毛状腺瘤（见图 17-3）。相比于 LGD，高级别异型增生（High grade dysplasia, HGD）显示更复杂的结构和明显的细胞不典型性，包括筛状隐窝、细胞核极向消失、核仁更明显和核分裂更多，包括不典型核分裂（见图 17-4 和 17-5）。HGD 最客观的指标是腺体呈筛状和细胞核极向消失，因此两者有其一即可诊断为 HGD。同一病变内可同时出现 LGD 和 HGD[1, 20]。

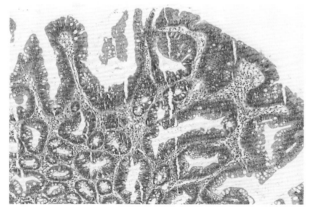

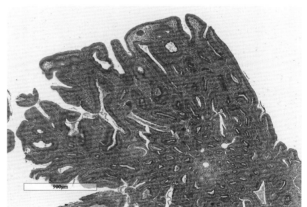

图 17-2　类似散发性管状腺瘤的低级别异型增生。腺体增生拥挤，细胞核浓染呈铅笔状且无表面核成熟。

图 17-3　有绒毛状结构的低级别异型增生。细胞核改变类似腺瘤，但在图的左上角有绒毛状结构。

当细胞学和结构显示病变可疑为 LGD，但再生性不典型的可能性又不能排除时，即可诊断为不确定异型增生（Indefinite for dysplasia, IND）。另外，制作病理切片过程中，由于人为因素（如横切或厚切片）导致表面上皮缺乏，也可判断为 IND[20]。

有些 LGD 为非腺瘤状病变（见图 17-6）。其他非腺瘤状 LGD 可表现为上皮呈绒毛状病变伴黏液增多。在已发病较长时间的 UC 中，这已被描述为"绒毛状异型增生"或"绒毛状多黏液上皮"（见图 17-7）。相比于传统的 LGD，"绒毛状异型增生"或"绒毛状多黏液上皮"非腺瘤状 LGD 有较高的 K-ras 突变率[21, 22]。在较少的情况下，异型增生可显示幽门腺分化，伴一致增大的细胞核，无表面成熟，或有明显的胞浆嗜酸样变。另外，增生性黏液病变伴无蒂锯齿状改变，但其与广基锯齿状息肉或增生性息肉截然不同,被称为锯齿状上皮改变(Serrated epithelium change, SEC),并被报道见于 IBD 患者[23]。在后续内镜监测中,伴 SEC 的患者被发现异型增生的概率更高[24]。然而,这些非传统病变的处理策略和临床意义尚未明确。在异型增生分级方面,观察者间的一致性总体较差或一般,尤其是 IND 和 LGD[25-29]。

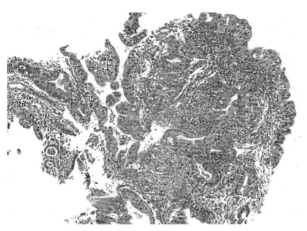

图 17-4 高级别异型增生。其特点为细胞核的多型性、核极性的丧失和(或)结构复杂性。此病例缺乏表面核成熟,其细胞核大小不一、排列紊乱,局部有腺体内乳头状结构。

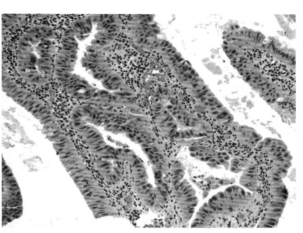

图 17-5 高级别异型增生呈现细胞质嗜酸性变。此病例无细胞核表面成熟,其核浓染并有多型性;另外,其胞浆呈嗜酸性变。

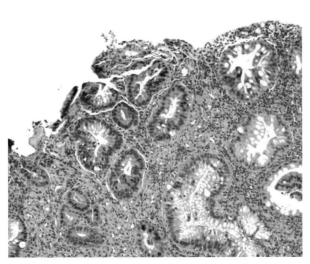

图 17-6 非腺瘤性低级别异型增生。此病例的细胞核无表面成熟,虽浓染,但无明显多型性,符合低级别异型增生的诊断。但是此病例的细胞核偏圆,没有呈现出像腺瘤中的铅笔样核改变。

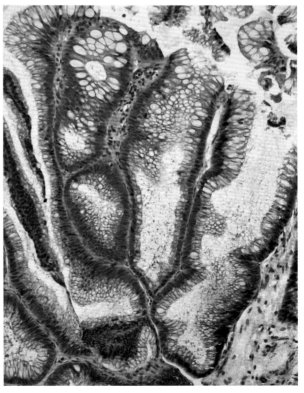

图 17-7 高度黏液变,但核异型相对较轻的低级别异型增生。此病例细胞核浓染,但增大不明显;细胞内黏液明显增多。这种改变常需与邻近黏膜相比较才不容易漏诊。

17.4　炎症性肠病相关异型增生和肿瘤进展的辅助染色

目前,关于 IBD 患者 p53 过度表达预后的研究已有很多。例如,已有报道称,在已发病较长时间的 UC 患者的非肿瘤和肿瘤组织内都有 p53 改变[30, 31],且在大部分异型增生和肿瘤性病变可见 p53 和 α-甲基酰基辅酶 A 消旋酶(Alpha-methylacyl-CoA racemase, AMACR)同时表达,这种同时表达提示肿瘤的进展[32, 33]。同样,IND 患者的 p53 异常表达也可以预示肿瘤进展[34]。在 UC 发生 CRC 的病例中,p53 细胞核表达与较差的预后相关[35];另外,p53 改变与 CD 的肿瘤发生也可能相关[36]。p53 蛋白异常表达为 IBD 肿瘤发生过程中的早期事件[37]。总之,HE 切片组织学评估结肠黏膜是诊断异型增生的金标准,但 p53 免疫组织化学染色对有些病例的诊断可能有所帮助。

17.5　炎症性肠病相关异型增生的检测和肿瘤进展风险

首次内镜检测到的异型增生(普通异型增生)发生肿瘤进展的风险要高于监测性内镜检查发现的异型增生(伴随异型增生)[38, 39]。

长期的前瞻性 LGD 随访研究很少,而且观察自然病程的结果也不一致。1994 年发表的一篇综述显示,在 1225 患者中,16%～29% 的 LGD 患者最后进展为更高级别的病变。该研究还显示,在立即行结肠切除术的 16 位 LGD 患者中,3 例(约 18.8%)有癌症,这是建议 LGD 患者立即手术的理论基础[39]。Lim 等[40]报道,3/29 例(约 10.3%)LGD 患者进展为更高级别瘤变,而对照组 97 例患者中有 4 例(约 4.1%)在随访 10 年间发生了 HGD 或癌症,但两组的进展率无统计学差异,支持 LGD 的保守处理。应该注意的是,在 LGD 的诊断上,观察者间和观察者本身的可重复性很低。近年一项前瞻性研究涉及了 42 位有 LGD 的 UC 患者,该研究应用当前的肿瘤监测指南,显示在平均 3.9 年的随访期间,8/42 例(约 19.0%)患者进展为 HGD 或癌症;若患者单次结肠镜检查有 3 处或更多 LGD,则其疾病进展风险更高[41]。一项回顾性研究应用美国胃肠病学同盟(American College of Gastroenterology, ACG)的指南,报道了 102 位 LGD 患者,其中仅有 5 例(约 4.9%)在平均随访 3 年间进展为 HGD 或癌症[42]。平坦黏膜发现 LGD 的意义和自然病程尚不清楚[38, 43, 44]。

在 IBD 背景下发现 HGD(尤其是内镜下不可见的 HGD)是立即行结肠切除术的手术指征,因为此时结肠切除的标本同时有癌症的概率非常高[29, 45]。如 Bernstein 等的综述[39]所述,在平坦黏膜 HGD 患者立即进行结肠切除术后的标本中,42%～67% 有癌症。2015 年,SCENIC 国际会议声明(Surveillance for colorectal endoscopic neoplasia detection and management in inflammatory bowel disease patients: international consensus recommendations)推荐,若传统监测结肠镜检查到 HGD,则应将患者转诊至 IBD 专家处,用高分辨率色素结肠镜检查(见 17.6"炎症性肠病相关异型增生的临床处理")[46]。

IND 作为 IBD 肿瘤进展标志的意义也受到了重视。在密切监测推广之前的研究中,28% 的 IND 进展至高级别异型增生,9% 进展为癌[39]。但近期,Horvath 等[34]和 Lai 等[47]报道约 11.3%(分别为

5/44，8/71）的 IND 在中位随访分别为 66 及 54 个月期间进展为高级别异型增生或癌。类似研究报道，84 例 IND 患者在平均随访 28 个月期间，有 15% 进展为更高级别病变。在诊断 IND 时，DNA 非整倍体可提示瘤变进展[48]，但临床实践中不常规评估 DNA 非整倍体。

17.6　炎症性肠病相关异型增生的临床处理

常规情况下，IBD 相关异型增生的内镜表现分为息肉状（突起）及非息肉状（平坦），提示内镜下的可见性与可切除性。例如，息肉状异型增生提示该病灶为内镜可视，并且可能在内镜下被切除（取决于异型增生的大小与边界）。非息肉状异型增生可能在内镜下可见或不可见，通常提示内镜下完整切除病灶不可行。息肉状异型增生被称为"腺瘤样异型增生相关性病变或肿物（Dysplasia-associated lesion or mass, DALM）"，而术语"非腺瘤样 DALM"用于描述非息肉状异型增生。2015 年的 SCENIC 共识中放弃了这些专业术语的使用[46]。

2015 年 SCENIC 共识支持使用描述性术语来区分内镜下病灶。该共识支持"可见的异型增生"与"不可见异型增生"为内镜分类，而且将"可见的异型增生"进一步划分为息肉状（有蒂或无蒂）与非息肉状（表浅隆起、平坦或凹陷）异型增生。当前认为，应用现代内镜技术，多数异型增生在内镜下是可见的[46]。

若患者有内镜下可切除的息肉状异型增生，则其息肉可以在内镜下被切除，此后患者进行结肠镜监测随诊[46]。近期一项荟萃分析研究确认了，在息肉状异型增生完整切除后，患者发生 CRC 的风险较低[49]。依据 2015 年 SCENIC 共识，在内镜下完整切除非息肉状异型增生后，仍需结肠镜监测[46]。但是，其他指南建议应对非息肉状、内镜下可见的异型增生行结肠切除术，因为很难确保切缘阴性，同时可能增加病灶相关肿瘤进展的风险[1, 50]。若患者有经胃肠病理学家确认的内镜下不可见的异型增生，则应请一位有 IBD 监测经验的内镜医师进行高分辨率色素结肠镜检查[46]。进一步的治疗策略可以根据转诊中心的发现进行个性化设计，包括监测（如果未发现异型增生）、监测后的内镜切除术、结肠切除术和密切监测[46]。

当前，多个 IBD 监测方案应用了结肠黏膜活检的解读与后续管理的方法，以及随诊 UC 或 CD 结肠炎患者的实用方法（见表 17-2）。

表 17-2　UC 或 CD 结肠炎患者结肠黏膜活检的解读与后续管理以及随诊的实用方法

分　类	内镜和（或）组织学表现	病理学措施	临床处理方案	随　诊
阴性	正常	无	无	每 1～2 年进行结肠镜监测
	慢性非活动性结肠炎，细胞核无异型增生	无	无	每 1～2 年进行结肠镜监测
	慢性活动性结肠炎，上皮改变与炎症程度呈正比	无	可以在下一次结肠镜监测之前治疗结肠炎	每 1～2 年进行结肠镜监测

续表

分 类	内镜和（或）组织学表现	病理学措施	临床处理方案	随 诊
IND	慢性活动性结肠炎，细胞核增大、深染，疑为异型增生	深切或会诊	在 6～12 个月治疗结肠炎并重复结肠镜检查	取决于 IND 诊断后随后结肠镜检查中的活检发现
	慢性非活动性结肠炎，有明显的再生变化，疑为异型增生	核查近期有关病情恶化和治疗的历史记录	如果近期没有病情恶化，或深切／重新包埋后无更多发现，则于 6～12 个月重复结肠镜检查，但是时间可能因临床与组织学方面的高度怀疑而缩短	取决于 IND 诊断后随后结肠镜检查中的活检发现
	不典型腺体，但是没有表面上皮	深切		
	横切切片上的不典型腺体	重新包埋		
LGD	内镜下不可见	会诊	转诊至一位专业的 IBD 监测内镜医师，应用高分辨率的结肠镜检查或在 6 个月内重复结肠镜检查	常规或增加监测
			在一些机构可能实施结肠切除术	
	内镜下可见和切除的息肉样病灶	会诊，并评估样本边缘	如果病灶完全切除，那么在 3～6 个月重复结肠镜检查，但是可能根据异型增生病灶的尺寸与表现进行变更	常规或增加监测
			在一些机构，如果没有完整切除病灶，可能重复内镜下切除术	常规或增加监测
			在一些机构，如果没有完整切除病灶，可能行结肠切除术	
LGD 或 HGD	内镜下可见但为不可切除的肿块或病灶	会诊	结肠切除术	
HGD	内镜下不可见	会诊	结肠切除术	
	内镜下可见和切除的息肉状病灶	会诊，并评估样本边缘	如果病灶完全切除，那么在 3～6 个月内重复结肠镜检查，但是可能依据异型增生病灶的尺寸与表现进行变更	常规或增加监测
			如果没有完整切除病灶，那么行结肠切除术	
侵袭性腺癌	无论内镜下表现	会诊	结肠切除术	

IND：不确定异型增生；LGD：低级别异型增生；HGD：高级别异型增生

会诊：专业胃肠道病理学家认可的诊断

17.7　炎症性肠病相关结直肠癌的临床与组织学特征

在过去数十年,可能由于 CRC 监测方案的普遍实施,IBD 患者患 I 期和 II 期癌症的发生率呈增长趋势[51]。相比于没有参加监测的患者,参加监测的患者在监测期间检查出 CRC 后的存活率要更高[52]。在校正 N 与 M 期(是否存在淋巴结和远处转移)后,IBD 相关 CRC 患者的死亡风险比散发性 CRC 患者要高[53]。将有 CRC 的 IBD 患者依据异型增生的分布位置划分为两个组,结果发现,其中异型增生与 CRC 相连续患者的存活率比异型增生远离 CRC 的患者更高[54]。这项发现的病因学和含义需要进一步研究。

IBD 相关 CRC 会有一些特殊的临床病理特点。IBD 相关 CRC 的多灶病例高达 27%;相比于散发性 CRC,IBD 相关 CRC 的右半结肠发病率较低,在整个结肠中呈均匀式分布[51, 52, 55]。Lewis 等[56]在 89 位 IBD 相关 CRC 患者中观察到下述特点:无"脏"坏死(发生率为 67%),CD 样淋巴反应(56%),黏液分化(53%),肿瘤浸润淋巴细胞(TILs)/ 高倍视野(HPF)(47%)2 个以上,印戒细胞形态(17%),髓样形态(7.8%)和组织形态学异质性(38%)。在这些特点中,CD 样淋巴反应与更好的预后有关,它在多因素分析中体现了较长的总生存期和无进展生存期。尽管 IBD 相关 CRC 的这些组织学特点类似于林奇综合征相关的微卫星不稳定性(Microsatellite instability, MSI-H)CRC,但这些特点独立于微卫星不稳定状态[55]。UC 与 CD 相关 CRC 的临床病理表现类似[57]。

大约 11% 的 IBD 相关 CRC 病例(见图 17-8 和图 17-9)为分化极其良好的腺癌。该类型肿瘤相关的大多数前期病变为 LGD,同时 CK7 与 CK20 的共同表达比较常见[58, 59]。IBD 并发 MSI-H CRC 的患病率与散发性 CRC 相差无几[55]。与散发性 MSI-H 肿瘤相比,IBD 并发的 MSI-H CRC 有不同的临床病理特点,即诊断年龄低,无性别偏好,无右侧好发,同时 MLH1 启动子过甲基化频率较低[60]。

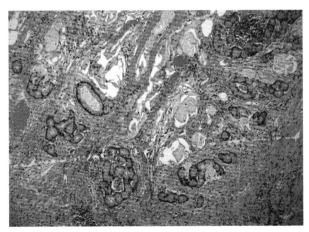

图 17-8　发生于慢性结肠炎的分化极其良好的腺癌。肿瘤分化极好,但已经侵及肠壁固有肌层。

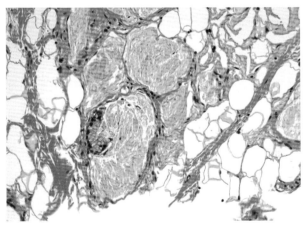

图 17-9　发生于慢性结肠炎的分化极其良好的腺癌。腺体异型性虽轻,但已经侵及肠周脂肪且伴有黏液外溢。

参考文献

［1］ Farraye FA, Odze RD, Eaden J, et al. AGA technical review on the diagnosis and management of colorectal neoplasia in inflammatory bowel disease［J］. Gastroenterology, 2010, 138(2): 746-774.

［2］ Breynaert C, Vermeire S, Rutgeerts P, et al. Dysplasia and colorectal cancer in inflammatory bowel disease: a result of inflammation or an intrinsic risk?［J］. Acta Gastroenterol Belg, 2008, 71: 367-372.

［3］ Eadon JA, Abrams KR, Mayberry JF. The risk of colorectal cancer in ulcerative colitis: a meta-analysis［J］. Gut, 2001, 48(4): 526-535.

［4］ Ullman T, Odze R, Farraye FA. Diagnosis and management of dysplasia in patients with ulcerative colitis and Crohn's disease of the colon［J］. Inflamm Bowel Dis, 2009, 15(4): 630-638.

［5］ Rubin DT, Huo D, Kinnucan JA, et al. Inflammation is an independent risk factor for colonic neoplasia in patients with ulcerative colitis: a case-control study［J］. Clin Gastroenterol Hepatol, 2013, 11(12): 1601-1608.

［6］ Rutter M, Saunders B, Wilkinson K, et al. Severity of inflammation is a risk factor for colorectal neoplasia in ulcerative colitis［J］. Gastroenterology, 2004, 126(2): 451-459.

［7］ Gupta RB, Harpaz N, Itzkowitz S, et al. Histologic inflammation is a risk factor for progression to colorectal neoplasia in ulcerative colitis: a cohort study［J］. Gastroenterology, 2007, 133(4): 1099-1105.

［8］ Haskell H, Andrews CW Jr, Reddy SI, et al. Pathologic features and clinical significance of "backwash" ileitis in ulcerative colitis［J］. am J Surg Pathol, 2005, 29(11): 1472-1481.

［9］ Velayos FS, Loftus EV Jr, Jess T, et al. Predictive and protective factors associated with colorectal cancer in ulcerative colitis: a case-control study［J］. Gastroenterology, 2006, 130(7): 1941-1949.

［10］ Canavan C, Abrams KR, Mayberry J. Meta-analysis: colorectal and small bowel cancer risk in patients with Crohn's disease［J］. Aliment Pharmacol Ther, 2006, 23(8): 1097-1104.

［11］ Bernstein CN, Blanchard JF, Kliewer E, et al. Cancer risk in patients with inflammatory bowel disease: a population-based study［J］. Cancer, 2001 , 91(4): 854-862.

［12］ Friedman S, Rubin PH, Bodian C, et al. Screening and surveillance colonoscopy in chronic Crohn's colitis: results of a surveillance program spanning 25 years［J］. Clin Gastroenterol Hepatol, 2008, 6(9): 993-998.

［13］ Jess T, Gamborg M, Matzen P, et al. Increased risk of intestinal cancer in Crohn's disease: a meta-analysis of population-based cohort studies［J］. Am J Gastroenterol, 2005, 100(12): 2724-2729.

［14］ Jess T, Loftus EV Jr, Velayos FS, et al. Risk of intestinal cancer in inflammatory bowel disease: a population-based study from olmsted county, Minnesota［J］. Gastroenterology, 2006, 130(4): 1039-1046.

［15］ Thomas M, Bienkowski R, Vandermeer TJ, et al. Malignant transformation in perianal fistulas of Crohn's disease: a systematic review of literature［J］. J Gastrointest Surg, 2010, 14(1): 66-73.

［16］ Jess T, Simonsen J, Jørgensen KT, et al. Decreasing risk of colorectal cancer in patients with inflammatory bowel disease over 30 years［J］. Gastroenterology, 2012, 143(2): 375-381.

［17］ Rubin CE, Haggitt RC, Burmer GC, et al. DNA aneuploidy in colonic biopsies predicts future development of dysplasia in ulcerative colitis［J］. Gastroenterology, 1992 , 103(5): 1611-1620.

［18］ Schlemper RJ, Riddell RH, Kato Y, et al. The Vienna classification of gastrointestinal epithelial neoplasia［J］. Gut, 2000, 47(2): 251-255.

［19］ Riddell RH, Goldman H, Ransohoff DF, et al. Dysplasia in inflammatory bowel disease: standardized classification with provisional clinical applications［J］. Hum Pathol, 1983, 14(11): 931-968.

［20］ DeRoche TC, Xiao SY, Liu X. Histologic evaluation in ulcerative colitis［J］. Gastroenterol Rep(Oxf), 2014, 2 (3): 178-192.

［21］ Rubio CA, Johansson C, Slezak P, et al. Villous dysplasia. An ominous histologic sign in colitic patients［J］. Dis Colon Rectum, 1984, 27(5): 283-287.

［22］ Andersen SN, Lovig T, Clausen OP, et al. Villous, hypermucinous mucosa in long standing ulcerative colitis shows high frequency of K-ras mutations［J］. Gut, 1999, 45(5): 686-692.

［23］ Johnson DH, Khanna S, Smyrk TC, et al. Detection rate and outcome of colonic serrated epithelial changes in patients with ulcerative colitis or Crohn's colitis［J］. Aliment Pharmacol Ther, 2014, 39(12): 1408-1417.

［24］ Parian A, Koh J, Limketkai BN, et al. Association between serrated epithelial changes and colorectal dysplasia in inflammatory bowel disease［J］. Gastrointest Endosc, 2015, 84(1):87-95. Pii: S0016-5107(15)03204-6. Doi: 10.1016/j.gie.2015.12.010.

［25］ Odze RD, Goldblum J, Noffsinger A, et al. Interobserver variability in the diagnosis of ulcerative colitis-associated dysplasia by telepathology［J］. Mod Pathol, 2002, 15(4): 379-386.

［26］ Eaden J, Abrams K, McKay H, et al. Inter-observer variation between general and specialist gastrointestinal pathologists when grading dysplasia in ulcerative colitis［J］. J Pathol, 2001, 94(2): 152-157.

［27］ Allende D, Elmessiry M, Hao W, et al. Inter-observer and intra-observer variability in the diagnosis of dysplasia in patients with inflammatory bowel disease: correlation of pathological and endoscopic findings［J］. Colorectal Dis, 2014, 16(9): 710-718.

［28］ Melville DM, Jass JR, Morson BC, et al. Observer study of the grading of dysplasia in ulcerative colitis: comparison with clinical outcome［J］. Hum Pathol, 1989, 20(10): 1008-1014.

［29］ Odze RD, Tomaszewski JE, Furth EE, et al. Variability in the diagnosis of dysplasia in ulcerative colitis by dynamic telepathology［J］. Oncol Rep, 2006,16:1123-1129.

［30］ Chaubert P, Benhattar J, Saraga E, et al. K-ras mutations and p53 alterations in neoplastic and nonneoplastic lesions associated with longstanding ulcerative colitis［J］. Am J Pathol, 1994, 144(4): 767-775.

［31］ Hussain SP, Amstad P, Raja K, et al. Increased p53 mutation load in noncancerous colon tissue from ulcerative colitis: a cancer-prone chronic inflammatory disease［J］. Cancer Res, 2000, 60(13): 3333-3337.

［32］ Marx A, Wandrey T, Simon P, et al. Combined alpha-methylacyl coenzyme A racemase/p53 analysis to identify dysplasia in inflammatory bowel disease［J］. Hum Pathol, 2009, 40(2): 166-173.

［33］ Van Schaik FD, Oldenburg B, Offerhaus GJ, et al. Role of immunohistochemical markers in predicting progression of dysplasia to advanced neoplasia in patients with ulcerative colitis［J］. Inflamm Bowel Dis, 2012, 18(3): 480-488.

［34］ Horvath B, Liu G, Wu X, et al. Overexpression of p53 predicts colorectal neoplasia risk in patients with inflammatory bowel disease and mucosa changes indefinite for dysplasia［J］. Gastroenterol Rep(Oxf), 2015, 3

（4）：344-349.

［35］ Lashner BA, Bauer WM, Rybicki LA, et al. Abnormal p53 immunohistochemistry is associated with an increased colorectal cancer-related mortality in patients with ulcerative colitis［J］. Am J Gastroenterol, 2003, 98（6）：1423-1427.

［36］ Nathanson JW, Yadron NE, Farnan J, et al. p53 mutations are associated with dysplasia and progression of dysplasia in patients with Crohn's disease［J］. Dig Dis Sci, 2008, 53（2）：474-480.

［37］ Klump B, Holzmann K, Kühn A, et al. Distribution of cell populations with DNA aneuploidy and p53 protein expression in ulcerative colitis［J］. Eur J Gastroenterol Hepatol, 1997, 9（8）：789-794.

［38］ Bronner MP, Goldblum JR, Kimmey MB, et al. Low-grade dysplasia in ulcerative colitis: natural history data still unknown［J］. Gastroenterology, 2004, 127（1）：362-363.

［39］ Bernstein CN, Shanahan F, Weinstein WM. Are we telling patients the truth about surveillance colonoscopy in ulcerative colitis?［J］. Lancet, 1994, 343（8889）：71-74.

［40］ Lim CH, Dixon MF, Vail A, et al. Ten year follow up of ulcerative colitis patients with and without low grade dysplasia［J］. Gut, 2003, 52（8）：1127-1132.

［41］ Zisman TL, Bronner MP, Rulyak S, et al. Prospective study of the progression of low-grade dysplasia in ulcerative colitis using current cancer surveillance guidelines［J］. Inflamm Bowel Dis, 2012, 18（12）：2240-2246.

［42］ Navaneethan U, Jegadeesan R, Gutierrez NG, et al. Progression of low-grade dysplasia to advanced neoplasia based on the location and morphology of dysplasia in ulcerative colitis patients with extensive colitis under colonoscopic surveillance［J］. J Crohns Colitis, 2013, 7（12）：e684-e691.

［43］ Ullman T, Croog V, Harpaz N, et al. Progression of flat low-grade dysplasia to advanced neoplasia in patients with ulcerative colitis［J］. Gastroenterology, 2003, 125（5）：1311-1319.

［44］ Befrits R, Ljung T, Jaramillo E, et al. Low-grade dysplasia in extensive, long-standing inflammatory bowel disease: a follow-up study［J］. Dis Colon Rectum, 2002, 45（5）：615-620.

［45］ Harpaz N, Ward SC, Mescoli C, et al. Precancerous lesions in inflammatory bowel disease［J］. Best Pract Res Clin Gastroenterol, 2013, 27（2）：257-267.

［46］ Laine L, Kaltenbach T, Barkun A, et al. SCENIC international consensus statement on surveillance and management of dysplasia in inflammatory bowel disease［J］. Gastroenterology, 2015, 148（3）：639-651.

［47］ Lai KK, Horvath B, Xie H, et al. Risk for colorectal neoplasia in patientswith inflammatory bowel disease and mucosa indefinite for dysplasia［J］. InflammBowel Dis, 2015, 21（2）：378-384.

［48］ Choi WT, Rabinovitch PS, Wang D, et al. Outcome of "indefinite for dysplasia" in inflammatory bowel disease: correlation with DNAflow cytometry and other risk factors of colorectal cancer［J］. Hum Pathol, 2015, 46（7）：939-947.

［49］ Wanders LK, Dekker E, Pullens B, et al. Cancer risk after resection of polypoid dysplasia in patients with longstanding UC: a meta-analysis［J］. Clin Gastroenterol Hepatol, 2014, 12（5）：756-764.

［50］ Van Assche G, Dignass A, Bokemeyer B, et al. European Crohn's and Colitis Organisation. Second European evidence-based consensus on the diagnosis and management of ulcerative colitis part 3: special situations［J］. J Crohns Colitis, 2013, 7（1）：1-33.

［51］ Bressenot A, Cahn V, Danese S, et al. Microscopic features of colorectal neoplasia in inflammatory bowel diseases［J］. World J Gastroenterol, 2014, 20(12): 3164-3172.

［52］ Connell WR, Talbot IC, Harpaz N, et al. Clinicopathological characteristics of colorectal carcinoma complicating ulcerative colitis［J］. Gut, 1994, 35(10): 1419-1423.

［53］ Hrabe JE, Byrn JC, Button AM, et al. A matched case-control study of IBD-associated colorectal cancer: IBD portends worse outcome［J］. J Surg Oncol, 2014, 109(2): 117-121.

［54］ Brackmann S, Aamodt G, Andersen SN, et al. Widespread but not localized neoplasia in inflammatory bowel disease worsens the prognosis of colorectal cancer［J］. Inflamm Bowel Dis, 2010, 16(3): 474-481.

［55］ Liu X, Goldblum JR, Zhao Z, et al. Distinct clinicohistologicfeatures of inflammatory bowel disease-associated colorectal adenocarcinoma: in comparison with sporadic microsatellite-stable and Lynch syndrome-related colorectal adenocarcinoma［J］. Am J Surg Pathol, 2012, 36(8): 1228-1233.

［56］ Lewis B, Lin J, Wu X, et al. Crohn's disease-like reaction predicts favorable prognosis in colitis-associated colorectal cancer［J］. Inflamm Bowel Dis, 2013, 19(10): 2190-2198.

［57］ Choi PM, Zelig MP. Similarity of colorectal cancer in Crohn's disease and ulcerative colitis: implications for carcinogenesis and prevention［J］. Gut, 1994, 35(7): 950-954.

［58］ Harpaz N, Polydorides AD. Colorectal dysplasia in chronic inflammatory bowel disease: pathology, clinical implications, and pathogenesis［J］. Arch Pathol Lab Med, 2010, 134(6): 876-895.

［59］ Levi GS, Harpaz N. Intestinal low-grade tubuloglandular adenocarcinoma in inflammatory bowel disease［J］. Am J Surg Pathol, 2006, 30(8): 1022-1029.

［60］ Svrcek M, El-Bchiri J, Chalastanis A, et al. Specific clinical and biological features characterize inflammatory bowel disease associated colorectal cancers showing microsatellite instability［J］. J Clin Oncol, 2007, 25(27): 4231-4238.

第18章 储袋疾病

（David Hernandez Gonzalo　王　超　黄　艳　刘秀丽）

回肠储袋肛管吻合术（Ileal pouch anal anastomosis, IPAA）已成为溃疡性结肠炎（Ulcerative colitis, UC）及家族性腺瘤性息肉病（Familial adenomatous polyposis, FAP）患者行全结直肠切除术后的标准修复方法。此方法也被应用于部分未定型肠炎患者和病变没有累及小肠的克罗恩病（Crohn's disease, CD）患者。许多种疾病发生于回肠储袋，而正确诊断这些疾病需要结合患者的临床、内镜、影像学及病理学检查资料[1, 2]。

IPAA造成了患者肠道解剖学的重大改变，回肠储袋容易出现机械损伤、缺血、粪便阻塞及感染，发展为特发性炎症性储袋疾病或导致炎症性肠病（Inflammatory bowel disease, IBD）复发。此外，回肠储袋的慢性炎症也可发生癌变。尽管结合临床、内镜及影像学检查可确诊多种回肠储袋疾病，但组织病理检查对回肠储袋疾病的诊断和治疗仍有着重要的作用，特别是当继发性储袋炎伴有抗生素难治性慢性储袋炎及储袋肿瘤时。近年来，我们对储袋疾病的认知有了迅速进展，我们将以此作为本章的基础。

18.1　储袋炎

储袋炎，被定义为回肠储袋的非特异性炎症，是因菌群失调引起的IBD患者IPAA术后最常见的并发症。储袋炎也可发生于FAP患者IPAA术后，但是发病率较低[2]。储袋炎的发病率与随访年数显著相关。来自主要转诊中心的大样本研究数据表明，患者在IPAA术后10年储袋炎的发病率高达50%[2-5]。储袋炎最常在回肠造口还纳术后一年内被诊断。储袋炎患者的症状包括排便次数增多及水分增加，腹部绞痛，排便紧迫，里急后重，盆腔不适；也时有发生直肠出血、发热或其他肠外表现。当患者有以上与储袋炎相符的症状时，需行储袋内镜检查及储袋黏膜活检，以观察黏膜损伤和炎症情况，获得黏膜活检进行组织病理确诊。为了获得充分的组织病理评估，应从新的末端回肠、储袋袋体及直肠封套处取活检，并将活检组织放置于生理盐水或10%福尔马林溶液内分开送检。如果临床怀疑为淋巴瘤，除了用福尔马林溶液将组织固定送病理检查外，还应立即将一部分新鲜组织送去做流式细胞学检测。

用于诊断储袋炎的18分制–储袋炎疾病活动指数（Pounchitis disease activity index, PDAI）是由Sandborn等[6]于1994年提出的，它评估了症状、内镜及组织病理改变，每个指标最大分值为6分。组织病理对中性粒细胞和溃疡程度进行评估,计分如下:中性粒细胞浸润(1分、2分、3分,分别为轻度、中度＋隐窝脓肿、重度＋隐窝脓肿),平均每低倍镜视野溃疡(1分、2分、3分,分别为＜25%、25%～50%、＞50%),见表18-1。尽管18分制-PDAI已被其他团队验证[1],但储袋炎的确诊还需要与临床症状及内镜下表现相结合[7]。在25%的病例中,根据临床症状并不足以确诊储袋炎[1]。若病例出现临床症状,PDAI＜7分且没有封套炎,则可以考虑储袋易激综合征的诊断[8]。

表18-1 储袋炎疾病活动指数

Ⅰ. 临床	计分(最大值为6分)	Ⅰ. 临床	计分(最大值为6分)
1. 排便次数		**2. 直肠出血**	
正常术后排便次数	0	没有或很少	0
1～2次/天＞正常术后	1	每日出现	1
3次及以上/天＞正常术后	2		
3. 排便紧迫感或腹部绞痛		**4. 发热(体温＞37.8℃)**	
无	0	无	0
偶尔	1	有	1
经常	2		

Ⅱ. 内镜下炎症	计分(最大值为6分)
水肿	1
颗粒状改变	1
黏膜脆性	1
血管结构消失	1
黏液分泌物	1
溃疡	1

Ⅲ. 组织病理			计分(最大值为6分)
急性组织学炎症	分叶核白细胞浸润	无	0
		轻度	1
		中度＋隐窝脓肿	2
		重度＋隐窝脓肿	3
溃疡	低倍镜视野(平均)	无	0
		＜25%	1
		25%～50%	2
		＞50%	3

储袋炎的病理改变并无特殊性,包括伴有分叶核白细胞浸润的急性炎症、隐窝脓肿、溃疡及慢性炎症细胞浸润[9,10](见图18-1)。但是,对于无症状患者,如果黏膜活检中仅仅出现炎症,则不应确诊

为储袋炎,也不应给予抗生素治疗。

　　根据临床发病特征和症状持续时间,储袋炎可分为急性储袋炎和慢性储袋炎。根据对抗生素治疗的反应,慢性储袋炎又可进一步分为抗生素-敏感型、抗生素-依赖型和抗生素-难治型[11]。一项关于 IPAA 的研究显示,一年内发作 3 次以上的储袋炎被定义为慢性储袋炎,可发生于 15.9% 的患者。

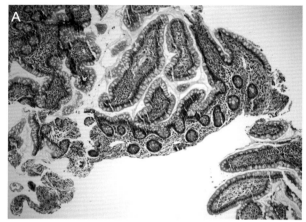
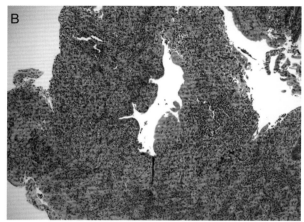
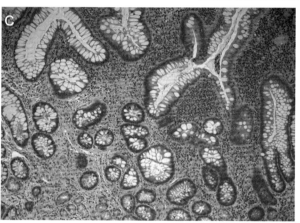

图 18-1　正常储袋(A)和储袋炎(B 和 C)的组织结构。A(HE 染色,100×):储袋活检显示正常组织。小肠黏膜可见细长绒毛凸向管腔。固有层有少许单核炎症细胞,并没有扩散至整个固有层。未见淋巴浆细胞增多,中性粒细胞浸润,上皮损伤、糜烂或溃疡。B 和 C(HE 染色,100×):储袋活检显示小肠黏膜有溃疡,结构变形,慢性和急性炎症(B),幽门腺化生(C),均为慢性储袋炎的特征。

　　具有持续症状的患者,如有接下来讨论的情况,应考虑其他诊断。此时,黏膜活检组织病理评估起着重要的作用。如果没有发现特别的病因,可诊断为慢性储袋炎,治疗需长期使用抗生素。

18.1.1　感染性继发储袋炎

对于某些类型的感染性储袋炎的诊断,活检组织病理检查是非常重要的。

　　1. 难辨梭状芽孢杆菌储袋炎:回肠储袋感染难辨梭状芽孢杆菌最早是由 Mann 等于 2003 年报道的[12]。储袋感染难辨梭状芽孢杆菌,与男性、术前患有左半结肠炎、术前使用抗生素及先前有过住院治疗等相关[13]。储袋感染难辨梭状芽孢杆菌可能难治或复发,并被认为与血清免疫球蛋白水平较低及术后机械性并发症的出现相关[14]。储袋感染难辨梭状芽孢杆菌的诊断依赖于临床症状、内镜检查及通过酶联免疫分析法检测出粪便中的难辨梭状芽孢杆菌毒素 A 和 B，或通过 PCR 检测出难辨梭状芽孢杆菌毒素 B 基因。在没有明显的假膜形成时，储袋镜下的组织病理活检有助于发现病症，轻症病例仅有水肿和血管纹理消失等轻微异常改变，重症病例则有非特异性脆性增加和溃疡形成。储袋感染难辨梭状芽孢杆菌的组织病理改变没有特异性，其组织病理改变包括急性炎症和伴有绒毛萎缩的结肠上皮化生[15]。

2. 巨细胞病毒储袋炎：行 IPAA 的患者感染巨细胞病毒（Cytomegalovirus, CMV），被认为是慢性储袋炎的一种病因，也是继发性储袋炎可治疗的病因之一[16, 17]。CMV 储袋炎的临床表现包括腹部疼痛、排便次数增加和排便失禁，类似于特发性储袋炎。此外，CMV 储袋炎患者经常发热，这在常规的储袋炎患者中并不常见[18]。CMV 储袋炎和常规储袋炎在内镜下很难辨别。因此，CMV 储袋炎的诊断有赖于 CMV 和其抗原的检测。感染 CMV 的细胞在苏木精-伊红（HE）染色切片中有显著特征：细胞变大，是周围正常细胞的 2～4 倍，含偏位的嗜酸性核内包涵体，包涵体周边有清晰光晕，形成典型的"猫头鹰眼"形态改变。感染细胞的胞浆内通常也可见到大小不一的嗜酸性病毒包涵体。典型的 CMV 包涵体的发现有助于确诊 CMV 储袋炎。CMV 免疫组化阳性，对细胞增大伴疑似核内包涵体的病例的确诊尤为有效。但是，对 CMV 免疫组化的判断要小心，因为一些浆细胞的胞浆也可呈现致密染色。只有致密的核内深染色，才能判读为 CMV 感染细胞。连续切片有助于发现感染细胞。除常规的 HE 染色和免疫组化外，还可以使用其他技术进行诊断，例如对福尔马林溶液固定、石蜡包埋的储袋活检组织进行 PCR 检测[19]，但并不是所有的临床单位都能开展 PCR 检测。在开始抗 CMV 治疗前，可同时或单独用 PCR 检测技术对血液中 CMV DNA 进行定量，以便发现储袋炎患者中有无 CMV 病毒血症。

3. 念珠菌储袋炎：尽管已有间接证据证明真菌在储袋炎中的作用，但真菌储袋炎作为一个独立疾病的考虑尚未得到证实，曾有关于慢性抗生素难治型储袋炎患者伴有念珠菌储袋炎的罕见病例的报道[18]。在这些病例中，念珠菌属局限在储袋活检组织的上皮层表面，没有浸润到真正的组织内，使用特殊染色［如六胺银染色法（Gomori's methenamine silver, GMS）］可显示这些真菌。

4. 荚膜组织胞浆菌感染：回肠储袋的荚膜组织胞浆菌感染罕有发生[20]。在该病例的储袋活检中，HE 染色可见片状慢性活动性炎症，伴有大量非干酪样上皮样肉芽肿。GMS 染色显示细胞内稀少的直径为 2～5μm 的酵母相，与荚膜组织胞浆菌相符。患者就诊时的尿液和血液抗原检测均显示荚膜组织胞浆菌抗原阳性。

5. 多种微生物引起的感染性储袋炎：多重感染的储袋炎作为罕见病例也有报道。例如，储袋同时感染 CMV 和难辨梭状芽孢杆菌，可引发慢性储袋炎[21]。

18.1.2　其他继发性肠炎

1. 缺血性储袋炎：缺血对储袋炎、末端回肠炎及储袋 CD 样改变的病理过程中都有一定的影响。储袋低灌注被证实与储袋炎症和局部脓毒性并发症有关[22]。一项小样本的研究发现，内镜下不对称、边界清晰的储袋炎与缺血有关[23]。与储袋 CD 和抗生素敏感性储袋炎相比，缺血性储袋炎的活检更常见细胞外含铁血黄素或胆红素沉积。后者在 HE 染色中的特征为细胞外金黄至棕黄色的色素沉积，常出现在渗出液或邻近的碎片中。这些色素沉积不能被普鲁士蓝着色；与之相比，含铁血黄素沉积颗粒状明显，呈深棕色[23]。值得注意的是，缺血性小肠炎/结肠炎的典型特征，如出血性坏死、隐窝萎缩和固有层玻璃样变性，在缺血性储袋炎中并不多见。缺血性储袋炎患者在储袋建立后更有可能接受随后的腹部手术，并有术后门静脉血栓形成的风险。此外，他们对常规的抗生素治疗没有反应。对缺血性储袋炎的诊断需要结合临床、病理表现及适当的内镜检查结果，而在活检组织中发现含铁血黄素和（或）胆红素可为诊断提供线索。

2. 药物相关性储袋炎：许多药物可引发胃肠道损伤，尤其是非甾体类抗炎药（NSAIDs）。有文献显示，对回肠储袋功能障碍（包括慢性难治型储袋炎、急性储袋炎、封套炎和储袋易激综合征）患者单独停止使用 NSAIDs，可导致 PDAI 分数、PDAI 内镜项分数、PDAI 病理项分数显著下降[24]。此外，有病例报道称，一位 FAP 患者发生溃疡性储袋炎的原因是使用了舒林酸[25]。

3. 自身免疫性储袋炎：一种特发性慢性储袋炎。其在如下情况可诊断：慢性抗生素难治型储袋炎患者找不到明显的病因，只对糖皮质激素、免疫制剂或生物制剂有反应，伴有血清内自身抗体阳性并发免疫介导紊乱[26]。与抗生素敏感型储袋炎和正常储袋相比，这类疾病具有显著增多的深部隐窝细胞凋亡，凋亡分数（每 10 个高倍镜视野的凋亡细胞数）为 6 个或以上，特异性和阳性预测率分别高达 98.6% 和 90.9%[26]。其他特征，例如绒毛扁平化、隐窝变形、溃疡、慢性炎症、急性炎症、深部隐窝上皮内淋巴细胞增多、幽门腺化生及杯状细胞减少或缺失，都没有诊断价值。

18.2　储袋脱垂

在 IPAA 的并发症中，回肠储袋脱垂鲜有报道。一项研究结果显示，储袋脱垂的总发病率为 0.3%[27]。储袋脱垂可以是全层或黏膜表面的脱垂，呈平坦或息肉状[28]。脱垂的体征和症状包括组织向外突出、排便阻塞感、渗液和疼痛[29]。储袋脱垂的诊断需要结合症状和储袋内镜检查。活检可显示插入隐窝间的平滑肌组织，紊乱及增厚的黏膜肌，菱形隐窝[28]；固有层可见轻微的弥散的慢性炎症。严重的病例可见糜烂/溃疡。

18.3　储袋克罗恩病

储袋 CD 是一个相对较新的疾病名称。目前，对行 IPAA 患者发生的 CD 没有统一的命名。在文献中，"储袋 CD" "IPAA CD" "CD 储袋炎" 及 "回肠储袋的 CD 样改变" 都曾被用来描述具有 CD "典型" 特征的 IPAA 患者，例如非干酪样、非隐窝破裂相关性肉芽肿改变，累及近端小肠和（或）迟发性狭窄或瘘。对术前被认为是 UC 或未定型肠炎的患者行全结直肠切除术或 IPAA 后，回肠储袋发生 CD 的概率为 7%[30]。术前就被确诊为 CD 的患者，输入袢和（或）储袋的 CD 反复发作的风险为 41%～64%[31,32]。据一项大样本研究报道，储袋失败率为 13.3%[2]。

储袋 CD，若发生于起先被误诊为 UC 或未定型肠炎的 CD 患者，则可归为早发型储袋 CD。与此相反，真正 UC 患者 IPAA 术后出现的储袋 CD，应归为迟发型储袋 CD 或新发的储袋 CD[33, 34]。尽管较晚确诊的患者预后较差，但 10 年储袋保留率仍然可达 50%，并且功能状态良好[33]。

储袋 CD 的诊断可单独依据临床特征。比如患者在经过 4 周抗生素治疗后，仍持续存在包括输入袢在内的小肠溃疡，则可被诊断为储袋 CD。小肠（包括输入袢）狭窄、没有服用 NSAIDs 的患者，若其储袋或储袋入口溃疡伴随炎症，则均可被视为 CD。回肠造口还纳术后发生瘘的患者，也可被诊断为 CD。但是沿着吻合口生长的溃疡不应被诊断为 CD。此外，患者若在回肠造口还纳术后 3 个月内仅出现 CD 的一种并发症（如瘘形成），则不能考虑 CD[30]。根据临床特征，储袋 CD 可分为炎症型、纤维狭窄型和瘘管型[35]。

储袋的黏膜活检对储袋 CD 的确诊作用有限。出现肉芽肿的可诊断为 CD（见图 18-2）。遗憾的是，在已被诊断为储袋 CD 的患者中，黏膜活检发现肉芽肿的概率只有 10%～12%[35]。需要注意的是，缝合线处的活检标本若有继发于隐窝破裂或异物巨细胞反应的肉芽肿，则不能作为 CD 的诊断证据。而且，对孤立的或"偶然"发现的肉芽肿是否应该给予治疗或药物预防，目前尚不清楚[34]。除肉芽肿外，储袋 CD 没有特殊的组织病理特征。有两项研究认为，幽门腺化生是诊断储袋 CD 的潜在的组织病理线索[36, 37]。但也另有研究表明，幽门腺化生可同时出现在慢性抗生素难治储袋炎和储袋 CD 中，因此幽门腺化生不能用来诊断储袋 CD[38]。IPAA 后，除远端输入袢、储袋袋体、肛管移行区（Anal transitional zone, ATZ）或肛周区域外，CD 可发生于胃肠道的任何部位。因此，行上消化道内镜检查，做十二指肠和（或）胃活检，可获得更多有助于 CD 诊断的信息[39]。

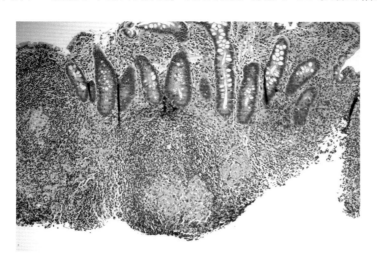

图 18-2　储袋 CD。活检显示小肠黏膜固有层单核炎症细胞浸润，固有层深处可见一个形态完整的非干酪样肉芽肿（HE 染色，200×）。在适当的临床提示下，该发现支持储袋 CD 的诊断。

IPAA 引起的非特异性炎症性疾病的特征总结见表 18-2。

表 18-2 回肠储袋肛管吻合术引起的非特异性炎症性疾病

疾病	症状持续时间	对抗生素治疗的临床反应	储袋前回肠	储袋	直肠封套	其他特征
没有临床意义的储袋炎症	N/A*	N/A	+/-	不同程度的急、慢性炎症	+/-	无症状
急性储袋炎	急性发作，症状持续时间<4周	有	不同程度的累及	急性炎症，隐窝脓肿，慢性炎症（+/-）	+/-	
慢性储袋炎	症状持续时间>4周和（或）一年发作>3次	有（复发、抗生素依赖）或无（难治型）	+/-	急性炎症，隐窝脓肿，慢性炎症，PGM**（+/-）	+/-	
继发性感染性储袋炎	不定	无（难治型）***	+/-	急性炎症，隐窝脓肿，慢性炎症（+/-），PGM（+/-）	+/-	病毒包涵体，真菌或难辨梭状芽孢杆菌阳性
缺血性储袋炎	不定	无	相对正常	急性炎症，隐窝脓肿，慢性炎症（+/-），PGM（+/-），不同程度纤维化	相对正常	内镜下储袋可见不对称的边界清晰的炎症，胆红素或含铁血黄素沉积
自身免疫性储袋炎	不定	无	+/-	急性炎症，隐窝脓肿，慢性炎症，绒毛扁平化，PGM（通常会出现）	+/-	显著的深部隐窝细胞凋亡
储袋 CD	不定	无	不同程度的累及	急、慢性炎症，隐窝脓肿，绒毛扁平化，PGM（常见），非干酪样肉芽肿（10%~12%的病例）	不同程度的累及	疾痉，远离吻合口的溃疡和（或）回肠造口还纳术≥3个月后发生肠瘘
特发性储袋前回肠炎	不定	无	急、慢性炎症，绒毛扁平化，PGM（常见）	正常	正常	
封套炎	不定	无（难治型）	相对正常	相对正常	慢性活动性改变	

注释：* N/A: 不适用

**PGM: 幽门腺化生

***：针对难辨梭状芽孢杆菌的抗生素治疗对难辨梭状芽孢杆菌储袋炎可能有效

18.4　储袋异型增生及癌变

储袋肿瘤形成是连续性改变的过程，包括异型增生和腺癌。行 IPAA 的 UC 患者罹患肿瘤的风险较小，构建储袋后 5 年、10 年、15 年、20 年、25 年的累积发病率分别为 0.9％、1.3％、1.9％、4.2％和 5.1％。患者发生肿瘤的风险不会因黏膜切除术而消失[40]。因为行全结直肠切除术伴回肠储袋的炎症性肠病患者，术前患有结直肠肿瘤可增加患储袋肿瘤的风险[40]。目前，并没有可供推荐的储袋肿瘤的监测方法。在本研究中心，大部分患者会根据炎症性肠病专家或结直肠外科医生的要求，每 1～3 年进行内镜监测。内镜检查范围包括封套或肛管移行区、储袋袋体和输入袢。在标准的诊断和（或）储袋内镜监测检查过程中，会从输入袢、肛管移行区和储袋袋体处随机钳取 2～6 块组织并分开放在容器中送活检。另外，对于黏膜区域的任何异常，例如息肉、深溃疡和狭窄，都需要分开取样和送检[40]。

在储袋肿瘤患者的诊断和治疗中，储袋监测性活检的组织病理评估起到了极其重要的作用。对于每一块储袋活检，都应使用与 IBD 结肠活检相同的标准进行评估。针对 IBD 患者的活检标本评估，在 Riddell 等[41]于 1983 年发表的标志性论文中，提出了一个规范化的 IBD 相关异型增生的分类法。在储袋监测性活检的病理报告中，应明确报告有无异型增生。虽然大部分病例可以明确分为异型增生阴性或阳性，作者仍认为有一种类别应定义为"上皮改变无法明确分类为异型增生阴性或阳性的"，即"不确定异型增生"。类似 IBD 的结肠黏膜的诊断，异型增生的诊断基于镜下特征的综合，包括：①结构紊乱，其紊乱程度超过慢性储袋炎因修复而引起的结构改变；②细胞异型性，其程度超过慢性储袋炎的反应性及再生性上皮细胞改变。

异型增生阴性：正常的储袋黏膜，绒毛结构保持或部分保持，隐窝排列整齐。有些活检肠黏膜可见结构异常和化生（小肠黏膜幽门腺化生或肛门移行区黏膜潘氏细胞化生），没有明显异型性；在有慢性活动性炎症时，可见表面和隐窝上皮的破坏，但缺乏明显的核增大、核深染和多形性（见图 18-3）。储袋炎的修复或再生阶段会给异型增生的评估带来挑战。尽管如此，这些病例的活检黏膜也会呈现至少部分表面成熟（即再生腺体的核变化不会延伸至表面黏膜），固有层炎症细胞增多，这些线索提示再生。对于一些疑难病例，了解患者最近有无治疗过急性储袋炎会对诊断有帮助。

异型增生阳性：根据结构和细胞异型的

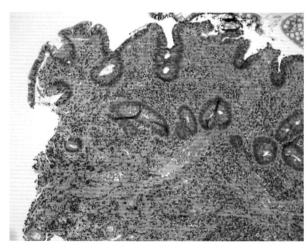

图 18-3　储袋活检示异型增生阴性。活检为小肠黏膜，可见结构变形、糜烂和上皮再生（HE 染色，100×）。一些腺体轻微扩大，可见染色质变深的杆状核。然而，上述改变在糜烂附近，至少部分上皮成熟，因此，这些改变应判读为异型增生阴性。

程度，异型增生可分为低级别异型增生（Low grade dysplasia, LGD）和高级别异型增生（High grade dysplasia, HGD），以提示不同的并发腺癌或发展为腺癌的相对危险度。

LGD：活检标本显示隐窝上皮核增大和核深染，可见核上浮但主要局限于上皮层一半；细胞核保持正常极性，即其长轴与基底膜垂直。大部分 LGD 不表现表面核成熟。换言之，隐窝和上皮表面均具有异型核特征（见图 18-4）。一项涉及 22 名储袋 LGD 患者的研究报道，6 名患者（27.3％）的 LGD 持续或有进展，中位随访时间为 9.5 年（随访时间范围为 4.1～17.6 年）[42]。

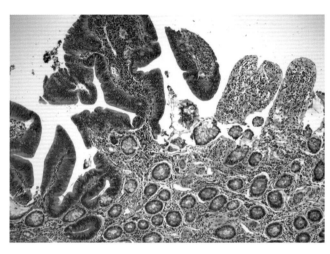

图 18-4 储袋活检示 LGD。活检显示上皮细胞增大、核深染、杆状核，不伴有表面成熟（HE 染色，100×）。值得注意的是，此病例没有出现 HGD 的特征，如显著的核多形性或复杂的结构。

HGD：可见增大的细胞核伴有显著的核深染和多形性，细胞核失去极性。除核的这些特征外，HGD 可呈现更加复杂的结构，表现为拥挤的或筛状腺体，或表面呈绒毛状 / 乳头状（见图 18-5）。与 LGD 一样，隐窝和上皮表面均具有异型核特征。一项涉及 12 名储袋 HGD 患者的研究报道，在经过初期治疗后，25％患者的 HGD 持续或有进展，中位随访时间为 5.4 年[42]。

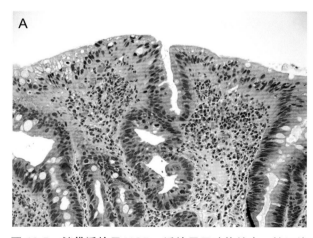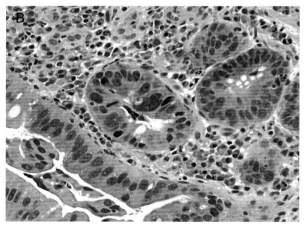

图 18-5 储袋活检示 HGD。活检显示腺体扩大、核深染，不伴有表面成熟（A：HE 染色，200×）。腺体表现显著多形性，核浆比增高，都是 HGD 的特征（B：HE 染色，200×）。

不确定异型增生：指的是不能确定异型增生为阴性或阳性，上皮改变模棱两可的类别。在一项涉及 932 名因 IBD 行 IPAA 的患者的研究中，ATZ 和储袋的不确定异型增生的概率约为 2.3％[43]。不确定异型增生进展为确定的异型增生的情况并不常见。对不确定异型增生患者（共 21 名）的中位随访时间为 19.3 个月，期间有 2 名患者（占比约为 9.5%）有进展：一名患者进展为 LGD，另一名患者进展为 HGD[43]。很多种组织学改变可能被归为不确定异型增生。①最常见的情况是大量炎症或溃疡中出现异型细胞，在这种情况下，很难将再生与 LGD 或 HGD 区分开来。②隐窝基底出现严重的核异常，而表面黏膜无法评估。隐窝基底是肠黏膜的再生区域，隐窝基底的细胞改变必须在与黏膜表面细胞进行比较后才能判读。如果隐窝基底的细胞改变不涉及表面上皮，那么它们很可能本身就是反应性的。因此，隐窝基底具有细胞异型的病例，由于溃疡或机械剥蚀引起上皮缺失，可判读为不确定异型增生。③因受组织处理过程的影响，比如包埋欠佳、切片方向、染色或固定产生的人为产物，出现不同程度的细胞形态异常，也可导致不确定异型增生的判读。

生物标记在储袋不典型增生诊断中的作用：虽然有关于使用生物标记的文献，例如 p53 和 CK7 在 IBD- 异型增生诊断中的应用[44]，在判读有无异型增生时，p53 标记 IBD 结肠黏膜层次可能对诊断有帮助[45]，但这些研究结果在常规应用于储袋监测性活检判读前，尚需要做进一步验证。

储袋腺癌：因手术导致解剖结构改变，故很难判定储袋腺癌的准确原发部位（储袋袋体 / 直肠封套 / 肛门移行区）或细胞来源（小肠 / 肛门腺）。在一项涉及 12 例储袋及储袋前腺癌病例的研究中，8 名患者有 UC，4 名患者有 CD（包括 2 名储袋 CD 患者）。IBD 患者确诊的平均年龄为 40 岁，从 IBD 到发生储袋癌症的平均时间为 25.6 年，从构建储袋到发生储袋癌症的平均时间为 10 年（时间范围为 2～20 年）[46]。对 9 名患者进行监测，结果只有 3 名患者活检发现不典型增生。在 12 名患者中，8 名患者的肿瘤位于 ATZ（占比为 67%），1 名患者的肿瘤位于储袋，2 名患者的肿瘤位于 ATZ 及储袋，1 名患者的肿瘤位于非特定储袋周围区域。储袋和储袋周围腺癌，与 UC 相关结肠腺癌形态相似，肿瘤内淋巴细胞浸润发生率为 66.7%（图 18-6），无"脏"坏死发生率为 91.6%，黏液分化发生率为 58.3%，印戒细胞分化发生率为 25%，肿瘤异质性发生率为 20%，高分化（25%）和低分化（41.6%）的发生频率与 UC 相关腺癌相似（见图 18-6）。50% 的储袋和储袋周围腺癌有克罗恩样反应。储袋和储袋周围腺癌 CK20 呈阳性，大约 73% 的储袋和储袋周围腺癌 CDX2 呈阳性，55% 的储袋和储袋周围腺癌 CK7 呈阳性[46]。

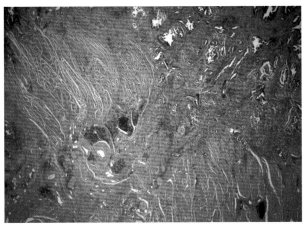
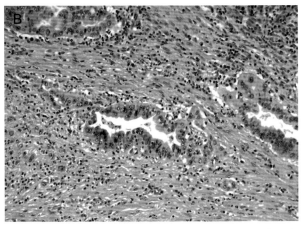

图 18-6 储袋腺癌。高分化腺癌，炎症背景，浸润至固有肌层（A：HE 染色，20×）。肿瘤内有许多淋巴细胞浸润（B：HE 染色，200×）。

储袋其他种类的良性占位 / 病变及恶性肿瘤：指良性占位 / 病变可累及储袋。例如，回肠储袋内巨大炎性帽状带蒂息肉可导致间歇性大便困难[47]。在组织结构上，息肉由慢性和急性炎性肉芽组织构成，伴有广泛再生和增生性上皮。关于免疫调节治疗后 IBD 患者发生回肠储袋淋巴瘤以及鳞状细胞癌，均有报道[40, 48]。

18.5　封套炎及储袋前回肠炎

封套炎：在吻合器复原性全结直肠切除术中，一段长度为 1.5～2.0cm 的病变柱状上皮封套会保留在肛门移行区的邻近位置[49]，并有可能发展为有症状的封套炎。封套炎通常被认为是一种残存的 UC。封套炎的定义：在内镜和病理表现为吻合口和齿状线之间的直肠封套炎症，伴或不伴有储袋袋体轻微炎症[50]。它的组织病理特征与 UC 相似。在典型封套炎患者中，可见隐窝紊乱、隐窝脓肿及中性粒细胞和单核炎症细胞浸润。根据对 5- 对氨基水杨酸钠（5-ASA）/ 类固醇的反应，封套炎可分为 5-ASA- 敏感型、5-ASA- 药物依赖型和 5-ASA- 难治型封套炎。在 5-ASA/类固醇难治型封套炎中，随访结果显示有 CD（32.8%）或手术相关 ATZ 并发症（24.1%）。

储袋前回肠炎：复原性全结直肠切除术后的患者，邻近储袋的新生回肠末端可见炎症，伴或不伴有储袋炎。与储袋炎相关的储袋前回肠炎一般对抗生素治疗有反应。储袋黏膜正常的储袋前回肠炎不会对抗生素有反应，通常被认为是特发性储袋前回肠炎。一项研究表明，将近 47% 的储袋前回肠炎患者术前患有倒灌性回肠炎[51]。在组织结构上，新生回肠末端与储袋炎表现相似，包括不同程度的绒毛扁平化，固有层慢性炎症和中性粒细胞介导的上皮损伤（包括溃疡在内）[51]，可见隐窝破裂相关肉芽肿。特发性储袋前回肠炎患者尽管进行了药物治疗，还是会发生狭窄，并需要手术切除和内镜扩张狭窄处[51]。储袋前回肠炎的其他病因包括 NSAIDs 和手术引起的缺血[30, 51]。以缺血为诱因的储袋前回肠炎病例，可存在狭窄、黏膜下纤维化和毛细血管扩张[51]。在一些医疗机构，含输入袢在内的小肠溃疡在经过至少 4 周的抗生素治疗后，不再伴有持续的弥漫性储袋炎，即可诊断为储袋 CD[30]。

18.6　切除储袋标本的组织病理学检查

储袋瘘管、复发的储袋炎、骨盆脓毒症、吻合口分离、肠腔狭窄、大便失禁、癌症、小肠梗阻、肠梗死 / 缺血和其他各种各样的原因均可导致储袋切除[2]。对切除的储袋标本，应常规进行大体和镜下检查。切除的储袋标本的病理改变，对临床诊断的修正或确认及储袋 CD 的组织分型具有十分重要的作用。对所切除储袋的大体检查应包括储袋的长度和外观、肠系膜外观、表面纤维黏连的程度，及任何瘘管或狭窄的证据。在剪开标本后，对任何黏膜异常，包括溃疡、狭窄、瘘管 / 穿孔、息肉和病变 / 占位，都需要描述。如果存在狭窄或占位，则应记录自病变处至切缘的距离，且切缘处需取材,应测量肠/储袋壁的厚度。目前,尚没有指南统一指导如何对储袋切除标本进行取材。在本研究中心,除肉眼观察异常的区域外,我们还会每隔5厘米对储袋标本全层进行取材。

组织病理检查应包括对炎症的评估(单核细胞、中性粒细胞及肉芽肿性的),对上皮损伤的评估(隐窝炎、隐窝脓肿、糜烂和溃疡),及对幽门腺化生、纤维化、肿瘤和瘘管形成的评估。若在切除的储袋内发现非干酪样肉芽肿,则有助于储袋 CD 的诊断。然而一项小样本的研究显示,透壁性炎症并不是储袋 CD 的特异性指征[52]。当随机的取材切片中发现异型增生时,应重新检查标本,并增加取材数量,以排除浸润性腺癌的可能。如确诊为浸润性腺癌,则应行完整的淋巴结清扫以确定淋巴结的转移情况。

目前,没有针对储袋腺癌的 TNM 分期。根据经验,我们把小肠腺癌的 TNM 分期应用于储袋腺癌。

参考文献

［1］ Shen B, Achkar JP, Lashner BA, et al. Endoscopic and histologic evaluation together with symptom assessment are required to diagnose pouchitis［J］. Gastroenterology, 2001, 121: 261-267.

［2］ Fazio VW, Kiran R, Remzi F, et al. Ileal pouch anal anastomosis: analysis of outcome and quality of life in 3707 patients［J］. Ann Surg, 2013, 257: 679-685.

［3］ Fazio VW, Ziv Y, Church JM, et al. Ileal pouch-anal anastomoses complications and function in 1005 patients［J］. Ann Surg, 1995, 222: 120-127.

［4］ Penna C, Dozois R, Tremaine W, et al. Pouchitis after ileal pouch-anal anastomosis for ulcerative colitis occurs with increased frequency in patients with associated primary sclerosing cholangitis［J］. Gut, 1996, 38: 234-239.

［5］ Shen B, Fazio VW, Remzi FH, et al. Clinical approach to diseases of ileal pouch-anal anastomosis［J］. Am J Gastroenterol, 2005, 100: 2796-2807.

［6］ Sandborn WJ, Tremaine WJ, Batts KP, et al. Pouchitis after ileal pouch-anal anastomosis: a pouchitis disease activity index［J］. Mayo Clin Proc, 1994, 69: 409-415.

［7］ Shen B, Lashner BA, Achkar JP, et al. Modified pouchitis disease activity index: a simplified approach to the diagnosis of pouchitis［J］. Dis Colon Rectum, 2003, 46: 748-753.

［8］ Shen B, Achkar J-P, Lashner BA, et al. Irritable pouch syndrome: a new category of diagnosis for symptomatic patients with ileal pouch-anal anastomosis［J］. Am J Gastroenterol, 2002, 97: 972-977.

［9］ Moskowitz RI, Shepherd NA, Nicholls RJ. An assessment of inflammation in the reservoir after restorative proctocolectomy with ileoanal ileal reservoir［J］. Int J Colorectal Dis, 1986, 1: 167-174.

［10］ Shepherd NA, Jass JR, Duval I, et al. Restorative proctocolectomy with ileal reservoir: pathological and histochemical study of mucosal biopsy specimens［J］. J Clin Pathol, 1987, 40: 601-607.

［11］ Shen B, Remzi FH, Lavery IC, et al. A proposed classification of ileal pouch disorders and associated complications after restorative proctocolectomy [J]. Clin Gastroenterol Hepatol, 2008, 6: 145-158.

[12] Mann SD, Pitt J, Springall RG, et al. Clostridium difficile infection—an unusual cause of refractory pouchitis: report of a case [J]. Dis Colon Rectum, 2003, 46: 267-270.

[13] Seril DN, Shen B. Clostridium difficile infection in patients with ileal pouches [J]. Am J Gastroenterol, 2014, 109: 941-947.

[14] Seril DN, Ashburn JH, Lian L, et al. Risk factors and management of refractory or recurrent Clostridium difficile infection in ileal pouch patients [J]. Inflamm Bowel Dis, 2014, 20: 2226-2233.

[15] Shen B, Jiang ZD, Fazio VW, et al. Clostridium difficile infection in patients with ileal pouch-anal anastomosis [J]. Clin Gastroenterol Hepatol, 2008, 6: 782-788.

[16] Munõz-Juarez M, Pemberton JH, Sandborn WJ, et al. Misdiagnosis of specific cytomegalovirus infection of the ileoanal pouch as refractory idiopathic chronic pouchitis: report of two cases [J]. Dis Colon Rectum, 1999, 42: 117-120.

[17] He X, Bennett AE, Lian L, et al. Recurrent cytomegalovirus infection in ileal pouch-anal anastomosis for ulcerative colitis [J]. Inflamm Bowel Dis, 2010, 16: 903-904.

[18] Navaneethan U, Shen B. Secondary pouchitis: those with identifiable etiopathogenetic or triggering factors [J]. Am J Gastroenterol, 2010, 105: 51-64.

[19] Casadesus D, Tani T, Wakai T, et al. Possible role of human cytomegalovirus in pouchitis after proctocolectomy with ileal pouch-anal anastomosis in patients with ulcerative colitis [J]. World J Gastroenterol, 2007, 13: 1085-1089.

[20] Lan N, Patil DT, Shen B. Histoplasma capsulatum infection in refractory Crohn's disease of the pouch on anti-TNF biological therapy [J]. Am J Gastroenterol, 2013, 108: 281-283.

[21] Papaconstantinou I, Zampeli E, Dellaportas D, et al. Synchronous cytomegalovirus and Clostridium difficile infection of the pouch: a trigger for chronic pouchitis [J]. Clin J Gastroenterol, 2014, 7: 132-135.

[22] Kienle P, Weitz J, Reinshagen S, et al. Association of decreased perfusion of the ileoanal pouch mucosa with early postoperative pouchitis and local septic complications [J]. Arch Surg, 2001, 136: 1124-1130.

[23] Shen B, Plesec TP, Remer E, et al. Asymmetric endoscopic inflammation of the ileal pouch: a sign of ischemic pouchitis? [J]. Inflamm Bowel Dis, 2010, 16: 836-846.

[24] Shen B, Fazio VW, Remzi FH, et al. Effect of withdrawal of nonsteroidal anti-inflammatory drug use on ileal pouch disorders [J]. Dig Dis Sci, 2007, 52: 3321-3328.

[25] Bertoni G, Sassatelli R, Bedogni G, et al. Sulindac-associated ulcerative pouchitis in familial adenomatous polyposis [J]. Am J Gastroenterol, 1996, 91: 2431-2432.

[26] Jiang W, Goldblum JR, Lopez R, et al. Increased crypt apoptosis is a feature of autoimmune-associated chronic antibiotic refractory pouchitis [J]. Dis Colon Rectum, 2012, 55: 549-557.

[27] Joyce MR, Fazio VW, Hull TT. Ileal pouch prolapse: prevalence, management, and outcomes [J]. J Gastrointest Surg, 2010, 14: 993-997.

[28] Blazeby JM, Durdey P, Warren BF. Polypoid mucosal prolapse in a pelvic ileal reservoir [J]. Gut, 1994, 35: 1668-1669.

[29] Ehsan M, Isler JT, Kimmins MH, et al. Prevalence and management of prolapse of the ileoanal pouch [J]. Dis Colon Rectum, 2004, 47: 885-888.

［30］ Melton GB, Kiran RP, Fazio VW, et al. Do preoperative factors predict subsequent diagnosis of Crohn's disease after ileal pouch-anal anastomosis for ulcerative colitis or indeterminate colitis?［J］. Colorectal Dis, 2010, 12: 1026-1032.

［31］ Shen B, Patel S, Lian L. Natural history of Crohn's disease in patients who underwent intentional restorative proctocolectomy with ileal pouch-anal anastomosis［J］. Aliment Pharmacol Ther, 2010, 31: 745-753.

［32］ Le Q, Melmed G, Dubinsky M, et al. Surgical outcome of ileal pouch-anal anastomosis when used intentionally for well-defined Crohn's disease［J］. Inflamm Bowel Dis, 2013, 19: 30-36.

［33］ Melton GB, Fazio VW, Kiran RP, et al. Longterm outcomes with ileal pouch-anal anastomosis and Crohn's disease: pouch retention and implications of delayed diagnosis［J］. Ann Surg, 2008, 248: 608-616.

［34］ Li Y, Wu B, Shen B. Diagnosis and differential diagnosis of Crohn's disease of the pouch［J］. Curr Gastroenterol Rep, 2012, 14: 406-413.

［35］ Shen B, Fazio VW, Remzi FH, et al. Clinical features and quality of life in patients with different phenotypes of Crohn's disease of the pouch［J］. Dis Colon Rectum, 2007, 50: 1450-1459.

［36］ Agarwal S, Stucchi AF, Dendrinos D, et al. Is pyloric gland metaplasia in ileal pouch biopsies a marker for Crohn's' disease?［J］. Dig Dis Sci, 2013, 58: 2918-2925.

［37］ Weber CR, Rubin DT. Chronic pouchitis versus recurrent Crohn's disease: a diagnostic challenge［J］. Dig Dis Sci, 2013, 58: 2748-2750.

［38］ Kariv R, Plesec TP, Gaffney K, et al. Pyloric gland metaplasia and pouchitis in patients with ileal pouch-anal anastomosis［J］. Aliment Pharm Ther, 2010, 31: 862-873.

［39］ Shen B, Remzi FH, Lopez R, et al. Diagnostic value of EGD in patients with ileal pouch-anal anastomosis［J］. Inflamm Bowel Dis, 2009, 15: 395-401.

［40］ Kariv R, Remzi FH, Lian L, et al. Preoperative colorectal neoplasia increases risk for pouch neoplasia in patients with restorative proctocolectomy［J］. Gastroenterology, 2010, 139: 806-812.

［41］ Riddell RH, Goldman H, Ransohoff DF, et al. Dysplasia in inflammatory bowel disease: standardized classification with provisional clinical applications［J］. Hum Pathol, 1983, 14: 931-968.

［42］ Wu XR, Remzi FH, Liu XL, et al. Disease course and management strategy of pouch neoplasia in patients with underlying inflammatory bowel disease［J］. Inflamm Bowel Dis, 2014, 20: 2073-2082.

［43］ Liu ZX, Liu XL, Patil DP, et al. Clinical significance of indefinite for dysplasia on pouch biopsy in patients with underlying inflammatory bowel disease［J］. J Gastrointest Surg, 2012, 16: 562-571.

［44］ Xie H, Xiao SY, Pai R, et al. Diagnostic utility of TP53 and cytokeratin 7 immunohistochemistry in idiopathic inflammatory bowel disease-associated neoplasia［J］. Mod Pathol, 2014, 27: 303-313.

［45］ Horvath B, Liu G, Wu X, et al. Overexpression of p53 predicts colorectal neoplasia risk in patients with inflammatory bowel disease and mucosa changes indefinite for dysplasia［J］. Gastroenterol Rep, 2015, 3: 344-349.

［46］ Jiang W, Shadrach B, Carver P, et al. Histomorphologic and molecular features of pouch and peripouch adenocarcinoma: a comparison with ulcerative colitis-associated adenocarcinoma［J］. Am J Surg Pathol, 2012, 36: 1385-1394.

［47］ Obusez EC, Liu X, Shen B. Large pedunculated inflammatory cap polyp in an ileal pouch causing intermittent dyschezia［J］. Colorectal Disease, 2011, 13: e308-e309.

［48］ Schwartz LK, Kang Kim M, Coleman M, et al. Case report: lymphoma arising in an ileal pouch anal-anastomosis after immunomodulatory therapy for inflammatory bowel disease［J］. Clin Gastroenterol Hepatol, 2006, 4: 1030-1034.

［49］ Thompson-Fawcett MW, Mortensen NJ. Anal transitional zone and columnar cuff in restorative proctocolectomy ［J］. Br J Surg, 1996, 83: 1047-1055.

［50］ Wu B, Lian L, Li Y, et al. Clinical course of cuffitis in ulcerative colitis patients with restorative proctocolectomy and ileal pouch-anal anastomoses［J］. Inflamm Bowel Dis, 2013, 19: 404-410.

［51］ Bell AJ, Price AB, Forbes A, et al. Pre-pouch ileitis: a disease of the ileum in ulcerative colitis after restorative proctocolectomy［J］. Colorectal Dis, 2006, 8: 402-410.

［52］ Liu ZX, Deroche T, Remzi FH, et al. Transmural inflammation is not pathognomonic for Crohn's disease of the pouch［J］. Surg Endosc, 2011, 25: 3509-3517.

缩略词表

（按英文缩写字母顺序排序）

英文缩写	英文全称	中文全称
5-ASA	5-aminosalicylic acid	5- 氨基水杨酸
6-MP	6-mercaptopurine	6- 巯基嘌呤
ACG	American college of gastroenterology	美国胃肠病学会
AEA	Anti-enterocyte antibody	抗肠上皮细胞抗体
AGA	Anti-goblet cell antibody	抗杯状细胞抗体
AGA	American Gastroenterological Association	美国胃肠病学会
AIDS	Acquried immunodeficiency syndrome	获得性免疫缺陷综合征
AIE	Autoimmune enteropathy	自身免疫性小肠病
AIEC	Autoimmune enterocolitis	自身免疫性肠炎
AMACR	Alpha-methylacyl-CoA racemase	α - 甲基酰基辅酶 A 消旋酶
ANCA	Anti-neutrophil cytoplasmic antibodies	抗中性粒细胞胞浆抗体
APECED	Autoimmune polyendocrinopathy-candidiasis-ectodermal dystrophy	自身免疫性多内分泌腺病 - 念珠菌病 - 外胚层营养障碍病
ASCA	Anti-saccharomces cerevisiae antibody	抗酿酒酵母菌抗体
ATZ	Anal transitional zone	肛管移行区
AZA	Azathioprine	硫唑嘌呤
CAEBV	Chronic active Epstein-Barr virus infection	慢性活动性 EB 病毒感染
CCFA	Crohn's & Colitis Foundation of America	美国克罗恩病和结肠炎基金会
CCND1	CyclinD1	细胞周期蛋白 D1
CCND2	CyclinD2	细胞周期蛋白 D2
CD	Crohn's disease	克罗恩病
CGD	Chronic granulomatous disease	慢性肉芽肿病
CM	Cutaneous mastocytosis	皮肤型肥大细胞增多症
CMUSE	Cryptogenic multifocal ulcerousstenosing enteritis	隐源性多灶溃疡狭窄性肠炎
CMV	Cytomegalovirus	巨细胞病毒
COX	cyclooxygenase	环氧化酶
CRC	colorectal cancer	结直肠癌

英文缩写	英文全称	中文全称
CRP	C-reactive protein	C 反应蛋白
CsA	Cyclosporine	环孢素
CSS	Churg–Strauss Vasculitis	变应性肉芽肿性血管炎
CT	Computerized tomography	计算机体层扫描
CTE	Computerized tomography enterography	计算机体层扫描肠道显像
CTLA-4	Cytotoxic T lymphocyte antigen-4	细胞毒性 T 淋巴细胞抗原 -4
DALM	Dysplasia-associated lesion or mass	异型增生相关性病变或肿块
D-IBS	Diarrhea-predominant irritable bowel syndrome	腹泻型肠易激综合征
DSA	Digital substraction angiography	数字减影血管造影
EATL	Enteropathy-associated T-cell lymphoma	肠病相关性 T 细胞淋巴瘤
EBER	Epstein-Barr virus-encoded small RNA	EB 病毒编码的小 RNA
EBV	Epstein-Barr virus	EB 病毒
EBV＋T-LPD	Epstein-Barr virus-positive T-cell lymphoproliferative disorders	EB 病毒相关 T 细胞淋巴组织增殖性疾病
EGE	Eosinophilic gastroenteritis	嗜酸性粒细胞性胃肠炎
EGID	Eosinophilic gastrointestinal disease	嗜酸性粒细胞性胃肠疾病
ELISA	Enzyme-linked immunosorbent assay	酶联免疫吸附试验
FAP	Familial addenomatous polyposis	家族性腺瘤性息肉病
FDC	Follicular dendritic cell	滤泡树突细胞
FL	Follicular lymphoma	滤泡性淋巴瘤
FMD	Fibromuscular dysplasia	动脉纤维肌变性
GAB	Goblet cell autoantibodies	杯状细胞抗体
GMS	Gomori's methenamine silver	Gomori 六胺银
GVHD	Graft-versus-host disease	移植抗宿主病
HE	Hematoxylin eosin	苏木精 - 伊红
HGD	High grade dysplasia	高级别异型增生
HPF	High power Field	高倍镜视野
HSV	Herpesvirus	疱疹病毒
IBD	Inflammatory bowel disease	炎症性肠病
IBS	Irritable bowel syndrome	肠易激综合征
IND	Indefinite for dysplasia	不确定异型增生

246

续表

英文缩写	英文全称	中文全称
IPAA	Ileal pouch anal anastomosis	回肠储袋肛管吻合术
IPEX	Immune dysregulation, polyendocrinopathy, enteropathy, X-linked	免疫功能失调、多发性内分泌病、肠病及 X 染色体连锁
IRA	Ileal-rectal anastomosis	回结肠吻合
LGD	Low grade dysplasia	低级别异型增生
MCL	Mantle cell lymphoma	套细胞淋巴瘤
MEITL	Monomorphic epitheliotropic intestinal T-cell lymphomas	单型性亲上皮性肠道 T 细胞淋巴瘤
MLH1	MutL homolog1	错配修复基因 1
MLP	multiple lymphomatous polyposis	多发性淋巴瘤样息肉病
MMF	Mycophenolate mofetil	吗替麦考酚酯
MPA	Microscopic polyarteritis nodosa	显微镜下结节性多动脉炎
MPS	Mycophenolate sodium	麦考酚钠
MRE	Megnetic resoance imaging enterography	磁共振肠道显像
MRI	Megnetic resoance imaging	磁共振成像
MSI	Microsatellite instability	微卫星不稳定性
MTX	Methotrexate	甲氨蝶呤
NHL	Non-Hodgkin lymphoma	非霍奇金淋巴瘤
NSAIDs	Non-steroidal anti-inflammatory drugs	非甾体类抗炎药
PAB	Pancreatic autoantibodies	抗胰腺腺泡抗体
PAN	Polyarteritis Nodosa	结节性多动脉炎
pANCA	perinuclear Anti-neutrophil cytoplasmic antibody	核周型中性粒细胞胞浆抗体
PCR	Polymerase chain reaction	聚合酶链反应
PD-1	Programmed death protein-1	程序性死亡蛋白 -1
PDAI	Pounchitis disease activity index	储袋炎疾病活动指数
PD-L1	Programmed death-ligand 1	程序性死亡配体 -1
PPI	Proton pump inhibitor	质子泵抑制剂
PSC	Primary sclerosing cholangitis	原发性硬化性胆管炎
PTLD	Posttransplant lymphoproliferative disorder	移植后淋巴组织增殖性疾病
SCENIC	Surveillance for Colorectal Endoscopic Neoplasia Detection and Management in Inflammatory Bowel Disease Patients: International Consensus Recommendations	炎症性肠病不典型增生监测与管理国际专家共识

续表

英文缩写	英文全称	中文全称
SEC	Serrated epithelial change	锯齿状上皮改变
SLE	Systemic lupus erythematosus	系统性红斑狼疮
SM	Systemic mastocytosis	系统性肥大细胞增多症
SPS	Sodium polystyrene sulfonate	聚苯乙烯磺酸钠
SSRIs	Selective serotonin re-uptake inhibitors	5- 羟色胺再摄取抑制剂
STC	Subtotal colectomy	次全结肠切除
TCR	T cell receptor	T 细胞受体
TGF-β	Transforming growth factor β	转化生长因子 β
TILs	Tumor infiltrating lymphocyte cells	肿瘤浸润淋巴细胞
TIP	Toxic-ischemic pattern	毒性缺血性模式
TMA	Thrombotic microangiopathy	血栓性微血管病
TNM	Tumor-node-metastasis	肿瘤 TNM 分期
TPC	Total proctocolectomy	全结肠切除
TTP/HUS	Thrombotic thrombocytopenic purpura/hemolytic uremic syndrome	血栓性血小板减少性紫癜 / 溶血性尿毒症综合征
UC	Ulcerative colitis	溃疡性结肠炎

索　引

爱在延长炎症性肠病基金会介绍

爱在延长炎症性肠病基金会（the China Crohn's & Colitis Foundation，CCCF）正式注册成立于2016年8月17日，是中国第一个关于炎症性肠病（Inflammatory bowel disease，IBD）的民间公益组织，为炎症性肠病患者和相关医护人员提供与IBD相关的教育培训、普及推广、学术交流、国际合作、防治研究等活动。

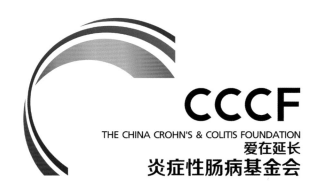

CCCF的使命：优化IBD患者的医疗条件和生活质量。
CCCF的愿景：寻求、凝聚和协同社会有效资源来创建可持续发展的IBD公益基金会。
CCCF的理念：教育是最好的药物；助人自助。

"爱在延长炎症性肠病基金会" 微信平台介绍

爱在延长，意取"炎症性肠病"（包括克罗恩病和溃疡性结肠炎）中的"炎"和"肠"的谐音。其宗旨是为IBD患者提供更好的健康教育服务，同时为IBD专科医师提供相互学习的平台。让我们携手共进，精彩生活永相伴。